U0230000

张 明 ◎ 著

杏林问道

中国民营医院
跨越式发展谋略

光明日报出版社

图书在版编目（CIP）数据

杏林问道：中国民营医院跨越式发展谋略 / 张明著. --北京：光明日报出版社，2017.7

ISBN 978-7-5194-3120-4

Ⅰ.①杏… Ⅱ.①张… Ⅲ.①民营企业—医院—发展战略—研究—中国
Ⅳ.①R197.3

中国版本图书馆CIP数据核字（2017）第167859号

杏林问道：中国民营医院跨越式发展谋略

著　　者：张　明	
责任编辑：李　倩	责任校对：傅全泽
封面设计：李尘工作室	责任印制：曹　净

出版发行：光明日报出版社
地　　址：北京市东城区珠市口东大街5号，100062
电　　话：010-67078248（咨询），67078870（发行），67019571（邮购）
传　　真：010-67078227，67078255
网　　址：http://book.gmw.cn
E - mail：gmcbs@gmw.cn
法律顾问：北京德恒律师事务所龚柳方律师

印　　刷：北京世汉凌云印刷有限公司
装　　订：北京世汉凌云印刷有限公司
本书如有破损、缺页、装订错误，请与本社联系调换

开　　本：889×1194　　1/16			
字　　数：334千字		印　　张：26.25	
版　　次：2017年9月第1版		印　　次：2017年9月第1次印刷	
书　　号：ISBN 978-7-5194-3120-4			

定　　价：69.80元

作／者／简／介

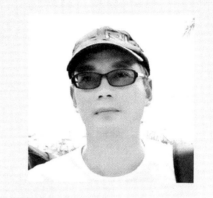

张明，男，复旦大学管理学院企业管理系毕业，经济学硕士，管理学博士，工程师，高级经济师，中共党员。做过机械制造企业的工程师，证券公司的研究员，上市公司的高级投资经理，科技型企业的副总经理，高科技投资集团的总裁助理兼研发部总经理，咨询公司的董事总经理，医院理事会理事，某大型民营医疗集团副总裁。曾为30多家企业提供过咨询服务，为200多家企业做过公开课培训及内训。曾在国家权威和核心刊物上发表论文近20篇，作为主创参与省部级纵向课题3项和专业著述4部，博士论文获得复旦大学优秀博士论文基金支持。曾给复旦大学企业管理专业本科生上过专业课，并指导毕业论文写作，也是复旦大学E-MBA学员的学位论文指导老师，指导过8位E-MBA学员的学位论文。

微信/QQ：1933235250
Email：1933235250@qq.com
新浪微博：张明 OKAY

杏
林
问
道

致 谢

本书是笔者在中国民营医疗行业 10 年工作的献礼，提笔之际，心中的感慨，感激，感恩之情溢于言表！

首先，感谢这个时代，让我在博士一毕业不经意踏入这个未知领域，却赶上了中国民营医疗大发展的黄金十年！

感谢我的老板，陈金秀先生，让我一毕业就能进入西红柿控股—中国最大的民营医疗航母之一，一同成长，风雨同舟，才能有今天的成果！

感谢我的同事，是你们的优秀、刻苦和永不言弃的精神，不断鞭策我一路前行，我们一起拼搏过，共经风雨与彩虹，朋友一生一起走！

最后，感谢我的博士导师苏勇教授，写作本书的时候虽然有种莫名的使命感和责任感，但工作之余能否完成尚存疑虑，是您的鼓励使得本书最终得以完成！不仅如此，您还在毕业季繁忙的博士论文答辩中抽空为本书作序，感谢恩师！同时，上海交大医学院院长特别助理、上海交大医学院附属苏州九龙医院院长孟垂祥先生能在百忙中拔冗审阅拙作，并且欣然命序，深表感谢！

杏

林

问

道

智者箴言，历久弥新，无论中西，余以为医院管理与医者行医大道相通：

人命至重，有贵千金，一方济之，德逾于此^①。

——节选自"大医精诚"，孙思邈（公元 581 年－公元 682 年）

医生在医学实践中不要注意那些似是而非的空理论，而要把经验与理智结合起来……，我赞成理论，但必须立足于自己的基础上……，我们的天性正在不得已受大量事物所搅乱和指使，而理智，从我们的天性中采取印象，引导我们走向真理^②。

——节选自"箴言论"，希波克拉底（公元前 460 年—前 377 年）

---

① 孙思邈.大医精诚.《千金要方》第一卷.

② （古希腊）希波克拉底,希波克拉底文集 [M]. 赵洪钧 译. 北京：中国中医药出版社,2007.

杏 林 问 道

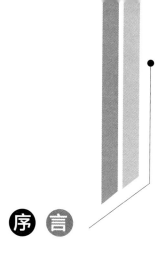

序 言

　　中国的医院,长期以来是政府包揽的国有体制一统天下。虽然百姓能够获得基本的医疗保障,但是情况很不如人意,存在诸多问题。看病难、看病贵一直成为社会痛点。

　　改革开放以后,民营经济以其澎湃的活力,进入了医疗行业,成为该领域一支生力军,虽然其无论在规模、水准上尚难与国有医院匹敌,且鱼龙混杂、良莠不齐,但成长性极为可观,发展前景不容忽视。而正因为民营医院发展中问题多多,就更加需要大力开展这方面研究。遗憾的是,研究者们不知是生怕踏进这一"雷区",抑或是觉得难度太大,迄今为止,还鲜见这一领域较为系统且有力度的研究著作问世。

　　张明博士长期以来对中国企业管理问题有着深入观察和思考。他的个人经历颇为丰富,做过工程师、研究员,担任过企业高管,自己还创办过咨询公司。在复旦大学获得管理学博士学位之后,他选择去一家颇具实力的民营医院集团担任高管,主要从事民营医院的管理工作。作为既有经济管理理论功底、又有丰富管理实践经验的专家,他研究民营医院管理无疑有着得天独厚的有利条件。虽然多年以来,无论是宏观层面对于中国医疗行业发展,或是微观角度来看民营医疗事业的发展和民营医院的经营管理,我都听他谈过相关的独到见解。但出乎我意料的是,他在非常繁忙的管理工作之余,能够运用所学所思的管理理论,结合自己所作所为的实践探索,竟写出了一本六篇 27 章的皇皇大著！在当下这种浮躁的时代,不要说写,有人哪怕连看一本数十万字的书也觉得匪夷所思。但是一个整天忙于极为琐碎的具体事务的企业高管,能够有这份追求并付诸行动,完全利用业余时间,静下心来,"键飞指上",日积月累,终于成书,这份执着的探索精神在我看来特别弥足珍贵。

本书围绕中国民营医疗行业发展这一主题,将民营医疗从外国而中国,从历史到现状,从宏观至微观,从产业政策、发展规划一路而下直至品牌运营、文化建设乃至资本运作,以经济学、管理学理论为指导,结合中外各类组织管理的鲜活案例,进行了全面、具体而翔实的论述。我通读之余,感到本书不仅具有很高的学术价值,尤其对于方兴未艾的中国民营医疗行业和民营医院的发展成长,具有很强的实践指导意义。

在中国现实环境下,民营医院的发展可谓任重而道远。在强大的公有制体系和政府极为强势的管制下,要突破重重藩篱,民营医院除了要秉持良好的企业伦理,履行社会责任,以自身行为获得社会大众的认可之外,还要切实提高经营管理水平,提升管理效益,做到良性发展。唯有如此,中国的民营医疗事业才能迎来春意盎然的明天。

本书作者张明先生是我多年前指导的博士生。在本书即将付印之前,希我为其写一序言。我深感其锲而不舍的探索精神和对于事业的使命感,欣然从命。

是为序。

苏 勇

博 士 教 授

复旦大学东方管理研究院院长

复旦大学管理学院企业管理系主任

2017 年 6 月 10 日

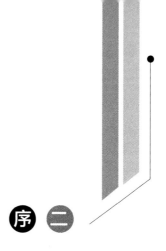

序 二

当今,随着我国医疗市场的需求、卫生政策与环境日新月异的改变,国家和社会资本投资办医已经成为国家民生中为老百姓防治疾病、呵护健康的共同力量。近20多年来,社会资本投资办医为国家及区域内医疗卫生事业的发展增添了活力,并逐步形成一批专科化、特色化、高端化水平较高的优秀、高品质医疗机构。更值得庆幸的是,在这一重要发展进程中也培养造就了一批投资企业家、职业经理人和专业管理者,他们为这片热土耕耘、实践,并为它的发展作出了自己应有的贡献。

本书作者,张明博士,个人经历颇为丰富,在见证民营医院创业发展与经营管理方面也是佼佼者之一。我也非常感谢张明博士对我的信任。2008年至2013年期间,我曾与作者同在一所政府与大学和社会资本合作创办的中医院领导层共事,亲身感悟了作者的勤奋、智慧和坚持真理的立身行事之秉性。作者正是以勤于思考、精于谋略、善于管理的治学精神,抓住了机会,主动站在当今国家与民族卫生事业改革大潮前沿,将自己思考、实践和观察到的一些对国内民营医院的建设思路、管理理念、相关策略和运作技巧等写成本书,书中的一些理性思考、策略指导、典型案例和经验总结等,尤其是集团与医院组织设计、人力资源管理、医院营销管理与经营管理的策略分析与论证,对同业、同行的领导、管理者、医务人员和高等医学院校管理专业的研究生等都是一本很好的读物和主要参考书,也可以帮助人们进一步了解中国民营医院建设与发展历史,对于促进社会资本投资办医,提升科学管理水平,增强民营医院发展活力也具有极为重要的现实意义。

孟垂祥

教授、主任医师

上海第二军医大学基础医学部主任

上海长海医院副院长

上海交通大学医学院院长特别助理

上海交通大学医工结合办公室副主任

上海交通大学医学院苏州九龙医院院长

2017 年 6 月 22 日

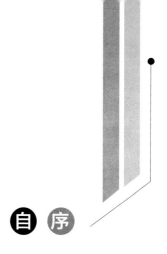

自 序

20 世纪 70 年代末中国实施改革开放政策以来,取得了令世界瞩目的成就,经济、科技、社会、文化等各个领域都取得了长足的进步, GDP 跃居世界第二,服务业已经超过 GDP 的一半,后工业化时代已经来临,人们的生活得到极大的改善,全民奔小康的目标已经基本实现;科技的进步,不仅表现在"嫦娥"奔月和"蛟龙"探海,也体现在老百姓日常生活中,出门刷卡都已经过时,二维码支付和网上购物已经成为新常态,连美国人也自叹弗如;而在医药领域,中国人不仅获得诺贝尔医学奖,就连全球首例"人类头颅移植"手术都在探讨在中国举行的可能性①;在这个充满动荡和不确定的时代,中国能够保持一方安宁,社会稳定、民生祥和,不仅给全民带来福祉,也为全世界的和平与发展做出了贡献。所有这些成就都充分展示了中国道路的理论自信、制度自信和文化自信。中国特色的现代化建设,为全世界、特别是发展中国家探索出一条不同于西方发达国家的成功之路。而就在今天,2017 年 5 月 14 日,"一带一路国际合作高峰论坛"正在北京召开,习近平总书记致开幕词:"孟夏之日,万物并秀,来自 100 多个国家的各界嘉宾齐聚北京,群贤

---

① 人民网.中国将进行换头术 全球首例头部移植手术 10 月内将在冰城进行 [N].[EB/OL].[20170502]. http://bj.people.com.cn/n2/2017/0502/c233086–30121589.html.

毕至,少长咸集,共商'一带一路'建设合作大计",曾经韬光养晦的中国现在已经无法不成为世界瞩目的中心。中国经济、社会以及国际地位都已经发生了深刻变化,所有这些变化构成了本书创作的时代大背景。

中国民营医院有可能实现跨越式发展,是建立在中国当代经济、社会都已经发生了深刻的且不可逆的变迁的基础上,服务经济时代的互联网＋智能移动终端的生活模式已经渗透进人们生活的每一天,已经改变了人类的生产生活方式。市场规模及客户需求的变化、科技的快速进步、产业政策的支持、资本市场的逐步成熟、医师的多点执业及自由执业、医师团的组建、互联网医疗的高速发展、电商平台的渗透、公立医院的改组改制、商业医疗保险公司的医疗业渗透、凯撒模式的中国应用、ACO(Accountable Care Organization,责任医疗组织)的兴起等等,都给民营医院的跨越式发展提供了空前的机遇和广阔的空间。民营医院完全有条件、也有能力实现跨越式发展,如同中国空军的第五代战斗机 J20 模式同理,在没有完整的、成熟的四代机设计基础上,照样利用后发技术和后发优势让 J20 翱翔蓝天、保家卫国,从而实现跨越式赶超,而且倒逼中国航空发动机技术快速跟进,峨眉 WS-15 从第 3 代直接进入第 5 代,并研制成功,从而使得我国航空发动机同样实现跨越式发展。这种倒逼机制同样适用于中国医疗行业,国外先进的医疗模式及医院管理方式随着 HCA(美国医院公司)、MGH(麻省总医院)、IHG(英国国际医院集团)等外资医疗机构的进入,倒逼中国民营医疗别无选择地快速跟进,也倒逼中国公立医院加速改革进程。因此,笔者对于中国民营医疗的跨越式发展持乐观态度,并且乐于为此奉献微薄的力量。

本书的理论框架是基于彭罗斯(Penrose,E.T.)的企业成长理论。如果说20 世纪三十年代美国诺贝尔奖获得者 Ronald Coase 用"交易费用论"[1] 这个经济学工具撬开了新古典经济学家关于企业这个"黑匣子"的话,那么五十年代英国经济学家 Penrose,E.T. 用"资源—能力论"的管理学手术刀进一步

---

① R.H Coase, The Nature of the Firm,4 Economica, New Series.1937.

解构了"企业"这个经济组织为什么能够成长[①]。笔者十二年前曾撰文指出，Penrose 的企业成长模型在中国应用需要进行适当的修订[②]，因为中国经济尚处于转轨中，还是个不成熟的市场，还正在逐步开放、调适与规范中。截至目前，中国医疗市场可以说是中国最后一块正在改革开放的市场，其规模之大可达上万亿元之巨，其利害之深攸关每个人的生命健康。本文正是基于这种外部市场和政策的巨大牵引力与中国民营医疗与生俱来的强烈的进取心这两股巨大的合力场，来探索中国民营医院如何整合内外资源，打造核心竞争力，从而获得跨越式发展。

为了实现这种跨越式发展，本书的构架先从时间序列和空间维度，回顾民营医院一路走来的近 40 年的历史，分析国外先进国家的医疗模式及其成功经验，梳理并研究国内医疗行业当前的产业政策，将这些基本面的支撑作为本书的基础和前言，然后开始建构跨越式发展的具体谋略：先从顶层设计开始构筑大方向，从战略规划、组织设计、品牌策划和文化建设的角度予以定调，再以国际认证策略与国际先进的最佳实践接轨；顶层设计完毕后，第一块基石就是作为医疗服务行业的本质属性和客户核心价值需求的医务管理，这是民营医院的生存之本，包含医疗管理策略、业务发展策略、医教研融合发展策略以及国外医师培养制度对中国的启发；接着谋划民营医院的发展之道：经营管理篇从谋划民营医院的基本经营管理策略开始，逐级递进至运营管理策略、客户服务策略和服务质量管控策略，彻底贯彻"以客户为中心"的客户端思维；而市场营销篇则是经营管理篇的继续和深入，继续秉持客户增值的理念，重建民营医院基于客户价值的营销新思维，再造民众信心；基于网络化生存时代的来临，本书仅对传统营销方式中比较有效的活动营销加以策划，而将策略重点与时俱进地转移到线上，谋划网络营销以及基于互联网时代的大数据营销策略。最后探讨上述所有策略的根本依托，即民

① Penrose,E.T. 企业成长理论（The Theory of the Growth Of the Firm）[M]. 赵晓 译，上海人民出版社 .2007.
② 张明 . 许晓明 . 转轨经济中制约企业成长的四维模型初探 [J]. 上海管理科学 .2005（4）:28-30.

营医院的人力资本和财务资本策略,构建战略性人力资源管理策略和基于内部客户服务的创新型人力资源管理范式,谋划民营医院基于资本市场游戏规则的融资策略和资本运营策略,至此完成本书所有的策略建构。

需要说明的是,笔者以在中国民营医疗最大集团之一的十年高管经历,以亲身实践和所思所悟完成这本书,很明显,这是一本来自企业界的商战谋略,甚至还沾有一线战场的硝烟味,但这并不代表本书的谋略就是笔者所在公司的具体实战策略。笔者认为,条条大路通罗马,每条路都有其自身的利与弊,所以没有对错,只是选择和成本的问题;其次笔者更多是站在全行业最佳实践的视角来谋划中国民营医院的跨越式发展之道,因而不可能局限于一城一池,必须要放眼全行业,直至业外的可以借鉴的成功经验。笔者曾经创办过咨询公司,做过咨询顾问和培训讲师,接触过不少成功的或者正在走向成功的企业,也见过不少失败的案例,因而习惯性地会对各种成功或者失败的案例进行总结,分析其经验或教训,进而提炼、优化直至创新,最终形成自己的判断和解决方案。所以从这个角度来说,本书是笔者对于中国民营医院跨越式发展的一种比较理想化的思考和探索。因此,本书的读者最适合如下人群:首先是工作在民营医疗第一线的中高级职业经理人,特别是民营医院的各级管理层;其次是高校医院管理类专业的高年级大学生和研究生,特别是 MHA,MBA,以及医疗行业的咨询公司及各类投资机构;第三是国家卫生管理部门关于民营医疗行业的研究者和政策制定者。另外,公立医院的管理者也会从医院管理共性(比如医疗管理、战略工具、组织工具、品牌工具、医院文化工具、运营工具、质控工具、人力资源工具等)的策略中可以获得若干启发,管理工具是通用的。

最后说明的是,写作本书的念头早在 2010 年 11 月国务院办公厅转发五部委《关于进一步鼓励和引导社会资本举办医疗机构的意见》(国办发〔2010〕58 号) 的时候就已经萌芽,可是当时因为工作繁忙,根本无暇动笔,写书也就止步于念头而已。后来国家又出台多项鼓励社会办医的政策,对我又有所触动,又想动笔,可是仅靠业余时间的零打碎敲,很难形成完整的思路,也就一再耽搁了。直到 2015 年 6 月国务院办公厅印发《关于促进社会办医加快发展若干政策措施的通知》(国办发〔2015〕45 号)的时候,看到国家对于加快社会办医的决心和溢于言表的迫切心理,深为触动;同时,中国医改的各项政策不再是"只闻楼梯响",而是真真切切在落地,一系列政策的密集出台,反映出国家,至少中央政府层面推动中国医改的决心和信心。作为国家培养出来的高层次管理人才,也是为数不多的在民营医疗第一线浸泡多年的实战派,我感到有种责任,甚至使命,必须要做点什么才能无愧于这个时代,我终于下定决心开始构思。恰恰是在耽搁的这几年中,民营医院的发展如火如荼,新的发展模式(如互联网医疗,资本市场的收购兼并,公立医院的改制改组等)和新的经营管理方法(如大数据管理,新媒体推广,电商平台的运用等)不断产生,给本书带来了最前沿的案例,最鲜活的思路。但这期间的困惑在于单体性医院和集团性医院,其成长的关键成功因素不同,单体性医院就是典型的医院管理模式,而集团性医院,更多是一种企业集团的发展模式,两者虽有相关性,但也存在巨大的差异。我在思考到底是写成两本书还是一本书中困惑了一段时间,最终确定将两者有机结合写成一本书的时候,已经到了 2016 年年中。毕竟在职工作,不能影响主营业务,只能利用业余时间抓紧动笔,2016 年年底的时候终于敲定写作大纲,2017 年春节正式开工。所以本书虽然构思了很久,但成书时间还是比较仓促,不妥之处难以避免,好在本书意在抛砖引玉,恳请广大业界朋友批评指正。如果能为中国民营医疗的健康、快速发展贡献一点力量,那我也就达到初衷了。

另外,本书在创作过程中发现,现在中国医院管理类的刊物关于民营医院管理类的文章不多,该类刊物主要是围绕公立医院展开的。很显然,作为从事基础性、公益性医疗的国家事业单位,公立医院的管理除了医疗属性的管理外,其管理思想、管理理念和管理方式大部分很难适用于民营医院,比如像资本运作、电子商务、人力资本、市场营销等现代企业常用的理论和工具,已经超过公立医院的管理边界。因此,期待有识之士能够领头主办一份中国民营医院管理的杂志,交流民营医疗管理心得,表达民营医院心声,为民营医院的跨越式发展献计献策,从而促进中国整个医疗行业健康、快速地迈向现代化,接轨全世界。

张　明

2017 年 5 月,于上海

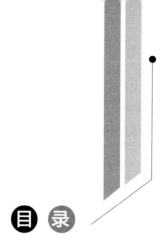

目 录

1

第六篇　战略资源篇

第一篇　前言篇

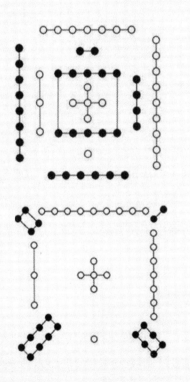

昔连山归藏承于河图洛书乎？

溯本求源为华夏文明序，易曰⋯

豫顺以动，故天地如之。

第1章 导 论

在正式展开中国民营医院跨越式发展谋略的讨论前,需要简要分析一下当前中国民营医院所处的行业背景、基本面情况以及所面临的机遇与挑战,基于这样的基本面分析,才能明确中国民营医院当前的发展状况,探索更具针对性的跨越式发展谋略。

1.1　中国医疗行业基本面简析

医疗行业是国计民生的基础行业,它所提供的医疗服务产品是典型的体验性产品,而且与人们生活品质的最低线——生命健康直接关联,因而更为人们关注与敏感,因此医疗行业也是衡量一个国家人们幸福指数的标杆行业。中国医疗服务的供给侧主要分为医院、基层医疗卫生机构、专业公共卫生机构、其他机构四类。很明显,承载大流量病人的是医院和基层医疗机构,而优质医疗资源大都集中在医院。中国的医院包括综合医院、中医医院、中西医结合医院、民族医院、各类专科医院和护理院;从登记注册类型来看,我国医院又分为公立医院和民营医院,公立医院指经济类型为国有和集体办的医院,民营医院指公立医院以外的其他医院,包括联营、股份合作、私营、台港澳投资和外国投资等医院。截至 2016 年 11 月底,我国医疗机构数量如下表 1-1 所示:

表 1-1:中国医疗机构数量及结构

医疗机构	医院分类	2016 年 11 月底	2015 年 11 月底	增减数
一、医院	医院合计	28751	27226	1525
	按性质分: 公立医院	12747	13177	-430
	民营医院	16004	14049	1955
	按等级分: 三级医院	2202	2080	122
	二级医院	7851	7290	561
	一级医院	9071	8053	1018
	未定级医院	9627	9803	-176
二、基层医疗卫生机构		930209	922533	7676
三、专业公共卫生机构		29525	33834	-4309
四、其他机构		3147	3304	-157
合计		991632	986897	4735

截至 2015 年年底,中国人口数达 13.75 亿人,执业(助理)医师总数达 304 万,每千人拥有医师数 2.2 人,拥有床位 5.1 张,而五年前的 2012 年,这两项数据分别是 1.9、4. 2[1],与当年全球的高收入国家相比落后,但高于中等收入国家[2]。这组数据反映出中国医疗服务的供给量有显著增加,但老百姓怎么没有获得感? 就医的感觉为什么依然是"看病难""看病贵"?

"看病贵"的问题,笔者认为主要原因有三个,一是国家医疗卫生支付能

---

[1]　国家统计局.中国统计年鉴(2016). [EB/OL]. http://www.stats.gov.cn/tjsj/ndsj/2016/indexch.htm.

[2]　国家统计局.国际统计年鉴(2014). [EB/OL]. http://data.stats.gov.cn/lastestpub/gjnj/2014/indexch.htm.

力有限,发达国家的医疗卫生费用一般都在 GDP 的 10% 以上,美国三年前就达到 17.3%[①],而我国 2015 年的比重是 6%,2017 年的财政预算卫生支出(1.4 万亿[②])占 2016 年 GDP(74.4 万亿)的比重不到 2%,但比起以往年份已经有所增长;二是与中国的医药分配体制有关,以药养医,层层加码,导致药占比高达 50% 以上。另外,医生的知识与技术密集型的服务价值没能体现,导致屡禁不止的"红包"潜规则加重病人的负担;三是与中国的医疗保障体系有关,无论是城市的职工基本医疗保险、城镇居民基本医疗保险,还是乡村的新农合,赔付率都有限,而中国的商业医疗保险比重太低,医疗保险体系有待改善。

"看病难"的问题,笔者认为涉及医疗服务供给侧的总量、结构和效率问题,从总量上来看,中国的人均医师和床位数处于全球中等水平以上,应该说没有大的缺口,问题主要出现在结构上,中国没有建立起分级医疗体系,大量病人都涌往高等级医院,导致三级医院人满为患,而基层医院,特别是少数基层民营医院甚至门可罗雀,从下表 1-2 中国医院近六年的病床利用率数据可以清晰看出这一点:

表 1-2:中国医院 2010-2016 年病床利用率(%)

医院	2010	2011	2012	2013	2014	2015	2016(1-11)
三级医院	102.9	104.2	104.5	102.9	101.8	98.8	99.1
二级医院	87.3	88.7	90.7	89.5	87.9	84.1	85.7
一级医院	56.6	58.9	60.4	60.9	60.1	58.8	61.8
公立医院	90	92	94.2	93.5	92.8	90.4	/
民营医院	59	62.3	63.2	63.4	63.1	62.8	/

另外,中国医院的运营效率有待提高,单从病人住院日就可以管窥,2014 年美国患者平均住院日 6.6 日,而当年我国公立医院的平均住院日是

---

① 昝馨,朱恒鹏.美国医疗体制的特征及其对中国的启示 [J],比较 .2016.87(6).

② 2017 年 5 月 11 日国家卫生计生委专题新闻发布会文字实录 .[EB/OL]. http://www.nhfpc.gov.cn/zhuz/xwfb/201705/0fc1384f846f4494b50ea8d7095aa148.shtml.

9.8 日,民营医院是 8.4 日。

"看病难""看病贵"是中国医疗行业最基本的国情,目前中国医改的顶层设计思路已经清晰,并且已经在付诸实施:首先是医药分家,取消药品加成,降低药占比;二是推进分级医疗体系建设,从 2017 年开始,所有三级医院都要建立医联体,在医联体内实施"基层首诊、双向转诊、急慢分治、上下联动"的分级诊疗制度;三是增加医疗服务供给,鼓励社会办医加快发展;四是推进公立医院改革,建立"政事分离、管办分开、医药分家"的现代医院制度,提高公立医院的运营效率;五是鼓励商业医疗保险的发展,建立多种渠道的医疗保障体系等。

1.2 中国民营医院基本面状况简析

截至 2015 年底我国各类医院结构及比重统计如下(表 1-3)[①]:

表 1-3:2015 年底我国各类医院结构及比重分析

医院性质		合计	按医院级别分				按机构类别分		
			三级医院	二级医院	一级医院	未定级医院	综合医院	专科医院	其他医院
民营医院	数量(家)	14518	151	1378	5505	7484	8893	4200	1425
	占比	100.00%	1.04%	9.49%	37.92%	51.55%	61.25%	28.93%	9.82%
公立医院	数量(家)	13069	1972	6116	3254	1727	8537	1823	2709
	占比	100.00%	15.09%	46.80%	24.90%	13.21%	65.32%	13.95%	20.73%

由上表可见,民营医院中,三级医院占比只有 1%,二三级医院合计也不过一成,而同期公立医院的相应数据分别是 15%、62%。中国民营医院近九成都是一级医院和未定级医院,换言之大部分都是基层中小医院。等级的差别客观上也显示绝大部分民营医院营业规模不大,诊疗难度和技术水平不高。再看民营医院的市场地位,据统计,截至 2016 年 11 月底,我国医疗机构

① 卫计委,中国卫生和计划生育统计年鉴 2016[M],北京:中国协和医科大学出版社,2016:11-12.

数量和医疗服务量如表 1-4 所示 ①：

表 1-4：截至 2016 年 11 月底我国医院数量及医疗服务量统计分析

医院性质	数量（家）	2016 年 1-11 月医疗服务量	
		诊疗人次数（万人次）	出院人数（万人）
公立医院	12747	254358.1	13080
民营医院	16004	35561.7	2312.5
合计	28751	289919.8	15392.5
民营占比	55.7%	12.3%	15.0%
民营 / 公立	125.6%	14.0%	17.7%

由上表可见两类不同性质的医院医疗服务量的差距：民营医院的数量是公立医院的 1.26 倍，而服务量不足公立医院的两成；从单家医院的产出来看，将上述数据平均计算，每家民营医院平均日诊疗人次数为 66.33 人次，平均日出院人数 4.31 人，而公立医院的相应数字分别是 595.65 人次和 30.63 人，两者相差悬殊。由此可以看出，在中国的医疗服务市场，公立医院占据绝对主导性地位，民营医院只是辅助角色。笔者认为，造成民营医院这种窘境主要有五个方面的原因：一是相对于公立医院来说，民营医院发展的历史不长，资本投入有限，导致医院规模偏小、等级不高；二是早前国家对于社会办医的审慎态度导致审批准入很严，不像现在是大力提倡和鼓励；三是不少民营医院没有纳入医保体系，无疑影响业务量；四是民营医院的客户信任度有待改善；最后是由于医疗行业改革的滞后性，民营医院战略性思维受限，经营管理水平有待提高。

1.3　中国民营医院战略性的机遇

进入新世纪以来，特别是 2010 年后，中国民营医院迎来了巨大的战略机遇，主要表现在市场需求、政策变化、供给侧洗牌和科技进步等方面，下面

---

② 卫计委，2016 年 11 月底全国医疗卫生机构数及 1-11 月全国医疗服务情况 . [EB/OL]，[2017-02-24]. http://www.nhfpc.gov.cn/mohwsbwstjxxzx/s8208/new_list.shtml.

分别简析。

首先是市场需求的巨大变化。随着中国经济的发展,中国人均 GDP 已经达到 8000 美元,步入中等偏高收入国家的行列,参考发达国家的经济发展路径,这个阶段的消费升级将会加快,人们会更加注重健康、旅游、教育和文体等提升生活品质的投资和消费,当下中国服务业 GDP 比重已经过半(53.7%,2015)①,也从侧面证实了这个判断。伴随着服务经济的来临,以及基于互联网+、移动与智能科技的网络化生存时代,人们的消费心理和消费行为早已发生巨大的变迁,需求个性化、选择多元化、决策自主化、消费升级化已经成为现代社会生活的新常态。生活品质的提升,人们对健康的需求越来越高,人们就医的动机也丰富多彩,看病治病只是最基本的价值需求,增值医疗(高端齿科、医学美容等健康人群就医)的蓬勃发展,展现出人们具有不同的价值诉求,而"预防保健治未病、康复休闲溶一体"的健康管理理念也体现出消费者具有不同的理性需求和情感需求。因此,巨大的医疗消费需求和多样化、升级化的消费价值观,无疑将给体制灵活、决策自主的民营医院带来巨大的商机。不仅消费者的消费性质有着巨大变化,健康市场的需求量也发生巨大变化,根据《国务院关于促进健康服务业发展的若干意见》,该文件提出的目标:2020 年国家健康产业达到 8 万亿以上规模②,初步测算占当年 GDP 的 8.6%③,此等规模已经超过 2015 年金融市场产值,几乎是房地产市场的 2 倍④。可见,市场需求的质与量两个方面都发生了深刻的变化,这些给民营医院的跨越式发展提供了契机。

其次是政策面的频频利好。宏观方面从《国务院办公厅关于进一步鼓励

---

① 国家统计局.中国统计年鉴(2016).[EB/OL]. http://www.stats.gov.cn/tjsj/ndsj/2016/indexch.htm.

② 2013 年《国务院关于促进健康服务业发展的若干意见》(国发〔2013〕40 号)制定的目标,到 2020 年中国健康服务业总规模达到 8 万亿以上人民币。

③ 2017 年 1 月 9 日,经国家统计局最终核实,2015 年中国 GDP 现价总量为 689052 亿,如今后五年每年保守按 6.2% 递增,则 2020 年中国 GDP 总量将达到 93 万亿。

④ 经国家统计局最终核实,2015 年中国金融业、房地产业的产值分别为:57873 亿元、41701 亿元。

和引导社会资本举办医疗机构意见的通知》（国办发〔2010〕58号）《国务院关于促进健康服务业发展的若干意见》（国发〔2013〕40号）《国务院办公厅印发关于促进社会办医加快发展若干政策措施的通知》（国办发〔2015〕45号）到2016年10月中共中央、国务院印发了《"健康中国2030"规划纲要》中明确提出"积极探索医师自由执业、医师个体与医疗机构签约服务或组建医生集团"等重大利好，国字号文件频发，可见中央政府在顶层设计上已经成型。再从操作层面来看，卫生部《关于专科医院设置审批管理有关规定的通知》（卫医政发〔2011〕87号），发改委等《关于非公立医疗机构医疗服务实行市场调节价有关问题的通知》（发改价格〔2014〕503号），卫计委等《关于开展设立外资独资医院试点工作的通知》（国卫医函〔2014〕244号），卫计委等《关于印发推进和规范医师多点执业的若干意见的通知》（国卫医发〔2014〕86号），国务院办公厅《关于支持社会力量提供多层次多样化医疗服务的意见》（国办发〔2017〕44号）等等。从这里可以看出从宏观的顶层设计层面到具体操作层面，国家都有相关的利好政策出台，可以说中国民营医院迎来了新中国成立以来最好的政策机遇期。

其三是医疗供给侧的重新洗牌。从2010年到2016年每年的资本市场都会上演数十起医疗类的并购大戏，涉医的公司当仁不让，纵向一体化经营；非涉医公司分散风险，多元化拓展，医疗题材在中国资本市场上炙手可热，从中可以看出各路社会资本已经跑步进场，纷纷涌入中国社会办医的大潮。不仅资本市场上的并购潮浪浪紧逼，国内外的创投资本（晨兴创投、启明创投等）、私募股权资本（红杉资本、鼎晖资本等）也火线出击，外国医疗机构的试水（HCA，MGH① 等），再到主流民营资本的抢滩（复星、新希望等），民营医疗市场一时间风生水起。可以预见，这些携带业外成熟行业国际化视野、先进经营管理理念和运作手法的资本大鳄，不仅会提升中国民营医

---

① HCA（Hospital Corporation of America, HCA, 美国医院公司）美国最大的营利性医院集团，上市公司，2016世界500强第212位，2016财年营业收入436亿美元，利润21.3亿美元；MGH：美国麻省总医院，美国著名的"铁三角"医院之一，非营利医院。

疗整体的战略视野和经营管理素质,而且优胜劣汰的市场竞争机制,必将导致中国民营医疗行业的重新洗牌,使得整个产业向着更加健康、更加规范、更加高效的现代化方向迈进。不仅如此,对于集团性医院来说还有另外的战略性机遇,目前我国民营医院的集团运营模式大都与美国 HCA 模式一样,都是基于产权纽带的多家医院联合体,而美国的另一家大型医疗集团,凯撒集团(Kaiser Permanente)[①],其会员制的预付费模式以及会员终生的、闭环的健康管理,还有 ACO(责任医疗组织)[②] 的兴起等,在中国当代医改的大环境下,也值得志向远大的民营医院去探索。

最后是科技进步带来的创新发展模式。现代科技,特别是基于云计算及大数据技术的人工智能(Artificial Intelligence, AI)以及物联网的发展,使得智能辅助诊疗系统(Intellect Auxiliary Diagnosis System, IADS)和更加精确实用的远程医疗系统已经从可能变成了现实,青岛的两家公立三甲医院已经率先引进沃森肿瘤(Watson for Oncology)人工智能解决方案,该套智能诊断系统一年内将覆盖 150 家地市级三级医院,预计 2017 年年底有望在全国遍地开花[③]。这些医疗新科技的发展不仅能帮助医生进一步提升诊疗准确率和诊疗技术水平,而且也给客户带来巨大的价值。不仅如此,基于互联网的电商平台、智能移动终端,可以让医院轻松在网上开院开柜,或者直接在网络媒体上嵌入单项服务,客户也可以轻松地实现网上预约或者在线购物。目前线上下单、线下服务的 O2O 模式已经让不少民营医院获益匪浅,而且这种模式非常契合民营医院的互联网推广策略,无缝对接,水到渠成。预计未

---

① 凯撒拥有 38 个医学中心、618 个诊所,雇用了近 5 万名护士、1.8 万名医生,服务 900 万客户,凯撒医疗集团主要包括三部分:凯撒保险、凯撒医院和 Permanente 医生集团,三者有机结合,成为一个闭合的医疗体系。2015 年凯撒医疗集团获得美国媒体评选的医院最高表现奖和最高安全质量奖。

② ACO(Accountable Care Organization, 简称"ACO"),责任医疗组织,美国最新的医疗组织模式,其宗旨是通过推动不同医疗机构之间的合作来提高医疗质量,同时降低医疗费用。

③ 孙茜 . 沃森肿瘤正式面向全国医院上市 [J]. 中国医院院长 . [EB/OL].[2017–05–11]. www.h–ceo.com/zixun/chanye/2017–05–11/976.html.

来这种创新的商业模式和服务模式在网络化生存的时代将会有更广阔的发展空间。因此,科技进步将给民营医院在业务拓展和运营模式上创造了巨大商机。

1.4 中国民营医院新时代的挑战

上述战略新机遇在给民营医院带来巨大商机的同时,也带来新的挑战,而这种挑战,最根本是挑战民营医院对战略性机会的把握能力和与时俱进的经营管理能力,主要表现在如下方面:

首先是市场的巨大变化带来的挑战。首先从质上来说,客户对于医疗服务的升级需求,挑战民营医院的核心服务能力,面对日益壮大的医疗消费需求,日益成熟的消费者,日益提高的多样化医疗服务品质要求,民营医院在医疗服务的供给上如何进行匹配,甚至超越客户的预期而引导客户的医疗消费升级? 其次从量上来看,上万亿的市场规模,民营医院能分得多少取决于其服务能力,很明显,当前中国医院的服务能力不足是不争的事实,这可以简单地从海外就医和医疗旅游市场的火爆加以管窥:从海外就医来看,该市场快速发展,据某海外医疗中介统计, 2015 年国内跨境就医的患者人数大约为 3000 人,而 2016 年预计突破 5000 人,该中介估计目前海外就医市场规模达百亿美元。美国梅奥诊所一年来接待中国患者增加了一倍以上,专门开设中文网页,为医务人员配备 40 名中文翻译;克利夫兰诊所更是直言不讳"把目光转向亚洲地区,尤其是中国"[①]。而旅游医疗同样炙手可热,已经成为新的消费热点,携程网发布的《2016 年在线医疗旅游报告》指出,海外医疗旅游人数涨幅高达 25%, 2016 年有 50 万人海外医疗旅游。由此可见,国人对于医疗服务的升级需求如此之大,如何将尽可能多的客户拦截在国内消费,是对中国医疗业的直接挑战。因此,如此海量的市场规模,给民营医院提供了极佳的跨越式发展机会,但如何实现这种跨越式发展,将对民营

---

① 漆昌乐 . 克利夫兰在华签约首家转诊机构,正式瞄准中国市场 .[EB/OL].[2016-04-20]. www.cn-healthcare.com/article/20160420/content-482580.html.

医院的战略管理和经营管理能力提出挑战。

其次是政策调整带来的挑战。国家政策的调整既给民营医院带来巨大的机遇，也对民营医院的战略层面和业务层面产生重大影响。从战略层面来看，至少有两项政策值得重点关注，一是鼓励社会办医加快发展的政策，很多社会资本已经通过各种方式进入中国医疗市场，现有的民营医院将面临激烈的市场竞争，行业洗牌必然会发生，如何提升自身的竞争能力获取可持续的发展机会，将是一个重大的战略挑战。二是分级医疗和公立医院的医联体建设政策。未来的首诊将落到医联体内部的基层医院，然后再根据需要在医联体内进行双向转诊循环。国家虽然鼓励民营医院参与公立医院主导的医联体建设，但民营医院加入医联体的标准是什么，作为医联体的龙头医院，公立三甲医院对民营医院加入医联体是什么态度？能否真正做到一视同仁？这些都是未知的挑战，所以国家在推进医联体建设时也预防性地提醒"防止和破解大医院垄断资源、'跑马圈地'、'虹吸'基层资源、挤压社会办医空间等问题"①，很显然，对于没有参与医联体的从事基础医疗的民营医院来说，被边缘化、被挤压的现象必然存在。从业务层面来说，也至少有两项重要政策值得关注。首先是医师多点执业政策以及"医师自由执业、医师个体与医疗机构签约服务或组建医生集团"政策。众所周知，医师资源是制约民营医院发展的最大瓶颈，而这些政策无疑是给民营医院雪中送炭，对民营医院来说无疑是个巨大的利好，但民营医院如何用足这些政策，如何能够吸引这些医师的青睐，如何与这些医师合作共赢，将考验民营医院的智慧和合作能力。其次是卫计委解禁第三类医疗技术的应用政策②，原来大多数民营医院都被严苛的审批条

① 国务院办公厅，关于推进医疗联合体建设和发展的指导意见．国办发〔2017〕32号．[EB/OL]．[2017-04-26]．http://www.gov.cn/zhengce/content/2017-04/26/content_5189071.htm.

② 卫计委．关于取消第三类医疗技术临床应用准入审批有关工作的通知．国卫医发〔2015〕71号．[EB/OL]．[2015-07-02]．http://www.nhfpc.gov.cn/yzygj/s3585/201507/c529dd6bb8084e09883ae417256b3c49.shtml.

件拒之门外,而现在有机会从事第三类医疗技术的应用,已经有少数公立医院的医生下海专门从事第三类技术的应用,比如肿瘤、甲状腺结节等的微波热消融技术(肿瘤热疗技术、肿瘤冷冻治疗技术都属于第三类医疗技术)等等,民营医院如何把握住这样的业务发展机会,将是一个直接的挑战。

最后是在线医疗和移动医疗的快速发展带来的全新挑战。这种科技发展和创投资本在互联网时代融合所产生的创新商业模式,颠覆了人们以往的就医模式,是对传统医疗服务模式的革命性变革。基于互联网的在线问诊和移动医疗数年前就已产生,这种改变人类就医方式的革命性创新已经给客户带来巨大的便利,足不出户、轻点鼠标就能轻松问诊全国各地的名医名家,并且能够在线下单、在线支付和对医师进行在线点评以便于其他客户参考,这种服务模式不仅解决了人们以往只能去医院现场问诊、长时间排队却只等来3分钟面诊的尴尬,其点评功能还能促进医师诊疗技术的进步和约束医师的服务行为,使得医师也得注重个人品牌的建立。这种全新的医疗服务模式会分流多少客源,难以想象。2010年以来,挂号网(现已改名为微医集团)、春雨医生、平安好医生、就医160、丁香医生等等新兴互联网医疗企业如雨后春笋般的频频冒出,春雨医生截至2017年2月底已经有9200万激活用户,50万名执业医师进驻,其中不乏名院名医,每天有33万个求医问答,发展之迅猛让人瞠目。而且风投资本的多轮融资已经促使这类互联网医疗迅速壮大,多家互联网医疗机构已经准备在资本市场上市。不仅如此,这类互联网医疗已经逐步从线上发展到线下,线上线下双线运作。而微医集团在C轮融资3.94亿美元后高调宣布三大战略:一、用3亿美元15个月时间连接全国100万基层医生,将微医平台打造成"全国互联网分级诊疗平台";二、推出微医"责任医疗计划"(微医ACO),类似互联网的"美国凯撒医疗集团",以家庭为单位提供三级医疗服务、精准健康管理和医疗费用保障;三、用1.5亿美元与全国优秀医疗机构共建五个区域手术中心,为1.1亿微医用户提供线上线下闭链的医疗及健康服务保障①。这三大战略可以说用足了国家政策,而且都是创新的商业模式。这些雄心勃勃的新兴互联网医疗如此咄咄逼人的攻势,是传统民营医院无法回避的现实问题,如何应对,如何在互联网时代与这些互联网弄潮儿进行竞争或者合作,将对传统民营医院的战略思维构成重大挑战。

1.5 本书的中心思想和主要观点

本书基于上述宏观大背景下的中国经济、社会、科技、民生等基本面情况,中国医疗行业的基本国情,中国医疗服务消费者的消费价值变迁以及中国民营医院的生存与发展现状,来探索民营医院的跨越式发展之路,基于现实又适当超越现实。作为从事人类健康管理的体验性服务业,以人为本,以客户为中心应该是医疗行业的本质属性,也是贯穿本书的主线和中心思想。这里的客户包括基础医疗需求的患者和增值医疗需求的健康者。民营医院唯有真正做到以人为本,才能体现医疗服务作为人类生命守护者的价值;才能获得作为生命守护者应有的尊重;才能获得社会各界特别是消费者的认同;才能汇聚天下英才,获得最具竞争力的战略性资源。民营医院唯有真正做到以客户为中心,以客户价值的实现作为医院价值实现的前提,才能将客户利益渗透进医院的战略规划上和日常的经营细节中,才能获得客户的认可,重建老百姓对于民营医院的信任与信心,才能获得可持续发展的基础。因此,本书以客户端的价值实现为归宿,以供给侧的结构调适为肇始,来谋篇布局,展开探索之旅。具体做法是抓住客户价值实现的四大关键要素,即顶层设计、医事管理、经营管理和资源保障,来探索客户价值实现的路径和方法,以此为参照,来构建民营医院的跨越式发展谋略。以客户端思维来颠覆以往供给侧思维所带来的功利性和局限性,彻底贯彻以人为本,以客户为中心的理念,是本书的宗旨和特色。

---

① 李秀芝. 融资 3.94 亿美元,挂号网更名为微医集团后将启动三大战略 [N]. [EB/OL]. [2015−09−24]. http://www.vmeti.com/column/124457.html.

基于上述思维逻辑和价值观念,本书的主要观点是:

第一,民营医院跨越式发展必须要高屋建瓴。其顶层设计必须要基于客户价值的实现,结合国家产业政策以及经济、社会、科技的发展,来进行医院的战略规划以及配套的组织设计,构建基于客户核心价值的品牌规划,以及符合社会主流价值观和人文精神的医院文化体系,同时要能与时俱进地接轨全球医疗服务业的最佳实践,以国际化的服务品质造福广大客户(因此本书的"顶层设计篇"是由战略规划、组织设计、品牌规划、医院文化和国际认证五章搭建而成)。

第二,民营医院跨越式发展必须要脚踏实地。医务管理是客户的核心价值所在,也是医院的使命和核心竞争力所在。医疗安全和医疗质量攸关客户的核心利益,也是民营医院的生命线;不断提升诊疗水平、医疗技术以及业务发展能力是当今市场环境下客户服务升级的客观要求,而这一切核心能力的构筑离不开医教研平台的建设及其融合发展。这其中,医师是客户核心价值的直接提供者,医师的培养与合作不仅是民营医院的战略性任务,更是国家层面应该统筹考虑的战略事项(因此本书的"医务管理篇"是由医疗管理、业务管理、医教研管理以及国外医师培养模式的借鉴四篇构成)。

第三,绝大部分民营医院是依据公司法成立的公司制医院,是营利性医院,与公益性事业单位性质的公立医院不同,而公立医院长在人才和技术,民营医院长在服务。民营医院在技不如人的情况下,还要实现盈利,就要在核心价值服务上不断追求进阶的同时,在附加值服务上,不仅要远远地超越公立医院,而且还要能满足甚至超越客户的预期,从而获得客户的认可,争取到生存与发展的机会。因此,基于客户增值的服务理念为民营医院所必须秉持。民营医院唯有不断精益的、不断创新的客户服务才能满足不断变化的客户消费升级需求,唯有客户增值,民营医院才能更好地发展。而这种附加值服务体现在医院运营管理的每个环节中,体现在客户服务的每个细节中,而且还要有服务质量的管控措施。客户服务及其质量管控事关客户的切身利益,因此也是医院的核心竞争力之一(因此本书的"经营管理篇"是由经营管理、运营管理、客户服务以及服务质量管控四篇构成）。

第四，民营医院与公立医院最大的不同在于营销推广功能，也是民营医院企业化运营的标志。营销管理是经营管理的功能之一，但现在不少民营医院基于供给侧思维的营销理念、零和博弈的营销策略不符合当代社会服务经济与共享经济时代的消费心理、消费行为与消费价值观，因此，重塑基于合作博弈和客户端思维的营销新理念势在必行，而合理汲取以往营销推广的成功经验也有必要，但更重要的是，构建基于网络化时代和大数据技术的新型营销模式也许能更好地便利于客户、服务于客户而获得其青睐（因此本书的"市场营销篇"是由营销再造、活动营销、网络营销以及大数据营销四篇构成）。

最后，民营医院为了最终实现客户价值而获得跨越式发展的机会，必需要把握好两项战略性资源，即人力资源和财务资源。对于当前的民营医院来说，医师和职业经理人是医院最重要的两类战略性人才，前者是发动机，是服务好客户的动力源泉，后者是方向盘和助推器，两者高效配合才能有效实现跨越式发展。基于时代的变化，传统的管理型人力资源思维模式已经不能与时俱进，而构建基于内部客户思维的服务型人力资源管理创新范式实为必需。同样的，早期民营医院的无负债经营的理念早已过时，构建科学的资产负债结构，充分利用外来资本的助推，共同做大民营医院的蛋糕，方是共享经济时代的与时俱进之举（因此本书的"战略资源篇"是由战略性人力资源管理策略、创新性人力资源管理范式、民营医院的融资策略以及资本运作策略四篇构成）。

第2章　中国民营医疗的发展简史

1979 年改革开放以前,新中国对私有经济成分进行社会主义改造后,形成了大一统的公有经济,因此除了台、港、澳地区,在中国大陆这边不存在真正意义上的民营医疗机构。从十一届三中全会允许个体经济发展的改革开放政策出台后,新的经济模式得以诞生。1979 年,莆田乡村医生陈德良带徒开始四海行医,中国大陆真正意义上的民营医疗产业开始萌芽,而真正推动大陆民营医疗产业快速成长的,则是以陈德良的徒弟詹国团、陈金秀、林志忠、黄德锋等莆田四大姓氏为代表的莆系医疗为肇始,以当代各种社会资本的介入为高潮,从而推动大陆整个民营医疗产业的发展壮大,下文展开分析中国民营医疗的发展简史。

2.1　民营医疗发展大事记

下文以时间为序,简单梳理一下民营医疗近 40 年来的重大标志性事件（不完全统计，虽然笔者查阅众多资料力求准确，但也可能存在误差，仅供参考），参见表2-1：

表2-1：民营医疗发展进程中的重大标志性事件（1979-2017.1）

年份	重大标志性事件
1979	莆田乡村医生开始全国行医，开办诊所。
1985	詹国团开始承包公立医院科室，经营院中院，中国最早的PPP（公私合营）模式产生。
1990	詹国团等开始资产经营：投资CT、彩超等当时先进而稀缺的医疗设备，招客检查，首创中国民营医疗的BOT模式。
1997	第一家外资产科医院北京和睦家开业，创始人美国人李碧菁女士（Roberta Lipson）开始把医疗行业的"美国模式"搬到中国。
1998	林志忠在国内率先成立专业广告公司为旗下医院做宣传。另外他还在国内首次引入韩国整形医生坐诊，率先开展互联网营销。
	莆系翁国亮收购江西省定南县人民医院，成为民营资本收购公立医院的第一人。
	王海打假，引起社会上第一次关注莆田医商这个低调的群体。
1999	詹国团开始资本运作，在海外注册离岸公司反向投资国内医疗产业。
	莆系吴建伟开创医疗美容行业"咨询师模式"，他还第一个将形象代言人广告引入医疗行业。
2000	北京徐捷女士参与国企所属的健宫医院改制，用IOT模式逐步控股该医院，成为中国首个公立医院私有化案例，徐女士还于2010年托管公立医院门头沟医院，成为北京地区首例。
	卫生部等4部委发文禁止承包科室（卫医发〔2000〕233号），莆系医商受挫。
2001	湖南退伍军人陈邦开始筹建自己的第一家爱尔眼科医院。
2002	陕西药商刘建申控制的西安高新医院成为陕解放A（000516.SZ，现改名"国际医学"）的第一大股东，民营医院开始第一次出现在中国资本市场。
2003	金陵医药（000919.SZ）收购宿迁人民医院，开启上市公司收购医院的先河。
	广东民营三甲医院—祈福医院通过JCI认证，成为国内首家通过此项认证的医疗机构。
	陈金秀开始收购成都、重庆、昆明的华美整形美容医院，发展至今，美莱集团已经成为亚洲最大的医美集团。
2004	鼎晖资本投资慈铭体检，成为国内第一家投资中国民营医疗机构的美元基金。
2005	詹国团的新安国际医院获批开建，是莆系第一家三甲综合国际医院，2009年开业。

续表

年份	重大标志性事件
2006	浙江地产商吕建明将收购的杭州口腔医院注入两年前收购的上市公司中燕纺织（600763.SH），并改名"通策医疗"，中国内地资本市场开始出现第一家以经营医院为主业的上市公司。
	翁国亮增资控股香港创业板环保科技公司泓迪公司（08143.HK），并改名为华夏医疗，开始收购内地医院，成为莆系第一家医疗类上市公司。
2007	达晨创投投资爱尔眼科，成为国内第一家投资民营医院的中国创投公司。
	陈金秀开始引进台湾长庚医院运营管理模式并加以创新运用，现已为大多数民营医院标配。
2008	鼎晖资本投资莆系林玉明的和美产科医院，成为内地第一家投资莆系医疗的美元基金。
	厦门长庚医院开业，是台湾长庚医院集团在大陆投资的首家医院。六年后，在台湾长庚医院的支持下，北京三甲公立医院清华长庚医院开业，全面参考和借鉴台湾长庚医院管理模式。
2009	中国创业板开闸，爱尔眼科（300015.SZ）首发成功，成为中国第一家以医疗服务为主业 IPO 成功的医院。
	复星医药开始投资和睦家母公司美中互利公司（纳斯达克上市公司），并不断增资。
	泰和诚医疗在美国纽交所主板上市（CCM.NY），成为中国第一家在美上市的民营医疗机构。
2010	爱尔眼科获得中国民营医院第一个"驰名商标"认定（中国医疗类第一个驰名商标为 1999 年底北京同仁医院的"同仁"商标）。
	挂号网上线，成为中国第一家互联网医疗企业，该公司现已改名"微医集团有限公司"。
2011	春雨医生上线，目前是中国最大的移动医疗提供商，已获得包括爱尔眼科在内的多家上市公司和 PE 资金投资。
2013	以刘永好、冯仑等主流民营资本牵头，与莆系民营医疗共同举办的中国医疗健康产业发展策略联盟（简称"医健联"）在京成立，冯仑担任联盟主席，刘永好担任名誉主席，连接莆系医疗资源的翁国亮担任执行主席，莆系医疗代表性人物詹国团、林志忠、黄德锋等参与医健联。
	翁国亮将从华夏医疗分拆出来的医药销售板块，独立包装成"万嘉集团"（00401.HK）在香港主板上市，成为莆系第一家医药类上市公司。
	莆系林国良的华韩整形医院在北京新三板挂牌，成为第一家在国内新三板上挂牌的莆系医院，2015 年华韩整形的实际控制人变更为李昕隆。
	徐捷控股的凤凰医疗（1515,HK）在香港主板上市，IOT 改制运作成功，2015年被央企华润医疗以资产换股权方式合并且控股，华润医疗借壳上市，凤凰医疗从此变为国资控股的医院集团。

续表

年份	重大标志性事件
2014	慈铭体检在国内资本市场IPO已经过会的情况下，在发行股票的前夜因故终止发行，后被美年健康并购。
	爱尔眼科首创医疗行业的"合伙人计划"。
	莆田（中国）健康产业总会成立，成为全球最大的健康产业联盟。终生荣誉会长陈德良，荣誉会长詹国团、陈金章，翁国亮，首届总会会长林志忠，监事长黄德锋。
	世界最大连锁医疗机构HCA（美国医院集团公司）在中国的第一家医院—慈林国际医院在浙江慈溪举行开业典礼。
	美国麻省总医院与广东省中医院、珠海一家医疗投资有限公司签订了合作框架协议，在横琴新区建立美国麻省总医院中国医院（MGH Hospital China）。
	复星医药参与美中互利的私有化增资，控股美中互利，从而将和睦家医疗集团收入囊中，成为中国第一家民营资本收购外资医院的案例。
2015	莆田建康慈善基金会成立，隶属于莆田（中国）健康产业总会，首期筹集善款3000多万元。
	医健联产业投资基金成立，基金初期规模10亿元，由新希望旗下的厚生投资作为管理人。
	美年体检通过资产置换，借壳在深圳中小板上市的服装企业江苏三友（002044，SZ）而成功上市，随后江苏三友更名为美年健康，成为中国内地第一家借壳上市的民营医疗机构。
	爱尔眼科收购香港亚洲医疗集团，开始进军海外。
2016	印度最大的医疗集团—阿波罗医院落户海南省海口老城经济开发区。
	万达集团与英国国际医院集团（简称"IHG"）签署合作协议，万达投资150亿元在上海、成都、青岛建设三所综合性国际医院，由IHG负责运营并使用IHG品牌。
	深圳主板上市公司国际医学（000516，SZ）出售全部商业资产，聚焦主业于医院经营，成为中国上市公司中首家放弃多元化，聚焦专业化医院经营的上市公司。
2017	爱尔眼科收购美国AW Healthcare Management，正式开始国际化进程。
	新世纪医疗（主营儿科，妇产科，1518.HK）于1月18日在香港主板上市。

2.2 民营医疗发展的成就

伴随中国改革开放同时诞生的民营医疗,近四十年来从当初游走在社会边缘的"游医"转型成为融入主流社会、为人民健康谋福利的现代医商,这段曲折的历史其实也是中国改革开放进程中社会变迁的缩影。由于中国医疗改革的滞后性,使得中国医疗行业的经营管理水平总体上来说明显落后于业外。即便如此,大陆民营医疗近 40 年来所取得的成就依然有目共睹,下面分别从相关维度来分析中国民营医院发展的成果 [①]。

(1)民营医院的发展规模。据统计, 2003-2015 年民营医院数量如下(图 2-1):

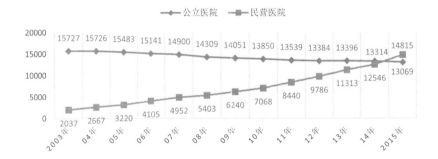

图 2-1: 2003-2015 年民营医院的数量

从上图可以看出,公立医院数量呈下降趋势,而民营医院则相反。

(2)民营医疗的卫生人员数。2010-2015 年民营医疗的卫生人员数如图 2-2:

(3)民营医院的医师数量。2003-2015 年民营医院的医师(含助理)数量如图 2-3:

(4)民营医院的床位数。2003-2015 年民营医院的床位数量如图 2-4:

---

① 相关数据来自《中国卫生统计年鉴》2003-2013. 及《中国卫生和计划生育统计年鉴》2014-2016.

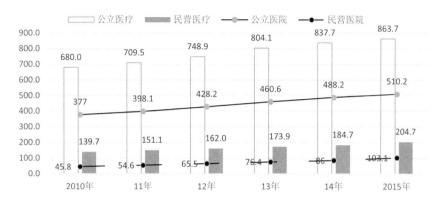

图 2-2：2010-2015 民营医疗机构人数（万人）

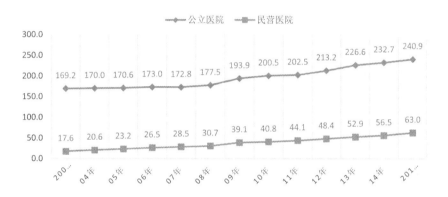

图 2-3：2003-2015 年民营医院的医师（含助理）数量（万人）

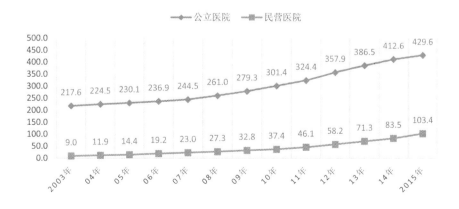

图 2-4：2003-2015 年民营医院床位数（万张）

（5）民营医院的诊疗人次数。2003-2015年民营医院的诊疗人次数如图2-5：

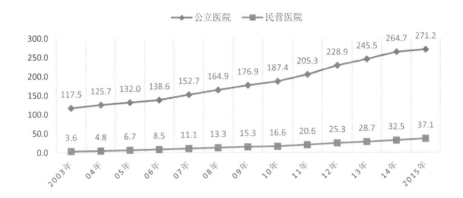

图2-5：2003-2015年民营医院的诊疗人次数（千万）

（6）民营医院的入院人数。2003-2015年民营医院的入院人数如图2-6：

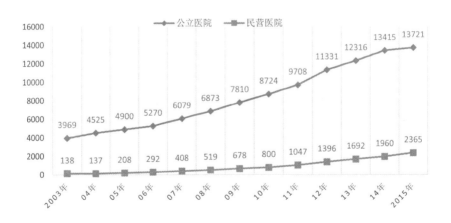

图2-6: 2003-2015年民营医院入院人数（万）

（7）民营医院的病床使用率。2005-2015年民营医院病床使用率(％)如图2-7：

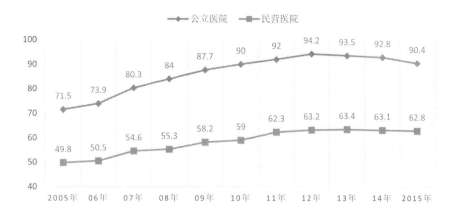

图 2-7：2005-2015 年民营医院病床使用率（%）

（8）民营医院的平均住院日。2005-2015 年民营医院的平均住院日如图 2-8：

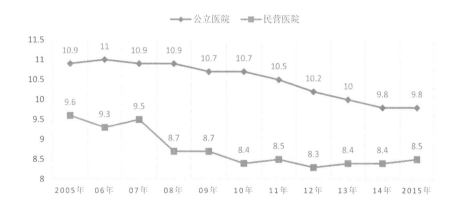

图 2-8:2005-2015 年民营医院平均住院日

（9）民营医院等级分布。笔者抽取 2012 年与 2015 年进行对比分析，参见图 2-9：

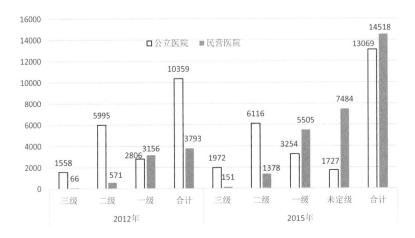

图 2-9：2012/2015 年中国医院等级分布（家）

从上图可以看出,民营医院 2012 年无论总量还是各个等级的医院大都低于公立医院,而 2015 年总量上已经超过公立医院,但高等级医院依然太少。

（10）民营医院床位分布。2015 年按床位分布的民营医院数量,参见图 2-10:

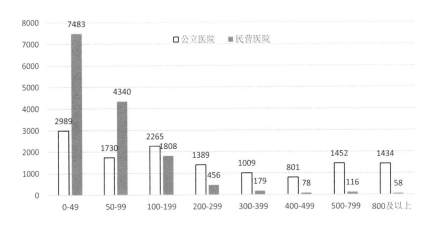

图 2-10：2015 年按床位分组的医院数（家）

从上图可见, 100 张床位以下的民营医院数量占总数的 81.4%,而同期公立医院只有 36.1%,可见民营医院规模偏小。

上述统计数据分别从公立医院与民营医院的数量、从业人数、医师数、床位及分布、诊疗人次数、入院人数、病床利用率、平均住院日、医院的等级结构等十个方面展示了十多年来中国民营医院所取得的成就，虽然除了平均住院日外，民营医院的其他指标在大部分时间内均低于公立医院，但这一成绩是在国家几乎没有投入、完全靠民营医院自我积累发展得来的，难能可贵！在民营医院中，莆系占有多大规模，虽然没有精确的统计，但业界一般认为目前至少占据 70% 的份额，因此以莆系医疗为代表的中国民营医疗，无论起步时是否有"原罪"，发展至今，为国人的生命健康做出了无法否认的贡献。截至 2017 年 1 月底，莆系涉医的上市公司在海内外有 3 家（华夏医疗 08143.HK，万嘉集团 00401.HK，和美医疗 01509.HK，其中万嘉集团是医药公司），而民营医疗全部的海内外上市公司（医疗服务收入占主营业务收入一半以上）也不过 10 家，其中大陆有 4 家（爱尔眼科 300015.SZ，通策医疗 600763.SH，美年健康 002044.SZ，国际医学 000516.SZ[①]），海外 6 家（华夏医疗 08143.HK，康宁医院 02120.HK，和美医疗 01509.HK，泰和诚医疗 CCM，爱康国宾 KANG，新世纪医疗 1518.HK）[②]，另外在新三板上挂牌的莆系医疗还有 4 家：莲池医院（831672）、丽都整形（834480）、祥云医疗（836930）及华韩整形（430335，该公司创始人为林国良，2015 年林国良退出，实际控制人变更为李昕隆），而且这个数字将会很快刷新。因此，在中国民营医疗发展史上，莆田医疗做出了开拓性的贡献。他们当中大部分已经转型成功，确立现代企业制度，逐步规范有序，逐步融入社会主流，从当初唯利是图的机会主义投资者，变成了现在追求名利双收的企业公民。瑕不掩瑜，少数无良莆医，不仅受到社会大众的谴责，也受到莆系主流医商的抵制。

2.3　民营医院当前的困境

对于民营医院当前的困境，最有体会、也最有发言权的应该是一位在中

---

① 国际医学从 2016 年年报来看，其主营大头还是商业，但国际医学正在与王府井集团洽谈出售全部商业资产事宜，截至本文撰写时，谈判依然在进行中。

② 在港上市的凤凰医疗（1515.HK）原本是民营医院，2013 年被央企华润医疗收购，更名为"华润凤凰医疗"，因此不算是民营医院。

国从医 30 多年的外国人,她从 20 世纪 80 年代就参与中国的医疗事业,亲身经历并见证了中国医疗改革的全部进程以及中国民营医疗一路走来的艰难岁月,她从一个外国人的角度应该能够比较理性、客观、公正地表达当前民营医院所面临的困境,她就是和睦家医疗的创始人美国人 Roberta Lipson(中文名李碧菁)女士。在 2015 年 2 月中国政协报记者的一次专访中,她坦言:虽然有相关政策的推动,但非公立医院在中国的发展也面临挑战。首先,为避免高端健康医疗市场的无序竞争以及低效经营,应严格准入制度,并在一定区域内避免重复设置。其次在税收方面,最近十几年来,政府一直鼓励社会资本进入医疗产业,并在医改中扮演重要角色,推动中国医改进程,这些都是好事,但是,非公立医疗机构需要按商业纳税,远高于其他的政策鼓励发展行业的赋税水平,这依旧是个沉重负担。此外,目前非公立医疗机构需要执行政府定价才有可能被纳入定点医保单位,今后可否考虑在未执行政府定价的医疗机构里,允许患者享受与公立三甲医院同样的医保报销额度,并使用个人支付或者其他商业保险作为补充? "比如,和睦家在中国的 2000 多名员工缴纳了国家的社会保险费用,但却无法使用医保支付其在和睦家看病的部分费用。因此,我们殷切期待,医保定点单位能早日向非公立医疗机构开放,提供部分费用报销。"[①]

除了李碧菁女士上文提到的医疗规划问题、税负过重问题、医保报销问题,还有一个更重要的问题就是不少地方还存在政策落地的"最后一公里"问题。中央政府为了鼓励社会办医加快发展,可谓用心良苦,出台的政策可谓不少,但在政策落地过程中,总是存在各种各样的"玻璃门","弹簧门",门门是坎,民营医院要享受有关政策依然困难重重。不少地方政府部门口头与行动不一的现象依然存在,对民营医院仍抱有怀疑和防范态度,比如在人才引进,职称评定,医师多点执业,床位设置等等方面,主观上拖拉,或者相互推诿,政策被吊在空中,何时才能真正落实,是民营医院当前最大的政策

① 人民政协报记者. 期待非公医疗机构在中国有更多发展机会 [N]. [EB/OL]. [2016–09–12]. http://cppcc.people.com.cn/n/2015/0203/c34948-26495157.html.

期待。

2.4 民营医疗十大标志性人物

回顾大陆民营医疗近 40 年的发展历史,其中涌现出不少风云人物,他们身体力行,以深邃的洞察力、敏锐的观察力和务实的创新精神探索出很多适合现代医疗产业发展的创新模式和成功经验,引领着大陆民营医疗不断发展与壮大,这些行业导师应该是中国民营医疗发展史上值得记忆的标志性人物。同时我们不能忘记海峡对岸的台湾民营医院,虽然在不同的制度下,但同样为中国民营医院的发展做出了可贵贡献,他们通过对大陆投资,将先进的医院管理模式带入大陆,促进了大陆民营医院的科学化、规范化发展。因此,笔者基于不完全信息,从学术研究的角度,推出中国民营医疗发展进程中具有重大影响力的十大标志性人物,他们是中国民营医疗行业 200 多万卫生人的杰出代表,挂一漏万,仅供参考:

第一位标志人物于 1976 年开办首家医院,成立 15 年后,便超越所在地区各大医学院附属医院,成为了该地区最大的医院集团,而该地区的医疗水平已经达到亚洲第一、全球第三。目前该医疗集团拥有 7 个院区,10 家医疗机构,1 万张病床,年门诊量达 820 万人次,是所在地区门诊量最大的民营医疗机构,每年有来自世界各地上万人次的海外患者专程前来就诊,其医疗技术和诊疗水平享誉全球,获得美国、英国等西方发达国家首肯,不仅是协和医院、华西医院等著名公立医院学习取经的楷模,更是几乎所有民营医院励志的偶像。其首创的专科医师和护理师制度,医师费制度,诊疗后付费制度,医管分治的运营模式等等,都是业界研究学习的标杆。他就是台湾经营之神王永庆及其创办的长庚纪念医院。王永庆早在 2008 年就驾鹤西去,但他给中国公立医院和民营医院所做的历史性贡献不能忘记。

第二位标志人物是大陆民营医疗的领路人之一,他开创了数个民营医疗经典的运营模式。其三十年前首创的承包科室(院中院)经营模式,虽在 21 世纪初被卫生部叫停,但笔者认为,虚假行医当然要不得,但经营模式未必有错。世事轮回,国家现在又在大力倡导公私合营的 PPP 合作模式(Public–Private Partnership,公私合营)①,所以他是中国医疗行业 PPP 模式的拓荒者。不仅如此,他还是中国医疗行业第一个实施 BOT(Build—Operate—Transfer)模式的创始人,三十年前他在与公立医院合作时,就出资购买医疗设备、然后在公立医院中运营若干年,最后无偿赠送给医院,比起在香港上市的凤凰医疗的 IOT(投资 – 运营 – 移交)领先足足 15 年,可见他洞察之深远,思维之超前。另外,他还第一个在海外注册公司反向投资国内医疗产业,在莆系医疗中第一个开办大型综合性三甲国际医院②。这位大陆民营医疗的拓荒者就是詹国团先生,詹先生对于大陆民营医疗的发展做出了历史性贡献③。

　　第三位民营医疗先行者在莆系医疗中最低调、最神秘,因为他从来不出现在公众媒体中,也很少与外界交流,潜心于自己的事业。中国医健联与莆田健康产业总会都没有他的身影,但这并不妨碍他成为莆系医疗中最受尊敬的行业导师之一。2000 年时他带着对行业旧有模式的反思以及莆医未来之路的思考,蛰伏了三年。再次出山时,带着重塑莆系医疗的信念、重构民众对于莆系医疗的信心,二次创业的平台"西红柿投资控股"横空出世,阳光、主流、合法、规范勾勒其经营宗旨,主动、前瞻、创造、和谐廓清其价值取向。不仅如此,他还第一个借鉴台湾长庚医院运营管理模式来改造莆系医院旧有的"经营部"模式。今天他的美莱王国不仅获得"中国驰名商标",也为三百万求美者打造了自信与美丽,已经成为亚洲最大的医美连锁集团。他就是莆系医疗的思想者——陈金秀先生。作为大陆民营医疗的领路人之一,陈先生思想深邃,战略前瞻,是一个低调的、勤奋的、具有独特个性的理想主

　　① 国务院办公厅 . 关于促进社会办医加快发展若干政策措施的通知(国办发〔2015〕45 号)。

　　② 2005 年经当时的卫生部、商务部和国家工商总局共同批准,詹国团在浙江嘉兴开始新建莆系第一家大型综合性三甲国际医院"新安国际医院",2009 年开业,已成为嘉兴市医疗卫生体系的重要组成部分。

　　③ 在 2014 年莆田国际健康协会筹备期间,笔者有幸与詹先生共进早餐,短暂交流过,深感詹先生作为行业先行者的睿智与境界。

义者。

第四位民营医疗先行者拥有博爱集团、远大集团、年轮集团、盛世同进集团、和谐集团等 9 大集团 13 大片区 120 多家医院、员工总数逾万人。在民营医疗行业中,他第一个成立专业广告公司来进行医疗推广;第一个引入韩国整形医生坐诊,提供韩式服务,从而将韩式整形技术引入国内,使得国内整形医师能够零距离接触国外先进技术;第一个开展互联网营销模式,引领行业从传统媒介营销走向互联网营销时代,从线下营销延伸到线上线下双线营销的时代;第一个开创民营医院上央视广告之先河。他就是莆田(中国)健康产业总会的首任会长、博爱集团的创始人林志忠先生[①]。林先生的座右铭就是美国学习型组织之父 Peter M. Senge 教授的名言:"你唯一持久的优势,就是具备比你竞争对手学习得更快的能力。"从他那么多的"第一个"也可以见证林先生与时俱进的学习创新能力。

第五位莆医风云人物以药起家,进入医疗界虽然晚了 20 年,但他能充分运用资本市场的杠杆效应,使得他大有后来赶超之势,他就是在香港主板和创业板均有一家上市公司的翁国亮先生。翁先生是莆医中拥有国际化视野和资本运作能力的杰出代表。早在 1998 年他就收购了江西省定南县人民医院,成为民营资本收购公立医院的第一人。21 世纪初,翁先生就潜入香港创业板物色收购对象,然后控股标的公司,把它变为收购国内医院的运作平台,华夏医疗(08143.HK)就此诞生。然后翁先生还将旗下的药品连锁店通过复杂的资本运作后,以"万嘉集团"(00401.HK)名义最终在香港主板上市。不仅如此,翁先生还是第一个将行业外主流民营资本引入莆系医疗的企业家,并与刘永好、冯仑等组建"中国医健联",这对于莆系医疗的快速、健康发展具有里程碑意义。

第六位标志人物是一位退伍军人,他创办的爱尔眼科是中国医疗行业中第一个 IPO 成功的企业。2009 年爱尔眼科(300015.SZ)登录深圳首批创

---

① 在 2014 年莆田国际健康协会筹备会议上,笔者有幸与林先生就协会章程进行讨论时,林先生思维敏锐、干脆利落的风格给笔者留下深刻的印象。

业板,成为中国民营医疗发展史上的一面旗帜,也成了众多民营医院励志对象。目前爱尔集团已有 130 余家连锁眼科机构, 2016 年全年门诊量 370 余万人次,营业收入达 40 亿元。爱尔眼科全面推动的多层次合伙人计划,既为核心员工搭建创业平台,又是筑巢引凤的平台;他还创建了以旗舰院带动省级院直至地市级医院的分级连锁发展模式;打造了以爱尔眼科学院、眼视光学院、眼科研究所、视光研究所以及中心实验室组成的医教研平台。所有这些都对民营医疗的跨越式发展提供了宝贵的经验。而今爱尔眼科已经走出国门,在美国开设第一家眼科医院,开始了其国际化征程。这位民营医疗界的风云人物就是爱尔眼科的创始人,董事长陈邦先生。

第七位标志人物的主业多种多样,他旗下的海内外上市公司近 20 家,他的产业王国精彩纷呈,医疗只是其中的一块,但他不鸣则已,一鸣惊人。他从医药开始经营,然后延伸至医疗器械,最后出手医院,垂直整合产业链一直以来就是他的拿手好戏,闪亮登场的第一手买卖就是瞄准中国最高端的外资产科医院——和睦家医院, 2009 年开始投资参股和睦家的母公司美中互利公司, 2014 年私有化美中互利,从而将和睦家收入囊中,成为中国第一家民营资本控制外资医院的成功典范。不仅如此,他还通过天使投资、改制投资直到新建投资,不断探索多种方式参与中国民营医疗跨越式发展进程,这种主流民营资本带着业外先进经营管理理念进入中国相对落后的民营医疗行业,无疑能够促进中国民营医疗产业朝着更加规范、更加健康的现代化方向迈进。他就是中国著名企业家,复星集团董事长郭广昌先生。

第八位是位与时俱进的弄潮人,他将传统的医疗服务搬到网上,完全颠覆了人类数千年的就医传统,开创互联网医疗的新纪元,并引领互联网医疗的大发展。 2010 年他开创挂号网,让患者足不出户,轻点鼠标,就能问诊国内名医大家。不仅如此, 2015 年在获得第三轮融资后,挂号网升级为"微医集团有限公司",同时宣布三大战略:在现有全国 1600 家重点医院、 2800 组微医团队的基础上,用 15 个月时间连接 100 万基层医生,将微医平台发展为"全国互联网分级诊疗平台";在现有超过 200 万健康险用户的基础上,推出微医"责任医疗计划"（微医 ACO），打造互联网上的"凯撒模式"；构建全国五个区域手术中心，为 1.1 亿微医用户提供线上线下闭链的医疗健康服务。这位创立医疗服务崭新商业模式的行业领路人就是挂号网的创始人、微医集团的董事长廖杰远先生。

第九位标志人物是陕西药商刘建申先生，刘先生在中国资本市场上长袖善舞，2002 年就以西安高新医院有限公司的名义受让以经营百货为主业的陕解放（000516.SZ）的数家法人股股份而一跃成为该上市公司的大股东，使得中国民营医院第一次以大股东的名义亮相于中国资本市场。2009 年刘先生以他娴熟的资本运作手法，通过复杂的运作路径设计将上市公司的大股东变成了上市公司的子公司，可故事到此并没有结束，2016 年刘先生居然将主营收入占比 82.7%、净利润占比 63.5%[①] 的优质商业资产悉数出售给北京王府井，以集中资源聚焦医疗产业，参悟医道。未来通过资本市场进行产业整合是民营医院跨越式发展的可行途径。刘先生以其长袖善舞的资本运作能力、壮士断腕的决心以及对民营医疗的信心成为民营医疗行业的风云人物。（关于国际医学的资本运作手法参见后文的"中国民营医院的资本运作策略"）

最后一位民营医疗标志性人物当属一个外国人，一个在中国医疗产业孜孜以求、辛勤耕耘近 40 年的美国犹太人李碧菁女士，她把人生的精华时间都献给了中国的医疗事业，她见证了中国改革开放后中国民营医疗产业一路走来的艰难岁月。1979 年中国刚刚打开改革开放的大门，刚刚大学毕业的李碧菁女士怀揣中国历史专业的毕业证书来到中国，从销售医疗设备做起，1994 年开始她经过千辛万苦，突破种种政策限制，盖完 185 个筹备审批的各类公章后，1997 年北京和睦家产科医院终于开业，她把医疗行业的"美国模式"搬到中国，成为中国第一家外资医院。而今和睦家集团在中国一二线城市拥有近 20 家不同类型的医疗机构，同时她还在中国率先推出家

---

① 参见该公司 2016 年年报。

庭医生项目,为客户提供私人医生服务、上门医疗服务及驻场医疗服务。她以一个美国人的不懈追求兑现了对中国人的承诺:坚守国际标准医疗品质,确保患者的安全健康,提供卓越医疗服务。现在和睦家虽然被复星医药收购,但她依然活跃在中国医疗第一线,她对中国医疗产业的贡献以及她对中国人民的深厚感情不应被忘记。

第3章 中国民营医疗产业政策简析

从1978年中共十一届三中全会中国吹响改革开放的号角开始,到2013年中共十八大三中全会关于全面深化改革若干重大问题的决定,可以说两个"三中全会"都是决定中国改革开放命运的重大战略节点,改革从初期的摸着石头过河,到现在的全面推进进入深水区,每一步都是小心翼翼,步步惊心到柳暗花明,至美好明天,中国梦、强国梦正在一步步变为现实。伴随着这种史诗般的改革开放进程,中国医疗产业的改革无疑相对滞后,但进入2010后,中国医改提速,从顶层设计到具体操作,各种政策纷至沓来,特别是中央政府开始重视民营医院的作用,出台了不少鼓励民营医院加快发展的政策,本文对此进行梳理,并就民营医院跨越式发展过程中最关心的准入政策、医师政策、价格政策、财税及收费政策、投融资政策和医保政策等进行分类归集。

3.1 政策路线图及主要政策目录

3.1.1 政策路线图

民营医院发展的四十年,也是国家关于民营医疗政策调整的四十年,从改革开放之初鼓励个体经济发展,乡村医生终于可以走出去四海行医,到 1994 年我国开始构建社会主义市场经济框架时的"鼓励多种形式兴办医疗机构",政策的鼓励性到达阶段性的高点;但民营医疗发展中的不规范等各种乱象,使得 1997 年中央第一份医改文件中出现"当前要切实纠正'乱办医'的现象",卫生部 2000 年终于叫停"院中院",民营医疗政策收紧至最低谷;但随着经济的高速发展,老百姓"看病难""看病贵"的矛盾日益突出,医疗产业供给侧的改革势在必行,2009 年中央正式出台第二份医改文件,鼓励社会办医成为主基调,2010–2017 年中央的相关支持及配套政策密集出台,中国民营医院终于迎来了新中国历史上最好的政策机遇期。笔者梳理这近 40 年的政策演变史,绘制了模拟的政策路线图如下(图 3–1):

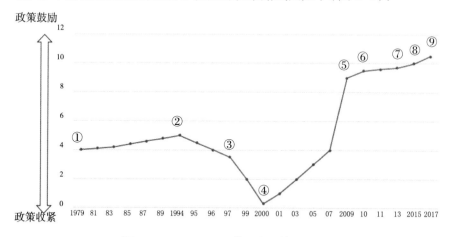

图 3–1:1979–2017 民营医疗政策趋势路线图

上图从民营医疗政策的松紧程度按时间序列绘制而出,近似地反映了中国大陆民营医疗政策的历史变迁,图中的阶段性节点用数字标识出来,解释如下:

①1979年11月30日,温州人章华妹的《个体工商业营业执照》正式出台,这张改革开放后第一张个体户营业执照,标志着私营经济正式登台亮相,国家鼓励私营经济发展的政策,也使得莆田乡村医生开始走出故乡,四海行医。

②1994年,国务院发布《医疗机构管理条例》(国务院令第149号),该条例有如下内容:第四条:国家扶持医疗机构的发展,鼓励多种形式兴办医疗机构;第九条:单位或者个人设置医疗机构,必须经县级以上地方人民政府卫生行政部门审查批准,并取得设置医疗机构批准书。该文件说明当时国家对于民营医院的鼓励和支持。

③1997年,改革开放后中国第一次医改文件出台,《中共中央、国务院关于卫生改革与发展的决定》(中发〔1997〕3号),其中规定:"举办医疗机构要以国家、集体为主,其他社会力量和个人为补充。社会力量和个人办医实行自主经营,自负盈亏。政府对其积极引导,依法审批,严格监督管理。当前,要切实纠正'乱办医'的现象。"相比于1994年的鼓励政策,这里可见政策有所收紧。

④2000年,针对民营医疗各种"承包科室"、"院中院"中的不规范经营现象,卫生部等4部委发布《关于城镇医疗机构分类管理的实施意见》(卫医发〔2000〕233号),其中规定:政府举办的非营利性医疗机构不得投资与其他组织合资合作设立非独立法人资格的营利性的"科室"、"病区"、"项目"。已投资的,应停办或经卫生行政和财政等部门批准转为独立法人单位。该文对早期的民营医疗形成重大冲击,改变经营模式成为必然选择。

⑤2009年,随着经济的高速发展,"看病难"、"看病贵"问题日益出台,中央出台第二次医改文件,《中共中央、国务院"关于深化医药卫生体制改革的意见"》(中发〔2009〕6号),该文件规定"鼓励社会资本办医,积极引导社会资本参与公立医院改制重组"等等多项政策。从此,鼓励民营医疗发展的政策成为主基调。

⑥2010年，国务院办公厅转发《发改委、卫生部等五部门"关于进一步鼓励和引导社会资本举办医疗机构意见"的通知》（国办发〔2010〕58号），鼓励民营医疗的政策升级，该文件还提出多项具体的鼓励政策，如允许境外资本办医，营利性医院免征营业税，鼓励医师跨体制流动等等。

⑦2013年，国务院《关于促进健康服务业发展的若干意见》（国发〔2013〕40号）出台，该文件进一步鼓励、支持民营医疗的发展，其中规定：凡是法律法规没有明令禁入的都要向社会资本开放；放宽对营利性医院的数量、规模、布局以及大型医用设备配置的限制；对非营利性医疗机构建设免予征收有关行政事业性收费，对营利性医疗机构建设减半征收有关行政事业性收费。这些给民营医疗切切实实带来好处的政策既宏大，也具体。

⑧2015年，国务院再次出台文件，《关于促进社会办医加快发展若干政策措施的通知》（国办发〔2015〕45号），该文件首次全面系统地对市场准入、税收、财政、收费、融资、信贷、社保、医师培养及流动等涉及民营医院发展壮大的各个环节做出了详细的规定，可见中央政府对于加快发展民营医疗的急切心理，同时也展现了中央政府的决心和信心。

⑨2017年，国务院办公厅发布《关于支持社会力量提供多层次多样化医疗服务的意见》（国办发〔2017〕44号），该文件进一步鼓励民营医院可以拓展多层次多样化服务，并且指明了鼓励发展全科医疗、加快专业化服务、全面发展中医药、有序发展前沿医疗、积极发展个性化就医、推动发展多业态融合服务等具体方向，对民营医疗进一步扩大市场开放，并强化政策支持，同时也严格行业监管和行业自律，防止政策宽松带来乱象。该文件将对民营医院的支持提升到空前的高度。

3.1.2 主要政策目录

改革开放以来，国家出台的涉及民营医疗发展的主要政策目录梳理如下（表3-1）：

表 3-1：民营医疗产业主要政策目录

时间	部门	政策名称	文号
19940901	国务院	医疗机构管理条例	国务院令第 149 号
19940901	卫生部	医疗机构管理条例实施细则（2016 年有最新版修订）	卫生部令第 35 号
19970115	中共中央国务院	中共中央、国务院关于卫生改革与发展的决定	中发〔1997〕3 号
19980626	国家主席	中华人民共和国执业医师法。2009 年有少许修订：将《治安管理处罚条例》更改为《治安管理处罚法》	主席令第 5 号
19981214	国务院	国务院关于建立城镇职工基本医疗保险制度的决定	国发〔1998〕44 号
19990511	劳社部等三部委	关于印发城镇职工基本医疗保险定点医疗机构管理暂行办法的通知	劳社部发〔1999〕14 号
19990512	劳社部等七部委	关于印发城镇职工基本医疗保险用药范围管理暂行办法的通知	劳社部发〔1999〕15 号
19990630	劳社部等五部委	关于印发城镇职工基本医疗保险诊疗项目管理、医疗服务设施范围和支付标准意见的通知	劳社部发〔1999〕22 号
20000216	国务院体改办等 8 部委	关于城镇医药卫生体制改革的指导意见	国办发〔2000〕16 号
20000718	卫生部等 4 部委	关于城镇医疗机构分类管理的实施意见	卫医发〔2000〕233 号
20020404	国家总理	医疗事故处理条例	国务院令第 351 号
20090317	中共中央国务院	中共中央国务院关于深化医药卫生体制改革的意见	中发〔2009〕6 号
20090615	卫生部	医疗机构校验管理办法（试行）	卫医政发〔2009〕57 号
20101126	国务院办公厅	国务院办公厅转发发改委卫生部等 5 部门关于进一步鼓励和引导社会资本举办医疗机构意见的通知	国办发〔2010〕58 号
20111205	卫生部	关于专科医院设置审批管理有关规定的通知	卫医政发〔2011〕87 号
20120314	国务院	国务院关于印发"十二五"期间深化医药卫生体制改革规划暨实施方案的通知	国发〔2012〕11 号

续表

时间	部门	政策名称	文号
20130928	国务院	国务院关于促进健康服务业发展的若干意见	国发〔2013〕40号
20131112	中共中央	中共中央关于全面深化改革若干重大问题的决定	
20140325	发改委等3部委	关于非公立医疗机构医疗服务实行市场调节价有关问题的通知	发改价格〔2014〕503号
20140725	卫计委,商务部	关于开展设立外资独资医院试点工作的通知	国卫医函〔2014〕244号
20141105	卫计委等5部门	关于推进和规范医师多点执业的若干意见的通知	国卫医发〔2014〕86号
20150424	国家主席	中华人民共和国广告法	主席令第22号
20150615	国务院办公厅	国务院办公厅印发关于促进社会办医加快发展若干政策措施的通知	国办发〔2015〕45号
20150702	卫计委	关于取消第三类医疗技术临床应用准入审批有关工作的通知	国卫医发〔2015〕71号
20150911	国务院办公厅	国务院办公厅关于推进分级诊疗制度建设指导意见	国办发〔2015〕70号
20160625	国家网信办	互联网信息搜索服务管理规定	
20160704	工商总局	互联网广告管理暂行办法	总局令第87号
20160901	工商总局,卫计委	医疗广告管理办法修订稿征求意见（截至2017年5月25日该管理办法正式稿尚未出台）	原2006年发布的第26号文废止
20161025	中共中央国务院	"健康中国2030"规划纲要	
20170221	人社部	基本医疗保险、工伤保险和生育保险药品目录2017	人社部发〔2017〕15号
20170302	卫计委	医师执业注册管理办法	卫计委令第13号
20170426	国务院办公厅	关于推进医疗联合体建设和发展的指导意见	国办发〔2017〕32号
20170523	国务院办公厅	关于支持社会力量提供多层次多样化医疗服务的意见	国办发〔2017〕44号

3.2 关于准入政策

关于民营医院的市场准入政策,笔者梳理如下(表3-2):

表 3-2：民营医院的市场准入政策

准入政策	政策依据
▶积极引导社会资本以多种方式参与包括国有企业所办医院在内的部分公立医院改制重组。	中发〔2009〕6 号
民营医院在服务准入、监督管理等方面与公立医院一视同仁。	国发〔2009〕12 号
▶鼓励和支持社会资本举办各类医疗机构．社会资本可按照经营目的，自主申办营利性或非营利性医疗机构。鼓励社会资本举办非营利性医疗机构，支持举办营利性医疗机构。 ▶鼓励有资质人员依法开办个体诊所。 ▶鼓励社会资本参与公立医院改制。 ▶允许境外资本举办医疗机构。 ▶中外合资、合作医疗机构的设立由省级卫生部门和商务部门审批，其中设立中医、中西医结合、民族医院的应征求省级中医药管理部门意见。 ▶外商独资医疗机构的设立由卫生部和商务部审批，其中设立中医、中西医结合、民族医院的应征求国家中医药局意见。 ▶支持非公立医疗机构配置大型设备。	国办发〔2010〕58 号
▶鼓励企业、慈善机构、基金会、商业保险机构等以出资新建、参与改制、托管、公办民营等多种形式投资医疗服务业。 ▶凡是法律法规没有明令禁入的领域，都要向社会资本开放，并不断扩大开放领域；凡是对本地资本开放的领域，都要向外地资本开放。民办非营利性机构享受与同行业公办机构同等待遇。 ▶对连锁经营的服务企业实行企业总部统一办理工商注册登记手续。 ▶加快落实对非公立医疗机构和公立医疗机构在市场准入、重点专科建设、等级评审、技术准入等方面同等对待的政策。 ▶放宽对营利性医院的数量、规模、布局以及大型医用设备配置的限制。	国发〔2013〕40 号
允许境外投资者通过新设或并购在北京市、天津市、上海市、江苏省、福建省、广东省、海南省设立外资独资医院。除香港、澳门和台湾投资者外，其他境外投资者不得在上述省（市）设置中医类医院。外资独资医院的设置审批权限下放到省级。	国卫医函〔2014〕244 号

准入政策	政策依据
▶各级相关行政部门要按照"非禁即入"原则，全面清理、取消不合理的前置审批事项，整合社会办医疗机构设置、执业许可等审批环节，进一步明确并缩短审批时限，不得新设前置审批事项或提高审批条件，不得限制社会办医疗机构的经营性质。 ▶鼓励社会力量举办中医类专科医院和只提供传统中医药服务的中医门诊部、中医诊所，加快社会办中医类机构发展。 ▶在符合规划总量和结构的前提下，取消对社会办医疗机构的具体数量和地点限制。未公开公布规划的，不得以规划为由拒绝社会力量举办医疗机构或配置医疗设备。 ▶不将社会办医疗机构等级、床位规模等作为确定配置大型设备的必要前置条件。 ▶社会办医疗机构配置大型医用设备，凡符合规划条件和准入资质的，不得以任何理由加以限制。 ▶支持符合条件的社会办医疗机构承接当地公共卫生和基本医疗服务以及政府下达的相关任务，将符合条件的社会办医疗机构纳入急救网络，执行政府下达的指令性任务。 ▶鼓励公立医疗机构与社会办医疗机构开展合作，在确保医疗安全和满足医疗核心功能前提下，实现医学影像、医学检验等结果互认和医疗机构消毒供应中心（室）等资源共享。 ▶鼓励具备医疗机构管理经验的社会力量通过医院管理集团等多种形式，在明确责权关系的前提下，参与公立医疗机构管理。	国办发〔2015〕45号
▶个体诊所设置不受规划布局限制。	"健康中国2030"规划纲要，2016
▶根据社会办医疗机构意愿，可将其纳入医联体。 ▶鼓励医联体通过技术支援、人才培养等方式，吸引社会办医疗机构加入并发挥作用。 ▶要坚持问题导向，防止和破解大医院垄断资源、"跑马圈地"、"虹吸"基层资源、挤压社会办医空间等问题。	国办发〔2017〕32号

准入政策	政策依据
▶各地要统筹考虑多层次医疗需求，制定完善医疗卫生服务体系规划、医疗机构设置规划、大型医用设备配置规划，完善规划调控方式，优化配置医疗资源，促进社会办医加快发展，凡符合规划条件和准入资质的，不得以任何理由限制。 ▶对社会办医疗机构配置大型医用设备可合理放宽规划预留空间。 ▶个体诊所设置不受规划布局限制。 ▶在审批专科医院等医疗机构设置时，将审核重点放在人员资质与技术服务能力上，在保障医疗质量安全的前提下，动态调整相关标准规范。 ▶落实连锁经营的服务企业可由企业总部统一办理工商注册登记手续的政策，鼓励健康服务企业品牌化、连锁化经营。加快规范统一营利性医疗机构名称。 ▶支持社会办医疗机构引入战略投资者与合作方，加强资本与品牌、管理的协同，探索委托知名品牌医疗实体、医院管理公司、医生集团开展经营管理等模式。 ▶发展医疗服务领域专业投资机构、并购基金等，加强各类资源整合，支持社会办医疗机构强强联合、优势互补，培育上水平、规模化的医疗集团。 ▶允许公立医院根据规划和需求，与社会力量合作举办新的非营利性医疗机构。 ▶鼓励公立医院与社会办医疗机构在人才、管理、服务、技术、品牌等方面建立协议合作关系，支持社会力量办好多层次多样化医疗服务。严格落实公立医院举办特需医疗有关规定，除保留合理部分外，逐步交由市场提供。 ▶吸引境外投资者通过合资合作方式来华举办高水平医疗机构，积极引进专业医学人才、先进医疗技术、成熟管理经验和优秀经营模式。外资投资办医实行准入前国民待遇加负面清单管理，进一步简化优化审批核准事项。 ▶鼓励举办面向境外消费者的社会办中医医疗机构，提升中医药服务贸易规模和质量，培育国际知名的中医药品牌、服务机构和企业。 ▶健全医疗机构评审评价体系，对社会办医疗机构和公立医疗机构的评审评价实行同等标准。 ▶鼓励行业协会等制定推广服务团体标准和企业标准，推行服务承诺和服务公约制度。 ▶鼓励社会办医疗机构取得医疗服务质量认证。	国办发〔2017〕44号

3.3 关于医师政策

关于民营医院医师方面的政策,笔者梳理如下(表3-3):

表3-3:民营医院的医师政策

医师政策	政策依据
民营医院在科研立项、职称评定和继续教育等方面,与公立医院享受同等待遇	国发〔2009〕12号
▶鼓励医务人员在公立和非公立医疗机构间合理流动,医务人员在学术地位、职称评定、职业技能鉴定、专业技术和职业技能培训等方面不受工作单位变化的影响。 ▶非公立医疗机构在技术职称考评、科研课题招标及成果鉴定、临床重点学科建设、医学院校临床教学基地及住院医师规范化培训基地资格认定等方面享有与公立医疗机构同等待遇。	国办发〔2010〕58号
▶加快落实对非公立医疗机构和公立医疗机构在职称评定、学术地位等方面同等对待的政策。	国发〔2013〕40号
▶加快推进和规范医师多点执业,鼓励和规范医师在不同类型、不同层级的医疗机构之间流动,鼓励医师到基层、边远山区、医疗资源稀缺地区和其他有需求的医疗机构多点执业,医务人员在学术地位、职称晋升、职业技能鉴定、专业技术和职业技能培训等方面不因多点执业受影响。 ▶社会办医在职称评定、科研课题招标和成果评价等方面与公立医疗机构享有同等待遇。鼓励符合条件的社会办医疗机构申报认定住院医师规范化培训基地、医师定期考核机构、医学高(中)等院校临床教学基地等。支持社会办医疗机构参与各医学类行业协会、学术组织、职称评定和医疗机构评审委员会,在符合标准的条件下,不断提高其人员所占比例,进一步保障社会办医疗机构医务人员享有担任与其学术水平和专业能力相适应的职务的机会。	国办发〔2015〕45号
▶创新医务人员使用、流动与服务提供模式,积极探索医师自由执业、医师个体与医疗机构签约服务或组建医生集团。 ▶创新人才评价机制,不将论文、外语、科研等作为基层卫生人才职称评审的硬性要求,健全符合全科医生岗位特点的人才评价机制。 ▶鼓励医师利用业余时间、退休医师到基层医疗卫生机构执业或开设工作室。	"健康中国2030"规划纲要,2016

医师政策	政策依据
▶改革医师执业注册办法，全面实行医师执业区域注册，医师个人以合同（协议）为依据，可在多个机构执业，促进医师有序流动和多点执业。 ▶建立医师电子注册制度，简化审批流程，缩短办理时限，方便医师注册。 ▶推动建立适应医师多点执业的人员聘用退出、教育培训、评价激励、职务晋升、选拔任用机制。鼓励公立医院建立完善医务人员全职、兼职制度，加强岗位管理，探索更加灵活的用人机制。 ▶医师可以按规定申请设置医疗机构，鼓励医师到基层开办诊所。鼓励医师利用业余时间、退休医师到基层医疗卫生机构执业或开设工作室。在社会办医疗机构稳定执业的兼职医务人员，合同（协议）期内可代表该机构参加各类学术活动，本人可按规定参加职称评审。各地要制定具体办法，切实落实社会办医疗机构在科研、技术职称考评、人才培养等方面与公立医疗机构享受同等待遇相关政策。	国办发〔2017〕44号

3.4 关于税收及价格政策

关于民营医院的税收及价格政策，笔者梳理如下（表3-4，表3-5）：

表3-4：民营医院的税收政策

税收政策	政策依据
营利性医疗机构按国家规定缴纳企业所得税，提供的医疗服务实行自主定价，免征营业税。	国办发〔2010〕58号
▶对非营利性医疗机构建设免予征收有关行政事业性收费。 ▶对营利性医疗机构建设减半征收有关行政事业性收费。	国发〔2013〕40号
▶对社会办医疗机构提供的医疗服务，免征营业税； ▶对符合规定的社会办非营利性医疗机构自用的房产、土地，免征房产税、城镇土地使用税； ▶对符合规定的社会办营利性医疗机构自用的房产、土地，自其取得执业登记之日起，3年内免征房产税、城镇土地使用税。 ▶社会办医疗机构按照企业所得税法规定，经认定为非营利组织的，对其提供的医疗服务等符合条件的收入免征企业所得税。 ▶企业、个人通过公益性社会团体或者县级以上人民政府及其部门对社会办非营利性医疗机构的捐赠，按照税法规定予以税前扣除。	国办发〔2015〕45号

续表

税收政策	政策依据
▶各地要严格按照有关规定全面落实社会办医疗机构各项税收优惠政策，对社会办医疗机构提供的医疗服务按规定免征增值税，进一步落实和完善对社会办非营利性医疗机构企业所得税支持政策。	国办发〔2017〕44号

表3-5：民营医院的价格政策

价格政策	政策依据
营利性医疗机构提供的医疗服务实行自主定价。	国办发〔2010〕58号
非公立医疗机构用水、用电、用气、用热实行与公立医疗机构同价政策。	国发〔2013〕40号
▶各地要督促落实非公立医疗机构医疗服务价格实行市场调节的相关政策，不得以任何方式对非公立医疗机构医疗服务价格进行不当干预。 ▶相关医疗机构应按照公平、合法和诚实信用的原则合理制定价格，并保持一定时期内价格水平相对稳定；要按规定执行明码标价和医药费用明细清单制度，通过多种方式向患者公示医疗服务和药品价格，自觉接受社会监督。价格主管部门要加强监督检查，对医疗机构价格违法行为依法严肃处理。 ▶属于营利性质的非公立医疗机构，可自行设立医疗服务价格项目； ▶属于非营利性质的非公立医疗机构，应按照《全国医疗服务价格项目规范》设立服务项目。 ▶鼓励非公立医疗机构积极探索实行有利于控制费用、公开透明、方便操作的医疗服务收费方式。	发改价格〔2014〕503号

3.5 关于收费、财政及融资政策

关于民营医院的收费、财政及融资政策，笔者梳理如下（表3-6）：

表3-6：民营医院的收费、财政及融资政策

收费、财政及融资政策	政策依据
▶对非营利性医疗机构建设免予征收有关行政事业性收费。 ▶对营利性医疗机构建设减半征收有关行政事业性收费。	国发〔2013〕40号

收费、财政及融资政策	政策依据
▶坚决执行国家行政事业收费相关政策，对社会办非营利性医疗机构免征行政事业性收费，对营利性医疗机构减半征收行政事业性收费。 ▶进一步清理和取消对社会办医疗机构不合理、不合法的收费项目，在接受政府管理的各类收费项目方面，对社会办非营利性医疗机构执行与公立医疗机构相同的收费政策和标准。 ▶加强财政资金扶持。将提供基本医疗卫生服务的社会办非营利性医疗机构纳入政府补助范围，在临床重点专科建设、人才培养等方面，执行与公立医疗机构同等补助政策． ▶通过政府购买服务方式，支持符合条件的社会办医疗机构承接当地公共卫生和基本医疗服务以及政府下达的相关任务，并逐步扩大购买范围。将符合条件的社会办医疗机构纳入急救网络，执行政府下达的指令性任务，并按与公立医疗机构同等待遇获得政府补偿。 ▶鼓励地方探索建立对社会办非营利性医疗机构举办者的激励机制。 ▶鼓励地方通过设立健康产业投资基金等方式，为社会办医疗机构提供建设资金和贴息补助。鼓励社会办医疗机构以股权融资、项目融资等方式筹集开办费和发展资金。 ▶支持符合条件的社会办营利性医疗机构上市融资或发行债券，对接多层次资本市场，利用多种融资工具进行融资。 ▶鼓励金融机构根据医疗机构特点创新金融产品和服务方式，扩大业务规模。拓宽信贷抵押担保物范围，探索允许社会办医疗机构利用有偿取得的用于非医疗用途的土地使用权和产权明晰的房产等固定资产办理抵押贷款。 ▶鼓励社会办医疗机构在银行间债券市场注册发行非金融企业债务融资工具筹集资金，鼓励各类创业投资机构和融资担保机构对医疗领域创新型业态、小微企业开展业务。	国办发〔2015〕45号
▶鼓励各类资本以股票、债券、信托投资、保险资管产品等形式支持社会办医疗机构融资。积极发挥企业债券对健康产业的支持作用。加快探索社会办医疗机构以其收益权、知识产权等无形资产作为质押开展融资活动的政策，条件成熟时推广。在充分保障患者权益、不影响医疗机构持续健康运行的前提下，探索扩大营利性医疗机构有偿取得的财产抵押范围。	国办发〔2017〕44号

3.6 关于医保政策

关于民营医院的医保政策，笔者梳理如下（表3-7）：

表 3-7：民营医院的医保政策

医保政策	政策依据
民营医院在医保定点等方面，与公立医院享受同等待遇	国发〔2009〕12号
将符合条件的非公立医疗机构纳入医保定点范围。	国办发〔2010〕58号
加快落实对非公立医疗机构和公立医疗机构在社会保险定点等方面同等对待政策.	国发〔2013〕40号
▶建立医疗保险经办机构与定点非公立医疗机构的谈判机制。凡符合医保定点相关规定的非公立医疗机构，应按程序将其纳入职工基本医疗保险、城镇居民医疗保险、新型农村合作医疗、工伤保险、生育保险等社会保险的定点服务范围，并执行与公立医院相同的支付政策。 ▶医疗保险经办机构应按照医保付费方式改革的要求，与定点非公立医疗机构通过谈判确定具体付费方式和标准，提高基金使用效率。	发改价格〔2014〕503号
▶将符合条件的社会办医疗机构纳入医保定点范围，执行与公立医疗机构同等政策.不得将医疗机构所有制性质作为医保定点的前置性条件，不得以医保定点机构数量已满等非医疗服务能力方面的因素为由，拒绝将社会办医疗机构纳入医保定点. ▶规范各类医疗收费票据，非营利性医疗机构使用统一的医疗收费票据，营利性医疗机构使用符合规定的发票，均可作为医疗保险基金支付凭证。	国办发〔2015〕45号
▶鼓励企业、个人参加商业健康保险及多种形式的补充保险。丰富健康保险产品，鼓励开发与健康管理服务相关的健康保险产品。促进商业保险公司与医疗、体检、护理等机构合作，发展健康管理组织等新型组织形式。	"健康中国2030"规划纲要，2016
▶落实将符合条件的社会办医疗机构纳入基本医疗保险定点范围的有关规定，医保管理机构与社会办医疗机构签订服务协议，在程序、时限、标准等方面与公立医疗机构同等对待。协议管理的医疗机构条件及签约流程、规则、结果等要及时向社会公开。 ▶丰富健康保险产品，大力发展与基本医疗保险有序衔接的商业健康保险。加强多方位鼓励引导，积极发展消费型健康保险。建立经营商业健康保险的保险公司与社会办医疗机构信息对接机制，方便患者通过参加商业健康保险解决基本医疗保险覆盖范围之外的需求。 ▶鼓励商业保险机构和健康管理机构联合开发健康管理保险产品，加强健康风险评估和干预。支持商业保险机构和医疗机构共同开发针对特需医疗、创新疗法、先进检查检验服务、利用高值医疗器械等的保险产品。 ▶加快发展医疗责任保险、医疗意外保险等多种形式的医疗执业保险。推动商业保险机构遵循依法、稳健、安全原则，以战略合作、收购、新建医疗机构等方式整合医疗服务产业链，探索健康管理组织等新型健康服务提供形式。 ▶落实推广商业健康保险个人所得税税前扣除政策。	国办发〔2017〕44号

3.7　当前的政策困境

最近几年,国家为促进民营医院的发展所出台的政策不可谓不多,从准入政策、医师政策、财税政策到投融资政策等,可以说政策利好不断,该给的主要政策已经就位,民营医院在医保等方面也逐步参照公立医院,比如在上海,不少民营医院已逐步被纳入基本医疗保险诊疗项目约定服务医疗机构名单,笔者随机查阅了几个项目的医保落实情况,参见表3-8:

表3-8：上海市部分被纳入基本医疗保险诊疗项目约定服务的民营医疗机构名单

医院名称	医院性质	诊疗项目	批准时间	批准文号
上海杨思医院	民办非营利	大型心脏及血管造影数字减影装置（DSA）	20160509	沪人社医〔2016〕161号
上海市闵行区中医医院	民办非营利	磁共振扫描装置（MRI）	20160509	沪人社医〔2016〕161号
上海仁爱医院	民办营利性	磁共振扫描装置（MRI）	20160908	沪人社医〔2016〕337号
上海蓝十字脑科医院	民办营利性	医用高压氧治疗	20160908	沪人社医〔2016〕337号

但这样的政策落地在很多地区并不平衡,在一些地方,仍然存在政策"最后一公里"现象,民营医院要享受有关政策依然困难不小。当地政府部门口头上表示重视发展民营医院,但心里仍持有怀疑和防范的态度,设置种种"玻璃门""弹簧门"。比如,在人才引进,职称评定,医师多点执业,床位设置等等方面,国家政策已有明确规定,但在具体实施过程中,效果大打折扣,有的是缺乏配套的操作措施,有的是审批过程中的"互为前提"、审批手续的"明简暗繁"等等,其实这些现象的背后根源主要是政府基层相关部门或者公立医院的主观态度所致,对民营医疗心存疑虑,结果是国家顶层设计的政策应该是非常透明,看得到的,但实际并没有落地,或者落地过程中实施不力,主观上拖拉,或者相互推诿,政策被吊在空中。其实这些"最后一公里"现象都是一些看不见的"门"将民营医院原本该享受的政策拒之门外,这就是业界常说的"玻璃门""弹簧门"。笔者就曾亲眼见过这样的"弹簧门"案

例:华东地区某民办营利性医院改制为非营利性的公益性医院,改制时为提升该医院的医师团队实力,政府同意给予该医院有 40 个户籍进城指标(该市进城指标非常紧俏),以便从全国招募高水平医师,但改制六年了,该医院依然没有办成一个,该院人事部门每次去政府相关部门办理时总是遇到各种各样的理由,结果就是办不成,后来该院也事实上放弃了这个所谓的进城指标。

第4章　国外医保模式及医院管理体制简析

　　人类的生老病死没有国境,这是自然规律,但不同的国家对待这种自然规律有着不同的理解。在不同的文化和历史背景下,人们对健康产业的不同理解会导致他们的产业政策和保障模式有所不同;在不同的政策和模式下,人们的行医模式和医院管理体制会有所区别。而这些差异正是人类智慧和文明成果的体现。本章主要介绍全球四种典型的医疗保障模式及其相应的医院管理体制,即美国模式、德国模式、英国模式和新加坡模式。他山之石,也许会给中国正在进行的医疗改革以及中国民营医院的跨越式发展带来启发。

4.1 美国医保模式及医院管理体制简介

4.1.1 美国医保模式:市场主导型

美国的健康产业相当发达,预计到 2018 年美国医疗支出将达 4.3 万亿美元,约占 GDP 的 20%(我国 2015 年时为 6%)。美国的医保模式一言以蔽之,就是"两头靠政府,中间靠市场","两头"是指一老一小:65 岁退休以后的老人及残疾人,由联邦政府成立的医疗保险基金(Medicare)来照护,覆盖全美 16% 左右的人口;未成年人及低收入弱势群体,由政府成立的医疗救助资金(Medicaid)来照护,覆盖全美 14% 左右的人口。"中间"是指庞大的就业人口,约占全美人口的 60%,他们除了向政府缴纳 2.9% 的医保税(单位和个人各付一半)来做"一老一小"的医保外,还要在市场上通过谈判机制购买商业保险来给自己及家庭做医保。就业人口一般通过雇主集体与保险公司谈判,这样能够获得更优惠的保费率和赔付率,保费由员工和雇主共同负担。2015 年,美国单人医保计划中员工负担的部分平均为 1255 美元,占年度总保费的 21%,家庭医保计划中员工负担约占 27%[①]。2010 年美国还有 10% 左右的人口(约三千万)没有医保,这正是奥巴马医改法案(ObamaCare)所要解决的问题,但被 2017 年上台的特朗普政府所废除。美国保险机构有营利性和非营利性两种。非营利性保险机构的代表就是大多数蓝十字和蓝盾(BCBS)组织,他们的医保业务约占美国一半以上的市场。

4.1.2 美国医院管理体制简介

美国医疗管理实行分级医疗体系,病人一般首先在他的私人医生诊所处看病(投保人在购买商业保险时就与保险机构约定好名单),由其私人医生确定是否去医院就诊。私人医生的处方联网公开,病人可以在诊所购药,也可以外买,美国医药分家,价格统一。病人的诊疗费是基于诊疗过程的"当前诊治专用码"(CPT)所对应的"相对价值单位"(RVU),乘以联邦医保中心

---

① S.R. Collins, D.C. Radley. The Slowdown in Employer Insurance Cost Growth: Why Many Workers Still Feel the Pinch[R], The Commonwealth Fund, October 2016.

每年公布的"变换常数"（Conversion Factor），就可以得出该诊疗费的数额，公开透明。病人支付自费部分后，剩余的由医生或医院向政府医保或保险机构结算。美国的医疗机构包括各类医院、私人诊所、独立的手术中心等。全美医院协会统计报告显示，2014年底，联邦政府举办的公立医院占3.8%，州政府医院为17.8%，公立医院合计占比21.6%；非营利性医院占比为51%，营利性医院为27.4%。美国人引以为豪的"铁三角"医院都是非营利性医院：麻省总医院，梅奥诊所和约翰·霍普金斯医院。而美国最大的营利性医院是美国医院公司（HCA），2015年底该公司拥有168家医院和116所独立手术中心，2016财年营业收入436亿美元，利润21.3亿美元，位于世界500强第212位。

美国的医院设有董事会，董事会成员一般是不领薪水的社区领袖、宗教界领袖、商业领袖和主要捐款人。而医院的院长或执行长一般都是职业经理人或者是医院里资深护士。美国绝大多数医生是自由职业者，他们自办诊所，独立行医，并不受雇于医院，当诊所解决不了时才去医院，也只是利用医院的相关设施（手术室、仪器、床位等）和人员（护士、医技人员等）来对病人进一步诊疗。医生可以在不同医院行医，只要他加入了这家医院的医生团，就可以把他的病人收治于这家医院。医师团与医院是完全分开的两个平行组织，没有隶属关系。医师团内部设立各种专业委员会，与医院管理层协调沟通（关于美国医师的培养模式参见本书后文的《美国、德国的医师培养模式及其启发》）。

4.2　德国医保模式及医院管理体制简介

4.2.1　德国医保模式：社会保险型

德国是社会医疗保险的发源地，其医疗保险主要有两种：法定社会医疗保险和私人医疗保险，前者是最主要的医疗保障，覆盖德国90%以上的人口。法定医疗保险本着社会共同负担的筹资原则，通过国家立法强制推行，由雇主和雇员依法按雇员收入的一定比例共同缴纳医疗保险金（雇主和雇员各缴一半，没有就业的，个人和国家各支出一半）。法定社会医疗保险基金由七种不同类型的疾病基金组成，2009 年建立了国家健康基金,替代了各种疾病基金的部分职能,从国家层面上协调了各大疾病基金会的工作[1]。法定医疗保险的支付原则为"以收定支、收支平衡",投保人保费缴纳的多少不影响对医疗服务的享用。德国模式的特点是互助共济、费用共担,个人投保的经费在投保人之间横向转移。但它没有纵向积累,不能解决两代人之间的代际转移问题,随着人口老龄化加深,这个代际矛盾日趋尖锐。2007 年德国出台"医疗卫生基金"等政策,就是针对这些问题,通过改革使医疗卫生体系的发展具有可持续性[2]。

4.2.2 德国医院管理体制简介

德国医疗管理体系实行分级治疗模式,病人一般先到社区医院或私人诊所诊治,需要专科处理时才转到医院各专科。德国按病种计费,单病种限费,医药分家,病人处方用药可以外买,价格统一,而且处方信息联网,医疗监管机构可以随时审查处方。德国医院的门诊大都设在病房内,门诊与病房一条龙管理,医院没有专门的门诊管理机构。而且德国医院的社会化分工很发达,不少业务都可以外包,如医院的医疗质量、实验室质量控制等都是由外部专门的协会来负责管理。德国的医院私立占多数,2015 年底德国共有2000 多家医院,公立医院、私立非营利性医院、私立营利性医院各占 1/3。德国的社区医院基本上是私人诊所,承担基础的门诊任务。2015 年德国权威周刊《Focus》对德国医疗机构进行综合评估,夏里特(Charité)医院(欧洲最大的医院)、慕尼黑医院(LMU)和德累斯顿大学医院(Dresden)分列三甲,它们均为公立医院。政府对公立医院补贴较多,但要依法纳税,非营利性私立医院也会得到政府补助,但要少得多,不过无须缴税。德国医院一般都设立董事会,公立医院的董事一般由所在地的政府领导或者议员以及医院的行政院长等出任,私立非营利性医院一般由教会或者慈善团体委派,私立营利性医院由投资方出任或委派。行政院长是医院最主要的领导,一般都由职

---

① 曹阳 等 . 国外医疗保险模式比较与借鉴 [J]. 现代商贸工业 .2014(4).

② 马月丹 等 . 国外医疗保障模式的比较与启示 [J]. 现代医院管理 . 2008.(6).

业经理人担任,临床科室的科主任一般都是资深名医,他们具有很大自主权,包括人事权和财权,因此对科主任挑选非常严格。德国医院对于科主任及名医专家,允许他们在医院内设立私人病房收治私人病人,收入由科主任与医院分成。德国的医生属于医院的雇员,临床医生大都有职级,分为主任医师(Chefarzt)、主诊医师(Oberarzt,简称 OA)、专科医生(Facharzt)、助理医师(Arzt in,相当于我国的住院医师)。如果是教学医院,大学也给医生评教学职称,分为教授(Prof.)和助理教授(PD),教授级主诊医师非常少,因而备受尊敬。这里需要注意的是,德国医生的四个职级不同于中国医师的职称,他们是医院根据自身工作需要设立的,有空缺才聘用,不像国内是考试或者评审出来的(关于德国医师的培养模式参见本书后文的《美国、德国的医师培养模式及其启发》)。

4.3 英国医保模式及医院管理体制简介

4.3.1 英国医保模式:普惠医疗型

英国是全民普惠型医疗保障制度的典型代表,二战后颁布了《国家卫生服务法》,实行全民免费医保,建立了一整套由政府提供卫生保健经费、由国家统一管理卫生保健事业的国家医疗保险体系(NHS)。后来医疗资源供给不足, 20 世纪 60 年代中期,英国政府开始鼓励和支持私立医院发展,但发展缓慢,到目前为止,其数量仍不足全英医院总数的 5%。到 20 世纪 90 年代,由于医疗费用迅速增长,国家财政不堪重负,为了减少垄断服务固有的低效率、资源浪费等问题,英国对医疗保障制度进行了改革,使得政府财政投入大约占卫生总费用的 87%,医疗保险基金 10%,患者自付 3%。同时,改革的另一项重要内容就是引入市场竞争机制,在卫生系统中建立"内部市场",将医疗服务的购买者(政府)与提供者(医院)分开,实行管办分离,改革成效显著。

4.3.2 英国医院管理体制简介

英国医疗管理体系是典型的分级治疗、有序转诊模式。英国医疗体系分为三级:社区医院、区综合医院和区域性专科医院。社区医院规模较小,只治疗一些日常小病;区综合医院设有各种临床科室,负责诊治全科医生转诊过来的病人;区域性专科医院属于三级医院,主要提供高水平的专科服务,病人通常是由区综合医院转诊而来。英国医院体系中,以公立医院为主,约占全国总数的95%以上。公立医院在英国通常称为NHS系统医院,包括上述的三级医疗体系的医院。私立医院中,65%属于营利性医院,伦敦的惠灵顿医院(The Wellington Hospital)是英国目前最大的私立医院,Bupa(保柏)是英国最大的医疗保险集团,拥有近30家私立医院和90多家疗养院。因此英国的公立医院占据绝对主导地位。为了有效管理公立医院,政府在上述的"内部市场化"改革中,将医院分离出来组建成医院托拉斯(具有法人地位的医院联合体),政府不再包办。新组建的医院托拉斯在财务、人事和日常管理方面拥有更多的自主权,而政府的责任是监管。首先是医院托拉斯的董事会成员,董事会主席由卫生大臣直接任命,董事会中至少有两名非执行董事来自地方社区,由地区卫生局任命,医院的总经理由董事会主席和非执行董事通过公开招聘的方式选拔。其次是服务价格的设置,在精算成本的基础上,按6%的资产收益率确定其服务价格,防止价格过高过低损害服务购买者利益。第三是发挥地区卫生局,特别是全科医生(掌握30%服务购买权,其余70%为政府购买)作为患者代表对医院医疗服务进行评判和选择的作用,有助于消除医疗服务供需双方的信息不对称。最后在投资、贷款、节余资金使用等方面,医院托拉斯受到财政部颁布的有关医院财务制度的约束。此外,医院托拉斯每年都要举办一次面向公众的新闻发布会,接受公众的监督。由于上述机制的设置,使得按照市场化机制运营的英国公立医院托拉斯既实现了提高患者满意度的目的,又提高了公立医院运行的效率和效益。英国的医生与医院也是雇佣关系,NHS系统的医生也可以同时到私立医疗机构工作,但全日制医生的兼职收入不能超过其总收入的10%,对非全日制医生则没有规定。医生分为四级:住院医师(House officer)、高级住院医师(Senior house officer)、专科医师(Specialist Registrar)、首席医师(Consultant specialist)。

4.4 新加坡医保模式及医院管理体制简介

4.4.1 新加坡医保模式:储蓄基金型

储蓄基金型指主要通过强制性储蓄积累方式满足居民的医疗保障需求,这种模式以新加坡为代表。该模式以个人责任为基础,政府适当负担并严格监管,以保证全民都能享有必要的医疗保障。具体做法是建立三层社会保障体系:保健储蓄计划、健保双全计划和医疗救助计划来实现全民医保。首先是医疗保健储蓄计划,政府建立中央公积金制度,全国每个在职人员都按工资的6%-8%缴纳储蓄金,雇主和雇员均摊,存入个人公积金账户的医疗储蓄分户,专户专用,只能支付就医所需。其次是"健保双全"计划,1990年政府开始实施大病保险计划,帮助重病或长期患慢性疾病的患者支付高额医疗费用,以补充保健储蓄计划的不足。其三是医疗救助计划,又叫保健基金计划。1993年政府设立了带有救济性质的捐赠基金,专门为无力支付医疗费用的穷人提供资助。新加坡的医保制度以个人责任为主体,没有横向转移,因而低收入人员的医保有时紧张,有鉴于此,新加坡后来的医疗保险改革侧重于提高年轻人的保险缴费率,通过"趁早多储蓄"来增加储蓄账户资金,同时采取按病种付费方式来控制医疗费用的增长。

4.4.2 新加坡医院管理体制简介

新加坡医疗管理体系也是分级治疗,双向转诊模式。病人先去社区医院或私人诊所看门诊,然后根据需要进行转诊。新加坡是个城市型国家,人口不多,医疗机构不多,也有公立和私立之分。早期公立机构包括8家医院、6家专科中心和16个联合诊所;私立机构包括私立医院13所(规模都不大,床位在25-500张不等)、1900个私人诊所。公立机构提供了80%的住院服务,而私立机构承担了80%的门诊服务。20世纪80年代新加坡政府开始对公立医疗机构进行改革,根据地理位置,将所有公立医疗机构划分为东部集团和西部集团,每个集团均有综合医院、专科中心和联合诊所,这种将综合医院和门诊部的垂直整合,有利于它们之间双向转诊,充分发挥社区医院作用。两大医疗服务集团按照"引入竞争机制、防止独家垄断"的理念依据公司法进行组建,享有经营自主权,包括招聘、薪酬、采购和服务的定价等,换言之,它们就是国有民营的、借鉴企业化运作方式的公司制医院,但不以营利为目的。公司制医疗集团内部设有董事会,董事会聘用执行总裁,总裁下设运营总裁、财务总裁等。目前两个医院集团内部机构之间能够共享患者的综合信息。政府还借鉴国外的经验,向患者提供关于医院费用、定价和临床结果等方面标准化的可比信息,使患者更深入的了解医院①。新加坡的医生与医院是雇佣关系,其从医门槛比较低,没有自己本土的行医资格考试,但想要成主治医师或者主任医师,则必须要进入其培训体制(residency program),新加坡采用了英、美等发达国家的资格考试结果,所以要进入其培训体制,必须要有英国和美国相关专业的资格证书。

4.5 国外模式对我国医改及医院管理的启发

上述四个国家的医保模式及医疗管理体系可以总结如下表所示(表4-1):

表 4-1：国外医保模式及医疗管理体系对比分析

国别	美国	德国	英国	新加坡
医保模式	市场主导型	社会保险型	普惠医疗型	储蓄基金型
主要医保特征	以商业保险为主,以市场化方式由投保人与保险公司通过谈判确定保费和赔付比例。同时在职人员缴纳医保税为退休人员和弱势群体提供医保	以国家强制个人缴纳社会保险费和国家补贴方式为全民提供医保,个人缴费多少与享受医疗服务水平没有关联	以国家财政为主,社会保险基金和个人承担为辅来实现全民普惠性医疗	以国家强制个人缴纳医疗储蓄和国家补贴方式为全民提供医保,个人缴费多少与享受医疗服务水平有直接关联

---

① 张春香. 新加坡公立医院改革及对我国的启示 [J]. 社会科学 2016(1).

续表

国别	美国	德国	英国	新加坡
不同性质医疗机构比重	公立、私立非营利、私立营利性医院分别为21.6%：51%：27.4%。	公立、私立非营利、私立营利性医院各占1/3	公立、私立非营利、私立营利性医院分别为95%：2%：3%	公立医院、改制型公立医院：私立医院分别为69%：16%：15%
医疗转诊体制	私人诊所—医院	社区医院/私人诊所—专科医院	社区医院—区综合医院—区域性专科医院	社区医院/诊所—综合/专科医院
董事会	一般由当地社会名流或者主要捐款人担任董事会成员	根据医院的不同性质，公立医院、私立非营利性医院、私立营利性医院的董事会分别由政府、教会或者投资人控制	医院托拉斯的董事会由政府和社区控制	改制型公立医院为非营利的公司制医院，董事会由政府控制
院长	院长又叫执行长，一般是职业经理人或者资深护士	行政院长一般是职业经理人。临床科室主任拥有较大权力	总经理一般是职业经理人	执行总裁一般是职业经理人
医生与医院关系	医生独立行医，与医院是业务合作关系而非雇佣关系	雇佣关系	雇佣关系	雇佣关系

从上述简要对比分析可以看出，全球四种主要的医保模式各有所长，也各得其所，但在医疗管理上至少有五条成功的经验可给我国的医改及医院管理带来启发：

首先是分级医疗。病人的入口首先是在社区医院或者诊所，为数不多的高等级医院只接受急诊和大病。而我国很多病人，无论大病小病都挤向高等级医院，数据显示：2016年美国排名前四的医院急诊量总和为34.51万[①]，而中国前四的门急诊总和为2000万[②]，可见大量的中国门诊病人涌入原本就

---

① U.S. News & World Report，2016-2017年度美国最佳医院排行榜，20160801发布，前四名分别为梅奥诊所，克利夫兰诊所，麻省总医院，约翰霍普金斯医院。

② 复旦大学医院管理研究所，2017中国最佳医院排行榜，20170112发布，前四名分别为协和医院，华西医院，解放军总医院，瑞金医院。

稀少的高等级医院,导致三甲医院人满为患,社区医院门诊不足,少数民营医院门可罗雀。因此,分级治疗是解决"看病难"问题的根本。好在现在国家已经在推进分级诊疗措施,根据规划,到 2020 年将在全国普及。

其次是医药分家。医生只收诊疗费,病人按处方购药,可以在医院购买也可以外买,付了自费的部分,剩下的由医疗保险机构或者政府与医院或者药店结算,而且处方公开,联网可查。这种方式不仅斩断了药商和医院的利益链条,还防止了过度医疗。反观我国的医院,以药养医,构成利益共同体;医师收回扣,大处方,屡见不鲜,屡禁不止,这是"看病贵"的重要原因之一。现在国家正在改革,实行医药分家,降低药占比,同时将医师的医疗服务价值也纳入医改体系中。

第三是医疗服务定价。无论是美国的基于诊断过程代码(CPT)和相对价值单位(RVU)的参照付费系统(PPS),还是德国的单病种限费,甚至是英国的成本加成法收费,都能科学合理地确定医疗服务价格,不仅能防止"看病贵"问题,还能促进医院运营效率的提升。而我国的收费模式"统一挂号费+检测费+病种手术费+材料费或药价"是否科学合理值得反思。目前北京等地区实行的 DRGs(Diagnosis Related Groups,简称 DRGs,诊断相关组)付费模式正在试点和局部地区推广。

第四是医院管理体制。英国医院的托拉斯模式和新加坡医院的非营利性公司制模式都有异曲同工之妙,都是借鉴现代企业制度下的法人治理和企业化运营模式,法人治理保证医院的大政方针不会因跑偏而背离公益性医疗的本质,而企业化运营可以带来医疗服务的效率和效益提升。我国现在正在推进的公立医院医联体建设,形式上有点类似英国的医院托拉斯,但本质上不同,并没有把有利于提高组织运营效率的企业化方式引进来,不过医联体建设对于建立我国分级医疗体系有重要意义。

最后是职业化的医院管理者。上述国家医院管理者一般是职业经理人,而我国的公立医院的院长基本上都是各类医疗专家,名头越大越响越好,但医疗专家未必是管理专家,医疗专家有限的精力和时间应该放在看病治病上。在这方面，我国民营医疗走在了前面，大多数民营医院都实行总经理负责制，总经理是职业经理人，院长只分管医疗，专业化分工，各司其职，与台湾长庚医院的医管分开殊途同归，是同样的道理。笔者早年曾经撰文指出[①]，职业经理人是市场经济下专业化分工与合作的必然产物，是现代公司制企业委托代理机制的必然结果，中国绝大部分民营医院都是营利性的公司制医院，因此，实行职业经理人制度不仅具有理论上的必然性，也为大多数发达国家医院管理的成功实践所证实。笔者认为，中国公立医院的院长只有走向职业经理人之路，才可能带来医院管理的真正改观，半医半管的院长管理机制不符合组织高效运行的专业化分工与合作机制的内在规律。

---

① 张明.建立职业企业家市场的内在逻辑[J],管理现代化.1996(5):27–29.

杏

林

问

道

第二篇　顶层设计篇

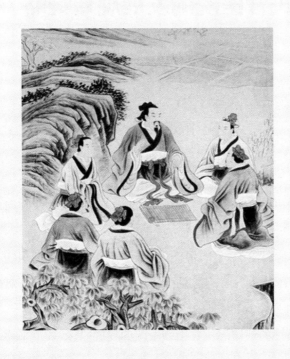

不谋全局者，不足谋一域

不谋一世者，不足谋一时

第5章　民营医院的发展规划策略

　　凡事预则立,不预则废。这个"预"就是规划,发展规划(或者说发展战略、战略规划)是任何一个组织谋划发展不可或缺的纲领,大到一个国家,小到一个诊所,莫不如此。差别在于,不同规模、实力、不同发展阶段的组织,其发展规划的形式和内容有所不同,有的是完整的,有的是概念性的;有的是系统性的,有的是关键要素性的;有的是成文的,有的是隐形的;等等。总之,总是有这样一份纲领性的战略思维在引领医院的发展。从形式上来说,发展规划本身只是一种工具,一旦掌握后就是一份模板而已,而发展规划真正的核心在于其内容,也就是具体策略点。本章将基于民营医院发展规划的逻辑架构模型及其总体大纲,来分别探讨单体性民营医院和集团性民营医院的发展规划侧重点,从而建构民营医院发展规划的制定工具,在讨论完工具后,提出民营医院发展规划中应予重视的具体策略点建议。

5.1 民营医院发展规划的逻辑架构

医院的发展规划,简而言之,就是医院在既有的价值观和经营哲学指导下,基于自有资源和外部环境的考量,制定出阶段性的目标以及实现目标的途径和方法,经过若干阶段的目标达成后,最终实现医院的愿景。发展规划的这种思维逻辑,无论是单体性医院还是集团性医院均是如此。民营医院的跨越式发展,主要表现在战略路径的选择和阶段性目标的安排上。下文将构建民营医院发展规划的逻辑架构以揭示其内在的运作机理,见图 5-1。

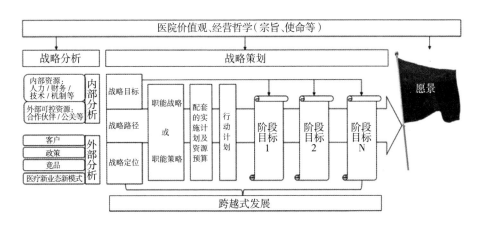

图 5-1:民营医院发展规划的逻辑架构（第一阶段）

图 5-1 是一个比较完整的发展规划逻辑架构,其框架和运作机理下文详述。这种架构适合大型民营医院和医疗行业的新入者,以便在发展的第一阶段就能构建比较科学的、系统的、规范性的规划框架。对于已经在医疗行业经营多年的民营医院来说,由于对医疗行业有一定的认知,并且对阶段性目标已经有了一定的预设,那么战略分析更多的是为了实现阶段性目标而制定一系列策略组合以及配套的资源计划和行动计划,目的是将阶段性目标最终落实到行动计划上,从而实现阶段性目标,那么就有了第二阶段的发展规划框架,参见图 5-2:

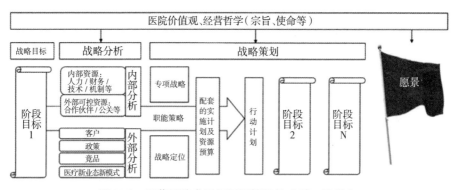

图5-2：民营医院发展规划逻辑架构（第二阶段）

第二阶段发展规划是对第一阶段发展规划的继承和发展，以保证规划的节奏性和连续性，同时也要进行适当的调整，以保证能够与时俱进地适应内外环境的变化。

这里需要注意的是，任何发展规划都是基于已知的资源、信息、知识和工具所进行的谋划，但在瞬息万变的互联网时代，会出现很多随机的、无法预料的变化，因此即使是完整的、系统的规划也应该要保有开放性和应变性的接口，以应对不期而来的机遇和挑战。

5.2 民营医院发展规划的总体大纲

对于民营医院来说，发展规划是医院发展的顶层设计，是发展的总纲领，也是民营医院实施跨越式发展的必备谋略。上文的发展规划逻辑框架已经展示了发展规划所具有的关键要素以及它们之间的内在逻辑，本节将在上述模型的基础上，建构民营医院发展规划的总体大纲。

制订医院发展规划的一般思路为：发展规划总是在医院既定的经营哲学指导下，经过外部环境和内部条件的分析，找出医院的强项和弱项，以及发展的机会和威胁所在，做到知己知彼以后，才能确定医院的战略定位、医院实现愿景所要采取的战略路径以及所要达到的阶段性目标；然后就是为了实现这些阶段性目标所要采取什么样的策略和措施保障，甚至有必要的话还要制定职能性专项战略（如人力资源战略，资本运作战略或者医教研专项规划等）。确定战略目标以及保障策略后，就要制定配套的实施计划以及资源保障预算，以便有相应的资源匹配既定的计划来确保目标的实现。随后就是计划的分解和落地，落实到相应时间和相关职能部门，变成具体的行动计划。在完成这些任务后，还要评估整个规划的各个环节是否存在潜在的风险，以及对待这种风险的应对策略。具体简析如下：

首先是经营哲学。经营哲学是医院的创办者或者实际控制人对于医院的一些原则性、抽象性界定，它包含医院的价值观，使命，愿景和经营宗旨等。价值观彰显医院的价值取向，使命是指医院的职责担当所在，愿景是指医院未来发展的愿望或者理想，宗旨是指医院发展过程中必须遵循的基本原则和理念。根据医院的规模以及管理层的意愿，经营哲学可以是成文的，也可以是隐性的，可以是完整的，也可以是要素性的。总之，经营哲学是医院文化的根基，是做成一家百年老店的文化底蕴，也是一家医院的格局和情怀所在。（具体参见后文的《民营医院的文化建设策略》）

其次是环境分析。只有通过深入分析，掌握外部环境和自身的资源状况，才能做到知己知彼而百战不殆，才能确定医院的战略定位、战略路径和战略目标。医院的外部环境分析主要包括三个方面：国家产业政策和相关法律分析；市场需求分析（宏观：经济及消费能力分析、消费文化及消费习惯分析等；微观：医疗项目需求分析，客户分析等）；行业供给分析（行业总体分析、主要竞争者分析、医疗新业态＜比如互联网医疗＞或者新模式＜比如电商平台＞分析）等。然后是内部资源分析，主要包括两个方面的资源：自身拥有的内部资源包括医疗资源，客服资源，人力资源，财务资源、营销资源以及各种可能的运作机制等；外部可控资源包括可资利用的各种合作伙伴资源、公关资源甚至政府资源等。在内外环境分析的基础上，进行SWOT总结，认清自身的强项和弱项，以及发展的机会和威胁所在。

第三是战略定位、战略路径及阶段性发展目标。通过上述分析后确定自身的战略定位、战略路径及发展的阶段性目标。战略定位包括医院总体功能定位，品牌定位，市场定位（区域定位，客群定位，竞争定位），核心业务定位(区域定位,客群定位,竞争定位),核心能力定位等。战略路径是指实现医院愿景(或者重大战略性节点目标)所要采用的战略性举措,比如通过合纵连横,收购兼并,医院上市,资本运作,海外发展等等重大战略性措施才能实现医院的理想或者重大战略目标,这样的举措就是战略路径。通过对医院愿景的分解与战略路径的设计,就能明确医院分几个阶段才能到达战略路径的节点直至医院的愿景所在,有无跨越式发展的可能,跨越式发展可能发生在哪个阶段,其关键环节所在等等,据此确定阶段性发展的目标。医院的阶段性目标从时间上看,可以是 2 年目标、3 年目标或者 5 年目标;从指标上看,可以包括客户服务目标、经济目标、市场目标、品牌目标、连锁发展目标、核心能力目标等等,总之医院的目标就是要基于上述内外环境的分析,根据战略路径的节奏需要来设定,做到步步为营,最终实现医院的愿景。

第四是实现目标所要配套的策略或者举措,这类策略的设计就是围绕实现阶段性目标来考量,一般包括业务类策略举措(如医疗质量和医疗安全策略、医疗核心技术发展策略,医教研融合发展策略,学科规划与学科建设策略,业务组合与发展策略,新项目发展策略等),职能类策略举措(如医疗管理策略,客服管理策略,运营管理策略,营销管理策略,品牌管理策略,连锁拓展策略,人力资源策略,财务策略等),专项策略举措(根据需要设置,比如医院信息化建设策略等)。这类策略和举措既要能覆盖上述的目标范围,保障上述目标的实现,也要有相应的时间节点予以配套。

第五是实施计划及资源预算。上述目标和策略明确后,就可以编制实施计划以及配套的资源预算。实施计划是对上述目标在时间和空间上的进一步分解,落实到具体的时间、空间(科室或者项目)上;资源预算是保障实施计划在人、财、物、机制等各类资源的占用,以及其在时间和空间上的分配和调度。通过资源预算可知,为了实现上述计划,哪些资源存在冗余或者不足,就得提前做好准备或者做到心中有数,在合适的时间加以弥补或者调剂。

第六是行动计划。如果说上述分析、目标、策略、计划及预算均是纸上谈兵的话,那么行动计划就是最终落实到组织结构各个单元上的落地计划,将上述计划和资源配套真正落实到医院的各级组织上,各个业务部门和职能管理部门在上述计划的指导下,编制本部门的具体行动计划,具体行动计划必须具有操作性,必须要明确在何时通过何种措施达成何种目标,需要何种资源,如何进行跟踪、监督和纠偏等。另外,根据需要还可以编制单项行动计划。

最后是风险分析及应对策略。在编制规划过程中对于实现战略定位、战略路径和战略目标的关键保障因素虽然给予足够的考虑,但随着环境和条件的意外变化,这些关键保障因素万一发生重大变化,我们就必须要有足够的风险防范预案,以保证战略目标的顺利实现。因此,风险评估及应对措施也是发展规划不可或缺的一环。

上文对民营医院发展规划的基本框架进行了简析,当然规划的编制过程是个群策群力的过程,是个上下反复讨论的过程,是个最终达成妥协和共识的过程。同时,发展规划在实施过程中,也要根据环境和条件的变化进行动态的、与时俱进的调整与维护,以保持规划的有效性和权威性。

5.3 单体性医院发展规划侧重点及策略建议

5.3.1 规划侧重点

上文解构了民营医院发展规划的总体大纲,由于单体性医院与集团性医院的发展规划侧重点不同,因此,本节及下节将分别对单体性民营医院及集团性民营医院的发展规划在不同阶段或者不同使命下的规划侧重点进行提取和分析,以分清轻重缓急,做到突出重点而有效配置资源,保障目标达成。

对于单体性民营医院来说,开创初期,求生存是第一要务,快速提升营业收入,占领市场份额,可能比盈利更为重要;而在成熟期,标准化建设和品牌管理可能尤为突出。因此,在民营医院发展的不同阶段,其发展规划的策略重点也是不同的。我们可以从医院生命周期的不同阶段来分别进行谋划。医院生命周期一般包括初创期、发展期、成熟期、更生期(飞跃/衰退),

其发展规划的侧重点如下,参见表5-1:

表5-1:民营医院生命周期各阶段发展规划的侧重点

生命周期	发展规划 侧重点	简要说明
初创期	业务规划	依据市场需求和自身实力状况确定数个重点发展的项目,如果资源有限,切忌贪大求全。可以参考后文的《民营医院的业务发展策略》《民营医院的经营管理策略》。
	医师团队建设	医疗服务是医院的核心价值所在,也是客户的核心价值所在,如何组建具有竞争力的医师队伍,参见后文的《民营医院战略性人力资源管理策略》。
	营销策略	营销策略是初创期民营医院求生存、谋发展的必备策略,根据业务属性确定合适的媒介组合和推广策略,详见后文的《民营医院的营销再造策略》《民营医院的活动营销策略》《民营医院的网络营销策略》《民营医院的大数据营销策略》。
发展期	运营能力建设	运营管理能力,咨询销售能力是发展期能力建设的关键,如何构筑这种关键能力,详见后文的《民营医院的运营管理策略》。
	客服能力建设	客服能力建设是发展期能力建设的核心,医疗服务水平(参见后文的《民营医院的医疗管理策略》《民营医院的业务发展策略》《民营医院的医教研融合发展策略》)、诊前、诊中、诊后的客户体验是客户满意度的重点所在,如何构筑这种核心能力,详见后文的《民营医院的客户服务策略》《民营医院的服务质量管控策略》。
	医教研能力建设	医教研能力是医院长期可持续发展的基础,也是未来连锁发展的支撑。在民营医院的发展期,就必须要构筑医教研的基础,如何进行医教研能力建设,详见后文的《民营医院的医教研融合发展策略》《民营医院的业务发展策略》。
	团队建设	在医院的发展期,除了注重医疗团队的建设外,也要开始注重运营团队、客服团队、营销团队以及后台支持性团队建设,相关内容参见《民营医院创新性人力资源管理策略》。
成熟期	标准化建设	标准化、体系化建设既是医院核心竞争力之一,也是未来跨越式连锁发展的保障工具。成熟期的医院必须要予以构建,如何进行标准化、体系化建设,参见后文的《民营医院的国际认证策略》。
	品牌建设	品牌建设是成熟期医院的必然要求,也是连锁发展或者品牌经营的基础和前提,更是一家医院具有市场影响力的标志。如何进行品牌建设,详见后文的《民营医院的品牌建设策略》。
	医院文化建设	医院文化建设是医院基业长青的文化保障,也是一家医院具有"人格"魅力的基础,未来医院的竞争将是基于核心医疗技术基础上的文化竞争。医院文化如何建设,参见后文的《民营医院的文化建设策略》。

续表

生命周期	发展规划侧重点	简要说明
更生期	跨越式发展	连锁发展，集团化医院建设，医院上市或者资本运作，相关内容参考后文的《民营医院的组织管理策略》《民营医院的资本运作策略》。
	衰退重组	业务重组，管理重构，品牌重塑，资本运作等。相关内容参考后文的《民营医院的组织管理策略》《民营医院的品牌建设策略》《民营医院的业务发展策略》《民营医院的经营管理策略》《民营医院的融资策略》《民营医院的资本运作策略》等。

5.3.2 若干策略建议

考虑到我国民营医院中，三级医院只占1%，二三级医院合计只占10%，而一级医院和未定级医院占有近90%；民营综合性医院占六成，而专科医院只接近三成；同时业务量偏低，不足公立医院的两成。基于民营医疗行业这样的基本面状况，笔者建议，不同医院在发展规划的设计中，可以根据自身情况，注意把握以下策略或者机会点：

（1）当前国家对于民营医院的政策基调是：鼓励发展全科医疗服务，加快发展专业化服务（在眼科、骨科、口腔、妇产、儿科、肿瘤、精神、医疗美容等专科以及康复、护理、体检等领域），全面发展中医药服务，有序发展前沿医疗服务，积极发展个性化就医服务；同时允许公立医院根据规划和需求，与社会力量合作举办新的非营利性医疗机构；鼓励公立医院与社会办医疗机构在人才、管理、服务、技术、品牌等方面建立协议合作关系，支持社会力量办好多层次多样化医疗服务〔详见国务院办公厅2017年5月发布的《关于支持社会力量提供多层次多样化医疗服务的意见》（国办发〔2017〕44号）〕。这些都是民营医院跨越式发展的机会所在。所以，民营医院要注重研究国家医疗产业政策，善于把握政策性机会。

（2）充分重视日益兴起的医生集团，现在不少地方都有不同专业、不同组织类型的医生团，而医师资源是制约民营医院发展的最大瓶颈，因此与医师团或者自由执业的医师合作是解决民营医院优质医师资源短缺的可行路径。

（3）基层民营医院一定要有一个或数个特色专科或者一技之长,同时,进保（医保）是维持生存和引流的重要手段。

（4）二三级专科医院一定要秉持专业化路线,与公立医院相比,错位竞争才能形成比较优势,构建若干个具有技术优势和服务优势的亚专科;有条件的民营医院可以从事高端特色专科,以满足中产以上的客群需求,可以设置中高端自费项目,服务中高端人群。因为医保只能维持医院基本的生存,非营利性民营医院可以从事基础社保人群;而要谋取更好的发展,开发具有一定技术优势的自费项目,服务好客户的升级需求是潜在的跨越式发展的机会。

（5）当前,大型综合型三甲医院不是仅有资金就能做得起来的,至少要同时具备医院经营管理实力和资金实力才可能成功,所以一般民营医疗资本不要轻易尝试三甲综合性医院,走细分市场的专业化路线反而更容易成功,从事特色医疗和专科医疗,聚焦细分市场做精做透,同样具有广阔的发展空间,这也是国外医疗行业的成功经验。

（6）在相当长的一段时间内,民营医院的整体医疗水平无法与公立医院相比,因此,在发展医教研打造核心竞争力的同时,注重附加值服务和差异化医疗服务,以错位竞争,来满足客户多元化、升级化的服务需求。

（7）互联网医疗及移动医疗刚刚起步不久,还在快速发展中,而且线上线下双线融合发展的趋势明显,从春雨医生可见一斑。未来,在线医疗以其便利性、迅捷性,将会有巨大的市场潜力,民营医院具有线下优势,而线上业务开展（网络医院）只有极少数民营医院在探索中,因此重视线上业务的拓展有可能会带来跨越式发展的机会。

（8）民营医院要充分重视电商平台以及其他线上销售渠道的分销功能,网络化生存时代,在线购物已是消费者的购物习惯,未来线上线下的O2O服务模式所带来的业务量将会大大超过单纯线下的业务量,这是网络化生存的规律,大势所趋,也是民营医院跨越式发展的机遇所在。

（9）关于民营医院在资本市场上市的问题,上市不仅能获得融资造血功能,也是品牌推广的最佳方式。上市有两种基本方式,一是首发上市(IPO),另一种是借壳上市。能像爱尔眼科一样在客源地 IPO 上市,是民营医院的梦想和首选。但爱尔眼科上市后,至今 8 年来没有一家民营医院能在国内资本市场上首发上市,说明管理层的慎重态度。慈铭体检都已经过会,但还是倒在上市的前夜,可见上市之难。可以预见,未来若干年(至少 5 年),从事基础医疗的民营医院有可能在国内首发上市(如在香港主板已经上市的康宁医院,2017 年准备在大陆增发 A 股),但从事增值型医疗服务的民营医院在国内资本市场上 IPO 是小概率事件。这类民营医院如果想首发上市,可以去海外,首选是香港主板(不建议香港创业板),然后是美国纳斯达克市场或者纽约交易所,不建议去全球其他资本市场,因为要么市盈率低,要么流动性差,要么门槛高,要么退市风险大等。如果一定要在国内上市,首发上市困难重重,借壳上市倒是有一定可能性,比如美年健康借壳江苏三友(002044,SZ)上市成功,但目前资本市场壳资源紧俏,而且要价高,美年健康的借壳代价是 4.86 亿,早前一两个亿,甚至几千万(通策医疗用 4700 万获得 ST 中燕的壳资源)就能买壳的时代已经不复存在。具体策略参见后文的《民营医院的资本运作策略》。

5.4 集团性医院发展规划侧重点及策略建议

5.4.1 规划侧重点

集团性医院已经不是一家医院,而是多家医院基于产权纽带、投资管理纽带的集合体。如果说医院服务的对象是客户(病人),那么集团的服务对象却是医院,包括对医院的管理和支持以及对新院的投资,因此两者成功的关键要素不同,它们的发展规划侧重点存在明显区别。但无论是单体性医院还是医院集团,它们最终服务的对象都是客户,客户是他们的衣食父母,因此这两者规划的内容具有相当的关联性,这种关联性体现在战略规划上,就是集团的战略规划是单家医院发展规划的依据和指导,医院发展规划必须服从于集团的战略规划。相比于单体医院的发展规划,医院集团的发展规划侧重点

主要体现在增量投资、存量管理和集团整体规划这三个方面,下文分述:

首先,新院的投资兴办是集团总部的基础功能之一,因此集团的发展规划在增量投资上的功能需要注意以下关键要素,参见表5-2:

表5-2：集团性医院发展规划增量投资功能的关键要素

关键要素点	简要说明
连锁模式设计	对于连锁性集团来说,连锁模式有平行模式、分级模式和混合模式,不同的连锁模式对集团总部的管控和支持有着不同的要求,详见下文。
区域网点布局	根据集团发展目标,在一定时间、一定区域内开设不同类型、不同数量、不同等级的医院规划。
新院筹建	主要包含选址策略,基建工程计划,装修装潢计划,人员配备计划,设备设施仪器工具的采购、安装计划,最近半年或者一年的运营计划和开业计划等。

其次,对于既有医院的支持和管控是集团的功能之二,这是规划的重点,因为新院一旦开业,不久后(一般一年左右)就会纳入到存量资产的管理中,因此,集团的发展规划在存量管理上的功能需要注意以下关键要素,参见表5-3:

表5-3：集团性医院发展规划存量管理功能的关键要素

关键要素	简要说明
医教研发展规划	医教研发展规划是医院集团主业发展的基础,也是下属医院业务、技术、医疗人才、学科建设的有力保障和支持。医教研总体发展目标、集团医教研资源的共享机制、集团总部与下属医院在医教研能力建设上的分工与合作、集团内不同等级医院的医教研定位、下属医院医教研如何相互支持配合等,都是总部医教研规划中应该考虑的事项。
组织发展	该规划涉及三个重要因素：首先是集团的组织层级,是总部—医院,还是总部—地区总部—医院;其次是总部管理层的集分权意愿,偏向于集权管理,还是偏向于分权管理;其三是各级管理层的管理能力。如果是连锁性集团,那么连锁模式对于组织运行的机制有重大影响。相关内容可以参见后文的《民营医院的组织管理策略》。
战略性人力资源规划	这里的战略性人力资源是指医院的骨干医师,医院的高管,总部中层以上经理以及集团内少数优秀员工。对这部分最宝贵的人力资源,需要有特别的人力资源规划。相关内容可以参见后文的《民营医院战略性人力资源管理策略》。

最后,集团整体的发展谋划是集团发展规划的落脚点,也是整个集团发展的指针,除了上述增量和存量两个侧重点及其包含的关键要素外,还包括集团总部功能所具有的如下四个关键要素,参见表5-4:

表5-4:集团性医院发展规划总部功能的关键要素

关键要素	简要说明
品牌规划	医院集团是采用单一品牌策略,还是品牌家族策略,取决于集团内各家医院的业务性质、连锁性质、品牌历史、品牌的强势程度以及未来资本市场的运作策略等。参见后文的《民营医院的品牌建设策略》。
资本规划	在企业家进取心的驱动下,医院集团的发展对于资金总是存在渴求,老店需要升级,新店需要投资,大量资金仅靠自我积累,自我发展的速度太慢,且早已过时,不符合现代企业发展模式,而低成本融资和资本合作是现代企业最基本的资金运作手段。同时,业外各路资本都在跑步进场,因此,选择合适的资本来共同发展,是资本规划需要解决的问题。参见《民营医院的融资策略》《民营医院的资本运作策略》。
研发功能	把握战略性机会是集团总部的重要职责,因此研发功能不可或缺,研发力量是集团的智囊,也是业外集团公司的标配功能。研究潜在机会、评估现实机会,预判未来机会是研发功能的关键要素。除了与时俱进地研究和把握中国医疗市场的供需状况、国内外医疗产业的最新发展以及国家政策的现实和走向,还要注重相关行业的研究,以研判相关行业的发展变化对医疗产业的影响,以及其本身存在的机会,为集团的多元化发展做好参谋。
战略联盟	战略联盟是企业集团所必须要构筑的朋友圈,对于集团的可持续发展具有重要意义,也是大型企业成功的关键要素。这些重要的合作伙伴包括但不限于医用产品或医疗设备的供货商,医学院校和医学科研机构,医院所在区域的三甲医院,各类集团客户,各类有影响力的传媒,各类渠道商,各类产业基金或者投资资本等。

5.4.2 若干策略建议

中国民营医疗集团数量不多,主要集中在早期民营医院中,经过近40年的发展,已经完成资本的原始积累,实力相对雄厚,比如莆系上海华衡投资集团所属的三甲综合性国际医院在嘉兴开业已近十年,且已经进入盈利期,其第二家三甲综合医院也在筹建中。可见民营医疗集团无论在医师资源、医疗管理、医院经营以及资本规模上都具有了一定的基础,可以在新的时代背景下,与时俱进地开展一些引领行业发展的医疗服务创新模式,因

此,针对当前医疗行业的发展趋势以及中国民营医疗的既有基础,笔者有如下建议:

（1）如果说单体性医院注重业务发展,而医院集团则要注重面向未来,善于把握国家政策所带来的大机会。当前国家鼓励社会资本发展全科诊所,鼓励民办全科诊所提供个性化签约服务,构建诊所、医院、商业保险机构深度合作关系,打造医疗联合体;鼓励投资者建立品牌化专科医疗集团、举办有专科优势的大型综合医院;推动发展多业态融合服务（医疗与养老、医疗与旅游、医疗与互联网、医疗与体育等业态融合）等等。民营医疗集团要注意研究国家产业政策,不仅是医疗产业政策,也要注意相关领域的政策研究,为集团相关多元化或者多元化发展把握政策大机遇,实现跨越式发展。

（2）集团性医院除了发挥好传统的规模优势,如统一谈判,集中采购,连锁品牌的推广等等外,还可以将这一规模优势应用到互联网医疗上,如在线医院平台的合作、电商平台的合作、互联网上各类媒介的直销和推广合作等,集团谈判比单体性医院谈判更有优势。

（3）利用集团优势与各类医师集团或者自由执业医师合作,比起单体医院的医师团合作,医院集团更有优势,更有可能签约到名家名医,以缓解民营医疗医师短缺之急。

（4）国家产业政策鼓励各类机构投资兴建区域性医学检验中心、病理诊断中心、医学影像中心、消毒供应中心、血液净化中心、安宁疗护中心等专业机构,这是美、德等西方发达国家通行的医疗社会化专业服务模式,而我国才刚刚兴起,已经有先行者在探索。根据发达国家的成功经验,这个市场机会巨大。

（5）凯撒模式的参考。20世纪30年代由Kaiser（凯撒）等医师创新的医疗服务模式:与各大企业、工会合作,实行会员制,预收年费,会员生病后可以免费就医。由于医院的收入是每年预付且固定的,会员越健康医院支出越低,医生、医院和患者的利益高度吻合。为了减少会员生病,凯撒强调预防为主,注重会员的健康管理,并在常见病、多发病控制上大量投入,取得极佳投产比。凯撒集团由于自负盈亏，必须要讲究效率，使得其成本低于营利性医院，而且会员年费比其其他保险年费来得更低，因此得到快速发展，目前是美国最大的连锁非营利性医疗组织。中国民营医院在本国国情下，能否与相关机构合作来探索这种多方共赢的医疗服务新模式，值得思考。这种模式一旦推广，将在很大程度上解决中国"看病难""看病贵"问题。中国互联网医疗集团微医集团已经开始了探索之旅，值得其他民营医院，特别是集团性民营医院深思。

（6）责任医疗组织（ACO）是美国近些年来兴起的创新医疗服务模式。ACO 将医院、专科医生、家庭医生、康复医生等连接起来，改善现有医生和医疗组织之间各自为战、碎片式的诊疗模式，通过多方合作，协调医疗服务，达到提高医疗质量和群体健康的目的。截止到 2015 年第一季度，全美"责任医疗组织"的数量已经到达 744 个，覆盖 2350 万人口。截止到 2015 年第一季度，共有 132 个医疗保险提供商提供"责任医疗组织"保险合同。我国虽然不存在医生与医疗机构分立的问题，但也存在类似的各类康复机构、保健院、卫生防疫机构、医疗机构等各自为战的碎片化问题。在中国医改大背景下，整合医疗资源，更好地服务于老百姓健康，ACO 模式提供了一种有意义的参考，国内民营医疗机构已有先行者在探索这种模式在中国的可行性，比如上述微医集团的"微医 ACO"就是一例。这对志向远大的民营医院来说也是一个很好的整合医疗资源的机会，如何把握这样的机会，如何参与，切入点在哪里，值得思考。

（7）最后，对于集团性民营医院来说，其对行业和市场的影响力显然大于一家单体性医院，基于集团的实力和品牌，应该担负起引领行业发展、塑造行业形象的重任。民营医院在早期的发展过程中，与所有其他民营经济体一样，基于当时国家经济、社会的转轨，政策的模糊性、法律的滞后性和消费者的不成熟等因素，或许存在这样那样所谓的"原罪"问题，这是中国特色社会主义道路探索过程中，"摸着石头过河"时难以避免的现象，不仅是民营医疗行业，其他行业也大都存在，只不过由于医疗行业的敏感性和刚需性，使得社会的关注度较高而已。但现在中国经济、社会、法制以及市场需求都发生了历史性的变迁，大多数早期的民营医院也成长起来，成为现代化的医院集团，这时候不仅要实现发展模式的转轨，更要勇于履行企业的社会责任。笔者在十二年前就曾撰文指出入世（WTO）后中国企业在发展过程中必须要更加注重履行社会责任[①]。由于中国医疗行业的滞后性，现在恰恰是民营医疗行业大力倡导社会责任的时候。重塑民营医疗行业的形象，重建老百姓对于民营医疗的信任和信心，作为行业的领头羊，民营医疗集团责无旁贷，这对于整个民营医疗行业的可持续发展、跨越式发展都有重大意义。很多民营医院想在国内资本市场上市，但以现在民营医疗行业的社会地位及社会形象，个别上市有可能，但批量上市，必须有赖于民众信任和信心的重建，在当前中国梦、强国梦建设的大环境下，不是财务指标达标就能上市的问题。因此行业形象的提升，除了医疗品质的基本面提升外，还要注重主动性、自愿性的社会责任建设问题。比如2008年汶川大地震，举国悲伤之时，"王老吉"一亿元善举不仅使得"王老吉"的品牌一举深入人心，如日中天，更是树立行业领导者勇于担当的社会形象，是多少广告费用都难以换来的英明之举，这对王老吉后来的发展具有深远的影响。试想如果当时不是王老吉，而是某个民营医疗集团的善举，那对改善和提升整个民营医疗行业的社会形象和社会地位该有多大的促进！这样的机会不常有，但只要公益之心常在，何愁没有机会，积跬步以至千里，行千里始自足下。提升民营医疗行业的社会形象，是所有民营医院的担当所在，行业的领导者、行业协会更要发挥领头羊的作用，这是当前阶段中国民营医疗行业最大的战略问题。

---

① 张明，苏勇. 入世后中国企业社会责任问题初探[J]. 经济纵横 2005.（12上）:3-6.

第6章 民营医院的组织管理策略

组织体系是民营医院实现发展规划的抓手和平台,中国民营医院是在市场竞争中求生存、谋发展打拼过来的,经过残酷的市场竞争的洗礼,因而其组织效率、组织的便捷性和适应性远比公立医院来得高,但由于中国医疗改革的滞后,相对于外界成熟行业,民营医院组织管理的科学性、规范性、有效性尚待提高。因此借鉴成熟行业、成熟企业的高效的组织管理模式是民营医院实现跨越式发展的必由之路。组织管理的内容很广,包括组织设计、组织管控、组织运营、组织绩效、组织激励、组织文化等,限于篇幅,本文主要分析民营医院组织管理的两项最重要功能,即组织设计和组织管控,而将组织管理的其他内容分解到后文的相关章节中。由于单体性医院和集团性医院的组织架构迥然不同,本文将分别加以解析。

6.1 单体性医院的组织设计策略

什么叫组织？组织是一个具有共同目标,并且愿意通过彼此合作来实现目标的群体。很显然,这其中包括组织的三要素:一个群体,共同目标,合作机制,这三个要素缺一不可。不同的群体在实现各自目标过程中会采用不同的合作机制,从而形成不同的组织形态。组织形态有两种基本类型,即常态性组织和非常态性组织。常态性组织一般有三种基本形态,即一元形态(Unitary form,U 型),多分支形态(Multidivisional form,M 型,或者译成事业部形态)和控股形态(Holding form,H 型)。其中 U 型形态的组织按其结构形式又分为直线制结构(L- structure)、职能制结构(F- structure)和直线职能制结构(L-F structure)。常态性组织一般比较稳定,相对固化,是一种主流的组织类型。非常态性的组织是为了完成一项特定任务而采用的一种临时性组织,这种临时性组织的形态取决于任务的性质,形式可以多种多样,其中包含矩阵式形态(Matrix form)。当任务或者项目结束时,这种非常态的临时性组织会解散,小到一家医院的会诊,大到国家举办奥运会,莫不如此。非常态性组织由于目标明确、资源聚焦和组织高效而得到广泛运用。常态性组织在日常的运营中往往会成立各种非常态性组织来解决临时性、突发性或者攻关性项目,两者组织形态可以有机结合。组织的这种进化是生产力发展的结果,不同的业务性质、业务规模以及管理层的授权意愿会产生不同的组织形态。这些就是组织形式的基本原理。

一般来说,现代企业的组织设计主要依据两个基本变量:一是外在的产业属性,二是内在的企业战略。首先产业属性决定产品(或服务)采取什么样的基本流程和分工合作机制来进行生产(或提供),组织设计必须要基于所在产业的基本流程;其次不同属性的产业有着其本身特色的关键成功要素,组织设计必要能体现其关键成功要素。这两个因素决定了一个企业的基本组织形态,这与行业属性有关,与企业无关;最后企业战略决定每家企业为了实现其战略目标,在上述产业属性所决定的基础组织框架上加载适合本企业特质的组织单元,从而形成具有本企业特色的完整的组织架构,这就是组织设计的基本原理。

那么现代医院组织应该采取哪种基本组织形式呢?这就得从组织设计的基本原理来分析,根据医疗行业的产业属性,一家医院为客户提供医疗服务的基本服务流程如图 6-1 所示:

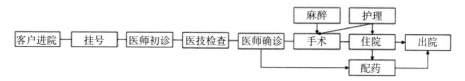

图 6-1:医院医疗服务的基本服务流程

图 6-1 是医院为客户提供医疗服务的基本服务流程,每家医院大同小异。再看医疗行业的关键成功要素,医疗质量、医疗安全是客户的核心价值所在,因此医疗管理是该行业的关键成功要素。而对于民营医疗行业来说,关键要素还不止如此,优秀的医师资源(核心价值提供者)、客户服务(附加值提供者)也是关键成功要素。对于营利性民营医院来说,还要增加一个关键要素,就是市场营销。基于上述假设,公司制的民营医院其基本服务流程应该如下:

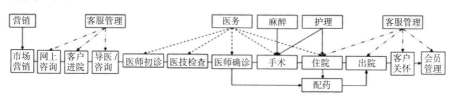

图 6-2:民营医院医疗服务的基本服务流程

图 6-2 是一家典型的公司制民营医院为客户提供医疗服务的基本服务流程,从市场营销招徕客户开始,客户网上咨询,然后进院现场咨询,医师诊疗直至出院的客户关怀及会员管理,医、技、药、护提供客户的核心价值服务,客服部门提供客户附加值服务,各职能管理部门各司其职:客服管理部门进行附加值服务的质量管控,医务部门监管医疗质量、医疗安全,护理部门提供护理服务、护理质量和院感控制。各业务部门(内科、

外科等)直属于医院管理层,属于直线管理;同时各职能管理部门作为管理层的专业助手,代表管理层对业务部门进行专业服务和专业管理,属于管理层的职能管理。因此,直线与职能相互分工和合作,形成直线职能式组织结构。

事实上,直线职能制是大多数单体性企业最基本的组织范式,这是由组织理论的分工和合作机制的基本属性所决定,即使是现代最新兴的互联网企业也是如此。事业部制(包括模拟事业部制)和矩阵式组织是在此基础上,随着业务的进一步多元化和复杂化所产生的高级组织形态,比如最高级组织形态——控股型组织,其总部也是直线职能制,总部各职能部门代表管理层行使职能管理或者支持功能,管理层直线下辖各事业部(非法人)或者各事业单元(SBU,法人);而医院的矩阵式组织是在技术复杂、需要多部门协同攻关时才会产生,比如医院对患者进行会诊时所产生的临时性组织就是典型的矩阵式组织,由院内外相关专家以及医技人员、护理人员等组成临时性的会诊小组来完成既定病例的研讨和诊断,会诊结束后,小组解散,不会固化成一个稳定的组织。一般来说,矩阵式组织内的成员既要接受临时组织的管理,也要接受派出部门的管理,会有双头甚至多头领导,权责不清,而且有时候让员工无所适从,存在机会主义空间。所以矩阵式组织一般作为临时性组织,不宜固化。

单体性医院的组织设计的最后一步就是根据医院的发展战略,在上述基础服务流程所形成的基本组织形式上加载适合本医院特质的组织单元,从而形成具有本医院特色的完整的组织架构。比如有的民营医院为了控制成本或者有效激励,设置模拟事业部式组织,将各大病区或者病种,设置成事业中心,独立核算来进行考核奖惩;有的民营医院将核心业务科室设置成矩阵式组织来加强现场服务的质量监控和流程管理,等等,都是可贵的探索。

在民营医院组织设计中,后台的人事、行政、后勤、财务甚至党团等组织功能与公立医院大同小异,即使在不同的民营医院中也差别不大(当然这其中的医师招聘功能是民营医院有别于公立医院的地方,民营医院对于名医的引进往往不是人力资源部就能完成的工作,更多的是医院管理层的任务,这是由于当前民营医院的人力资源部门的能力不足所致,这部分内容将在后文《民营医院战略性人力资源管理策略》中详述)。民营医院组织设计差异最大的地方主要集中在前台职能部门,前台的运营功能、客服功能和营销功能对于民营医院来说是三个极为重要的职能模块,而公立医院几乎没有,下面分别给予简析:

运营管理功能,台湾经营之神王永庆做出了成功的探索,他将企业化的组织管理方式引进长庚医疗体系,形成了长庚医院以运营管理与医疗管理双主轴的组织运作模式,其实质就是将非医疗事务剥离出来让专业运营岗位承担,节省医务人员的时间和精力,让医生专注于主业;同时,医院的经营管理用企业化的方式来高效运营,这样双主轴都实现了专业化运转。现在国内不仅民营医院甚至有些公立医院也都加以借鉴(比如华西医院)。因此民营医院可以借鉴台湾长庚医院的经验,结合自己的实际情况,进行优化和创新。运营管理的主要功能包括空间规划管理,流程管理,产品管理,价格管理,经营计划及绩效管理,设备及资材管理,业务科室内部的科室行政事务管理、科室成本管理等,至于运营经理是属于运营管理部外派,还是直接属于各个业务科室,民营医院可以根据自身的管理流程、人才储备、管理习惯等情况加以选择。

客户服务功能是为了向客户提供优质高效服务,增加客户体验感的功能设置。莆系医疗吴建伟创建的"咨询师模式"是对客户服务功能的一次重要创新,该模式将医师解放出来,从而带来医美行业的组织创新,与长庚医院的运营管理模式有异曲同工之妙,这一创新也被应用在不少其他民营专科医院中。本文的客户服务功能予以借鉴,因此,客户服务功能主要包括导医服务,咨询服务(网络咨询,电话咨询,现场咨询等),会员服务,安保服务,餐饮服务,服务质量监督(该项功能既可以放在客服部门,也可以放在运营管理部门,以错位监督)等。民营医院根据自身情况,可以设置相应部门,或者将相关功能归属到其他部门,但客服部门有权参与考核,比如餐饮功能、安保功能一般都在行政后勤部门,但在考核这两项功能时,客服部应有一定的考核权重。

营销功能是民营医院几乎必备的功能,对于营利性民营医院来说,没有营销功能是无法想象的。随着互联网、智能移动终端以及大数据技术的发展,营销功能已经大大突破传统营销的概念,因此民营医院要根据自身业务的特征和掌握的资源状况来设置营销部门的功能,有条件的民营医院也可以进一步细分设置,比如营销策划部,网络营销部,电子商务部,新媒体营销部、渠道合作部等等(此部分内容参见后文的《民营医院的营销管理篇》)。

至于业务部门、医技部门的设置则是根据民营医院自身开展的具体项目来设置,业务管理部门的设置基本上与公立医院大同小异,医务部、护理部是标配,小一点的医院直接设立医疗部涵盖两项功能,将护士的编制直接编入各个业务科室;另外,一些大型的民营医院可以设立医保部或者医保运作专员岗位。

通过上述设置,民营医院就会构建既符合医疗产业属性,也符合自身特色的组织架构。下文列示某台资医院的组织架构,供参考。

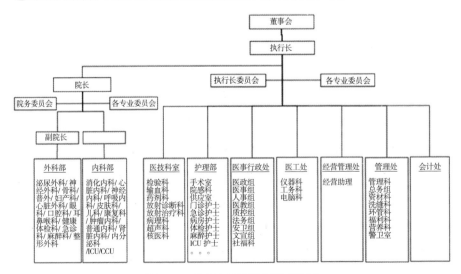

图 6-3:某台资医院的组织架构图

图 6-3 为某台资医院的组织架构图,可以清楚地看出该医院直线职能制的组织特征,该院实行董事会领导下的执行长负责制,执行长分管各职能管理部门,包括前台涉医的职能管理部门和后台支持性的职能管理部门,院长分管各业务部门,并向执行长负责,由此形成完整的直线职能制架构。该台资医院有运营管理部门,但无营销部门和客服部门。

6.2 单体性医院的组织管控策略

单体性医院的组织管控一般包括两块:一是通过组织的逐级授权来实现管控,这是最主要的组织管控方式,二是对敏感性或关键性岗位采用特殊的员工配置来实现管控,这是补充性的管控方式,在民营医疗行业尚不成熟的情况下,这种补充性管控有其必要性。

6.2.1 组织授权

现在民营医院有两种类型,一种是非营利医院,是根据国家《民办非企业单位登记管理暂行条例》设立,在民政部门登记,这类医院一般设立理事会,实行理事会领导下的院长负责制;另一种就是营利性医院,是根据国家《公司法》设立,在工商部门登记,这类医院设立董事会,实行董事会领导下的总经理负责制。两者形式上不一样,但在授权管理上没有本质区别,首先是法人治理结构内的授权,然后是总经理或院长的逐级授权。

在法人治理结构内的授权,民营医院的投资者在没有外来资本参与的情况下,一般都是亲亲朋好友共同投资,投资人(或其代理人)也都基本进入董事会(或者理事会),因此股东会名义上可能存在,实际上为董事会(或理事会)所代替,因而也就基本上不存在股东会(或投资人)对董事会(或理事会)的授权,董事会(理事会)对董事长(理事长)的授权也不多见,一般都是董事长(理事长)全权代表董事会(理事会),在家族企业里更是如此。主要的授权在于董事会(或理事会)对于总经理(或者院长)的授权,这种授权一般都是经过协商达成书面协议或者口头协议(家族人担任总经理或者院长的情况下,一般都是非正式的口头协议)。这类的授权项目一般主要包括财权额度特别是投资权,和重大业务或者重大事项的决定权,用授权协议或者授权表格的形式来反映。

总经理(或院长)是否进一步向下授权,取决于医院的规模、管理层的能力和管理层的意愿。一般小型民营医院授权也就到此为止,由总经理(或院长)自行决策。一般中大型民营医院根据需要和意愿可以进行逐级授权。这类授权项目因为涉及医院的日常运营,因而授权项目比较多,比较细,一般通过授权表格的形式来反映。授权表格的基本模板一般如下,参见表6-1:

表 6-1:授权表格基本模板

授权事项	提报部门	会签部门	财务负责人	副总经理(副院长)	总经理(院长)	董事长(理事长)	董事会(理事会)

逐级权限的权限一般包括提报权,会签权,审核权,审批权,备案权等,通常用不同的符号来表示。

6.2.2 敏感岗位的人员配置

民营医院的敏感岗位一般有:财务部门接触到现金的出纳岗位,成本核算岗位;医院信息管理系统中接触到核心数据和密码权限的岗位;运营管理部门接触到经营数据的岗位;采购部门的采购专员(含物资采购和媒介采购等各类采购)等。这类敏感岗位对于员工人品和职业操守要求较高,在业外成熟的企业中一般通过签订严格的保密协议或者竞业限制协议来管控,而在民营医院当前的环境中,在职业化素养和职业精神还没有普及之前,采用亲朋好友也是一个有效的过渡办法。

6.3 医院集团的组织设计策略

医院集团一般具有三项重要职能,分别是增量投资、存量管理和资源整合。增量投资是集团化发展的基本功能;存量管理是集团的重点功能,是集团的主业能否做强做大的根本;而资源整合则是集团发挥单体医院所不具备的系统集成效应,是发挥 1+1 > 2 的主要手段。因此集团的组织设计要在集团战略的指导下能够体现这些使得集团成功的关键要素。一般来说医院集团的组织设计主要包括四块:法人治理模块,增量投资模块,存量管理模块和资源整合模块,下面分别简述。

法人治理模块:集团公司的法人治理结构,外界比较成熟。中国上市公司近 30 年的发展,在治理机构上可以说是集大陆法系和英美法系国家上市公司之大成[①],这个模块的组织设计依据公司法和中国证监会的有关要求,参照医疗类上市公司或者相近的服务类上市公司的治理结构就能够规范地设置其股东(大)会、董、监、高的结构及功能。至于确定后的法人治理结构能否有效运行取决于民营医院的股东结构、控股程度以及实际控制人的意愿,这里不再赘述。

增量投资模块:这个模块的组织设计的关键要素是有效投资和投资后的初始运营。因此需要包含的功能有项目选址功能、工程建设功能、新院筹备功能,相应的组织设计一般有投资拓展部,工程建设部和项目筹备办。这三个部门根据集团所拥有的资源和人才可以部分合并或分解,但核心功能不宜遗漏。投资拓展部在集团发展规划关于区域布局和选址原则指导下进行具体的项目选址工作等;工程建设部按照医院的标准化建设模板进行工程建设和装饰装潢等;项目筹备办负责医院开业前的所有筹备工作,以及项目开业及开业后一定时间内的辅助和支持工作等。因为项目筹备负责人一般都是该项目开业后的负责人,因此该部门根据集团管理的成熟度和人才储备情况来确定是常设部门,还是非常设部门。

存量管理模块:这个模块是医院集团组织设计的重点所在。这个模块涉及存量资产的多少(医院的家数)、医院之间的关联程度(是独立发展还是连锁发

---

① 大陆法系以成文法为标志,以法国、德国为典型代表,其公司治理体系中监事会权限大于董事会;英美法系以判例法为标志,以英国、美国为典型代表,其公司治理体系中没有监事会,但设置独立董事功能。中国法系本身属于大陆法系,中国的公司治理体系中,既有董事会、监事会,也有独立董事,其中存在部分功能重叠,监事会实质性的作用不大。

展）、连锁发展模式（平行模式，分级模式还是混合模式）的选择以及集团对于集权、分权的意愿。本文按照组织管理的一般原则，即组织能够有效管理的广度和深度来设计，在医院总数超过 20 家，且地理分布在广阔的地域里，并且还在这些区域中继续增量投资开办新院，这种情况下总部需要设计派出机构，即设置地区总部。基于地区总部的设计，集团总部的功能一般定位为对地区总部及其所辖医院的战略管控和运营支持，而把运营管控的功能赋予地区总部。（当然这只是可选的模式之一，还有其他模式本文不再展开。集团总部和地区总部的组织管控将在下文分析）那么在存量管理模块中，运营支持和管理功能就显得尤为重要，它一般包括五项核心功能，即医疗管理功能，客服管理功能，运营管理功能，营销管理功能和集中采供功能，相应的成立医疗管理部，客服管理部，运营管理部，营销管理部和采供中心，这五个部门可以根据集团所掌握的资源和人才进行合并和分解，但核心功能难以遗漏。很明显这五个部门的核心功能都是为下属医院提供管理和支持的，管理的核心在于制定统一的政策、标准和计划，然后进行监督和纠偏，并对下属医院的成功做法进行收集、优化，然后推广；支持的核心在于为下属医院提供资源支持，智力支持和协调支持。

资源整合模块：这个模块是展现集团的优势所在，能够发挥集团的系统化集成效应，如果说增量投资模块和存量管理模块都是眼睛向下，面向基层提供服务的，那么资源整合模块则是面向未来，着眼于整个集团的未来发展，其核心功能包括五项：品牌建设，人才开发，资本运作，国际合作以及研究发展。相应的可以组建五个部门，也可以根据集团所掌握资源及人才情况与相关部门进行合并或者分解。品牌建设部是从事集团和医院的品牌策划和推广，进行品牌经营和品牌合作的部门；人才开发部是从事国内名医专家、职业经理人、高级专业人才的猎头和合作、集团内骨干医师和优秀专业人才和经营管理人才团队建设的部门，引得进、用得好、留得住是该部门的主要职责所在；资本运作部的职责是收购兼并，资产经营，选择合适的战略投资者或者财务投资者进行资本合作，并谋划集团上市；国际合作部的职责是国际专家合作，国际项目合作以及国际企业合作，为集团的发展谋取国际资源，接轨国际先进技术和管理,并谋划全球市场的发展机会;研究发展部是集团的智囊所在,其核心功能有二:一是为集团各个部门及下属各家医院提供智力支持,二是研判集团发展机会,研究未来发展趋势,谋划集团整体发展战略等。

上述核心部门配置完毕后,作为集团运营本身还需要行政、人事、财务、审计、信息管理及后勤部门等,这些部门有些需要单列,有些可以进行合并。

上述组织设计,需要根据集团发展的不同阶段,以及集团掌握的资源和人才状况,确定每个时期的功能建设重点,分期建设核心功能,这个分步发展策略很重要,全盘展开、一步到位地建设所有功能可能欲速而不达,特别对于没有进行过集团化运作的民营医院而言,量力而行、小步快跑是组织发展成功的秘籍。笔者基于上述情况,给出一种理想化的组织设计方案,这种理想化的组织方案既能把握住集团组织设计的关键成功要素,也能便利组织转型过程中的组织学习和能力提升[1],民营医院可以在此基础上进行加减,参见图6-4:

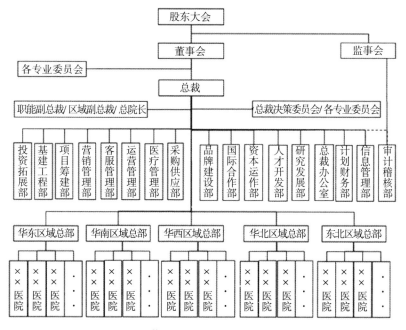

图6-4:民营医院集团的组织架构理想方案

---

① 张明. 企业战略转型中组织学习的效用分析 [J]. 生产力研究. 2006(7): 237-240.

当然,上述框架只是医院集团可选的众多架构之一,各种架构的选择都存在利弊的权衡,关键取决于集团的管理整合能力、集团管理层的管理意愿、实际控制人的管理风格以及历史形成的管理格局,因此在医院集团具体的组织架构设计中要具体问题具体分析,然后才能得到比较合适的组织方案。

6.4　医院集团的组织管控策略

基于设立地区总部的假设,医院集团的组织管控主要体现在三级组织(总部—地区总部—医院)的功能定位,然后是人权、财权和事权的授权和管控。笔者曾经研究过某上市公司案例,其复合型控股公司的战略定位及其授权体系对于下属各战略性事业单元(SBU)的业务发展和运营效率有重大影响[1]。民营医疗集团大部分是单纯控股型投资集团模式,但也有复合型控股模式,比如某集团性眼科医院,其总部既有经营医院的分公司,也有下属独立运行的控股子公司。不仅如此,连锁性集团医院其连锁方式也对总部,特别是地区总部的功能定位和管控模式有重大影响(参见下文)。因此,民营医院在总部、地区总部以及医院的三级组织功能定位及授权体系的设计时应予以足够的重视。

首先是三级组织的功能定位的问题,定位明确了,授权也就清楚了。这里需要界定的是,地区总部作为集团总部的派出机构,它只是总部伸出去的一只手,很显然是一种非法人的组织机构。这只手拥有多大的权力,取决于集团对其的定位和授权,以及连锁模式的选择。我们姑且将集团总部的定位为战略管控中心,将地区总部定位为运营管控中心,将各家医院定位为经营管理中心(至于其他类型的定位,限于篇幅,本文不再展开)。由此形成集团总部管理战略性事项、地区总部管理运营性事项、而经营中心下沉在各家医院的管控布局,由此功能定位形成的管控模式为:集团总部对于地区总部及

---

①　张明. 从爱建公司看复合型控制公司的战略定位 [J]. 上海企业. 1998(9):12–15.

其下属连锁医院行使战略管控和运营支持功能,地区总部对下属医院行使运营管控和经营支持功能,参见图6-5。

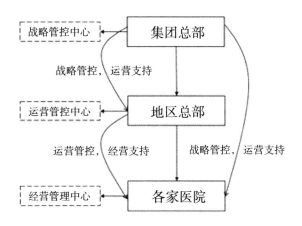

图6-5:医院集团的组织管理模式

其次是三级组织的授权。基于三级组织的上述功能定位及管控模式的假设,其配套的授权体系,笔者提出一个粗略的方案,如表6-2所示,仅供参考:

表6-2:集团医院的三级授权体系

组织＼授权	事权	人权 "▼"表示可向下授权	财权
集团总部: 战略管控中心 (战略管控,运营支持)	1.增量:投资拓展/基建工程/项目筹备 2.存量:政策.标准和计划的制定/成功经验总结推广/智力支持/集中采供 3.资源整合:品牌建设/人才开发/资本运作/国际合作/研究发展	1.地区总部首长的配置和考核 2.地区总部组织结构及编制的审批▼ 3.医院管理层的配置和考核▼ 4.外部高级专业人才和经管人才的猎头 5.集团内骨干医师.优秀专业人才和经管人才团队建设	1.全面预算管理 2.预算外资金审批

续表

组织 \ 授权	事权	人权 "▼"表示可向下授权	财权
地区总部: 运营管控中心 (运营管控,经营支持)	运营政策.标准及计划的督导:医疗管理/客服管理/运营管理/营销管理 经营支持:运营/营销/客服/经营	1. 地区总部的人力配置和考核 2. 医院管理层配置的和考核的提议 3. 医院组织架构及编制的审批▼ 4. 名医专家的猎头 5. 医院中层经理的审批▼ 6. 骨干医师.优秀专业人才和经管人才的审批▼	1. 执行预算管理 2. 预算外资金提报 3. 医院预算外资金审核
连锁医院: 经营管理中心	1. 运营政策和标准的执行 2. 各类计划的执行	1. 医院组织架构及编制的提报 2. 医院中层经理的提报和考核 3. 中层以下员工的配置和考核 4. 大牌医生的猎头 5. 骨干医师.优秀专业人才和经管人才的培养和提名	1. 执行预算管理 2. 预算外资金提报

上述地区总部的功能定位和授权体系明确后,其地区总部内部的组织构架及其各部门的功能定位,可以参照上文组织设计的原理,结合上述授权体系的精神,就不难设计出来,限于篇幅,本文不再展开。

6.5　连锁性医院集团连锁模式的分析及建议

连锁集团总部的组织架构的设计原理与上文相同,主要是连锁模式的选择对于集团组织体系的发展、功能定位和管控模式有重大影响。一旦确定了连锁模式,那么总部与各级连锁院的功能定位也就可以清晰界定。连锁医院集团的连锁模式主要有三种:即平行连锁模式,分级连锁模式和混合连锁模式。此处讨论的连锁都是自营连锁,特许经营连锁对于集团的管控模式影响不大,因此不在考虑范围内。下面分别简析。

首先是平行连锁模式。该模式比较简单直接,所有下属子公司都对地区总部负责或者直接向集团总部负责(连锁数量少的集团),各家连锁店都是平级关系,相互之间平行发展,没有隶属关系,业务模式相同,执行统一的政策,管控关系明确,组织高度扁平化。国外的 HCA(美国医院公司)和国内的和睦家均是如此。先说 HCA 连锁集团,2016 年世界 500 强排名第 212 位。因为美国的医生与医院是两个平行的组织,从 HCA 的角度来说,各家医院都是为医生团提供行医的场所,医院之间不存在隶属关系,既没有可能,也没有必要,都是独立核算、独立运营,相互之间存在业务合作是基于业务本身的需要,而不是隶属关系的那种天然的义务与责任,所以在美国的医疗体系中没有分级连锁的说法。再说和睦家,和睦家的医师属于医院雇佣,与中国医院相同,和睦家的北京、上海、广州、天津等 11 家医疗机构均是平行发展模式,它们之间存在相互学习、交流,但不是基于隶属关系。平行连锁模式并不妨碍实力较为雄厚的连锁院对于实力较弱的连锁院的业务支持和辅助,医师的进修学习、会诊合作、日间病房、培训中心以及医教研平台的设置等措施就能够在业务上达到以强扶弱的目的,这种模式的特点首先是独立核算,自主发展,存在一定程度的内部竞争,能够有效激活各连锁院的积极性;其次是各级连锁院独立对外经营,市场化生存能力得到洗礼和磨炼,因而市场竞争力强;第三,由于组织体系高度扁平化,便于总部的直接支持、服务和监管。其实国内的快餐企业如肯德基、麦当劳等均是平行连锁,只不过有的连锁店位置较好,客流大,因而定位为旗舰店,拥有更大的业务自主权,除此之外,各家连锁店的授权体系几乎相同。

其次是分级连锁模式。该模式较为复杂,目前国内只有爱尔眼科采用这种模式,通策医疗的口腔模式形式上有点类似,但实质上更靠近平行连锁[①]。爱尔眼科的这种分级模式是由其历史发展形成的,当初就是由每家医院(也就是现在的旗舰院)独立向外发展,开辟新的战场,人、财、物等资源大都由该旗舰院来负责调配,所以形成了现在的分级连锁模式。分级连锁模式中各

---

① 通策医疗在"2014 中国上市公司口碑榜"评选中,被评选为"最佳商业模式上市公司",它的商业模式创新主要体现在建立儿童口腔连锁、互联网口腔医疗模式以及开拓辅助生殖业务。其儿童口腔连锁以特许经营权为主,结合少量自营模式。

家连锁店存在隶属关系,包括旗舰店、省级店、地级店、甚至县级店,其旗舰店相当于地区总部。这种模式的特点是高级连锁店对所属的下级连锁店有义务、也有责任提供直接的帮助和支持,以高级店带动低级店,使得下级医院能够快速上路,步入正轨,彼此能够协同发展,同时也能够实现体系内的双向转诊和有序流动。但这种模式也有其内在的弊端:首先各个连锁体系内存在一定程度的相互依赖,面向外部市场的竞争性不足,不利于各家连锁院独立自主的竞争能力的培养,而在形式上各级连锁院大都是都是子公司,也就是独立法人,也要对业绩负责,但实质上很难做到;其次是独立核算的模糊性,因为每家连锁院的业绩都有上下级关联医院的贡献,而不是完全独立自主获得的,因而存在一定程度的"大锅饭"味道,不利于刺激各级经济主体的积极性和主观能动性(爱尔眼科的"合伙人计划"在一定程度上能够对冲这种不利影响);第三,分级连锁模式对于高层级连锁店管理层的经营管理能力要求很高,要破除本位主义思想,因为他们不仅要做好本级医院,还要能培养和带动下属医院,这样的职业经理人在目前的中国医疗市场,人才难得,所以也倒逼爱尔眼科实施各级"合伙人计划"。另外这种模式也要有一定的文化土壤,爱尔眼科从 2001 年开始长沙的第一家医院后就开始实行这种模式,所以员工也习惯于这种模式和文化传承,从这个角度来说,爱尔眼科的这种模式对外界来说未必具有复制性。最后也是最重要的是,分级连锁中,每个分级连锁体系都是由数家医院组成的小型集团,而且是利益共同体,不利于总部监管。不仅如此,组织层级增多,有悖于现代企业组织越来越扁平化的发展趋势,降低组织运行的效率。

最后是混合连锁模式。该模式是指医院集团内既存在平行连锁,也存在分级连锁,目前不少莆系医院集团的连锁模式类似于此种模式,他们是多业务连锁,一个医疗集团内可能有妇产科连锁,男科连锁、医美连锁或者皮肤病连锁等等。这种模式的特点是在同一个医院集团内既存在平行连锁,也存在少量的分级连锁,两者和谐共生,而且还能相互学习,互为促进。更为重要的是在中国医疗市场不成熟、职业经理人不足的情况下,不同能力和不同抱负的职业经理人都能在这种模式下找到适合自己的空间:志向远大的可以去开疆辟壤,发展分级连锁;独守一方把单体医院做强做大的也是一方英雄,而且其成就未必比分级连锁的来得小,总之是各得其所。同时莆系医院集团的这种模式也是历史形成的,经过市场竞争的洗礼和考验,具有其内在的科学性和时代的适配性,也是适应环境、优胜劣汰的进化成果。

所以,综合上述三种连锁模式的特点进行比较的话,首先,本质上来说,平行连锁模式更利于复制,而分级连锁相对较难,因为它不是一家医院,而是一个医院体系,一个小型集团。其次,从集团总部的管控来说,平行连锁简单、直接、透明,即使有地区总部,那也是总部的派出机构,因而其组织相对偏平化,管理层级少,易于管理和监控;而分级连锁的每个医疗小集团都有其内在的层级,而且是利益共同体,管理层级多,难以透明化,集团总部对其的管理更多触及旗舰院这一级,如果要更深介入的话,就会破坏这种模式本身的基础。因此对于集团总部的分权管理要求较高,适合那些具有分权理念的医疗集团。最后,三种连锁模式都有其自身特点和内在逻辑,都有其本身的科学性和合理性,都是市场竞争优胜劣汰后的成果,也都符合医疗产业的基本属性,没有对错之分,只是历史的选择和承继而已。

笔者的观点是,虽然业内外连锁集团大都偏好于平行连锁模式,但任何一种模式都有其利弊,民营医疗集团应根据自身的人才以及资源储备情况,自己医院的发展历史和文化传承,以及实际控制人的集权分权意愿,来选择适合自己发展的连锁模式。如果是新建的连锁集团,笔者倾向于平行连锁;如果是既存的医院集团,上述三种模式都能够适用,没有必要为了某种模式而去强行改变自己,即使强制改变,付出很大的成本不说,也未必能达到预期效果。

第7章　民营医院的品牌建设策略①

　　从产业分析角度来看,中国医疗产业总体来说属于为数不多的供不应求的行业,供给严重不足,看病难一直为社会所诟病。但进一步分析可知,这种看病难的问题主要集中在公立医院,特别是公立三甲医院人满为患,而民营医院未必如此。我国民营医院数量上早已超过公立医院,而医疗服务量不到公立医院的两成(截至 2016 年 11 月底)②,这种差别凸现的不仅是中国医疗产业结构性失衡所带来的民营医院的尴尬窘境,更反映出民营医院所面临的竞争环境。因此,民营医院除了在基础的医疗服务质量上构筑核心竞争力之外,必须要有品牌意识。2016 年 6 月国务院办公厅发布《关于发挥品牌引领作用推动供需结构升级的意见》从国家层面来强调品牌

――――――――――

　　①　根据本文主要内容改写的论文已被《中国市场》杂志社审核通过,笔者已经收到用稿通知。

　　②　卫计委,2016 年 11 月底全国医疗卫生机构数及 1—11 月全国医疗服务情况.[EB/OL],[2017–02–24]. http://www.nhfpc.gov.cn/mohwsbwstjxxzx/s8208/new_list.shtml.

建设的重要性,并且规定每年 5 月 10 日为"中国品牌日"[①]。而 2017 年 5 月国务院办公厅印发《关于支持社会力量提供多层次多样化医疗服务的意见》中明确提出的目标任务是:"到 2020 年,社会力量办医能力明显增强,医疗技术、服务品质、品牌美誉度显著提高""在眼科、骨科、口腔、妇产、儿科、肿瘤、精神、医疗美容等专科以及康复、护理、体检等领域,加快打造一批具有竞争力的品牌服务机构。鼓励投资者建立品牌化专科医疗集团"。因此,对于民营医院来说,品牌意识以及品牌建设已经到了不得不从战略高度来对待的时候了。本文首先分析民营医院的品牌建设现状,然后借鉴业外成熟行业品牌建设的成功经验来构筑民营医院的品牌建设模型,基于该模型,重点分析民营医院的品牌规划策略、品牌能力建构策略和品牌传播策略。

7.1 民营医院品牌建设现状简析

中国民营医院数量众多,但其结构和素质如何呢? 据统计,截至 2015 年底我国各类医院结构及比重统计如表 7-1 所示[②]:

表 7-1: 2015 年底我国各类医院结构及比重

医院性质		合计	按医院级别分			
			三级医院	二级医院	一级医院	未定级医院
民营医院	数量（家）	14518	151	1378	5505	7484
	占比	100.00%	1.04%	9.49%	37.92%	51.55%
公立医院	数量（家）	13069	1972	6116	3254	1727
	占比	100.00%	15.09%	46.80%	24.90%	13.21%

上表显示,我国民营医院虽然数量众多,但高等级医院太少,三级医院

① 国务院办公厅.关于发挥品牌引领作用推动供需结构升级的意见.国办发〔2016〕44 号.[EB/OL],[2016-06-20]. http://www.gov.cn/zhengce/content/2016-06/20/content_5083778.htm.

② 卫计委,中国卫生和计划生育统计年鉴 2016[M],北京:中国协和医科大学出版社,2016:11-12.

只占1%,二三级医院合计只占民营总数的一成,而同期公立医院占比近62%,近九成的民营医院都是基层中小医院,而且有一半以上的民营医院没有定级。等级的不同意味着医院规模和医疗服务能力的差别,而医院规模、医疗服务能力正是医院品牌的重要基础所在,近九成的民营医院都是低等级医院,也就意味着中国民营医院总体上缺乏品牌竞争力。同时,中国绝大部分民营医院都是依据公司法组建的营利性医院,是一种逐利性的企业,但由于中国医疗产业改革的滞后,很多民营医院还处于低层次的价格竞争中,还没有上升到品牌层面,或者主观上来说,不少民营医院的品牌意识还比较淡漠,因而主动性的品牌建设也就乏善可陈了。但这并不意味着民营医疗行业没有先知先觉者,一些高等级的民营医院的品牌建设其实早已展开,像武汉亚洲心脏病医院(业界简称"武汉亚心")、爱尔眼科医院(2009年首批创业板 IPO 上市,民营医疗第一个驰名商标)、美莱医美集团的品牌在业界也都有一定知名度。民营医疗中,品牌意识和品牌建设最为强劲的,是一些从事高端增值型医疗服务项目的医院,如口腔保健、高端产科、医疗美容等,他们大多将品牌建设纳入到医院的整体发展战略中,而且成绩斐然,和睦家产科连锁医院和美莱医疗美容连锁医院就是杰出的代表,美莱医院集团也已获得国家工商总局"中国驰名商标"的认定。总之,中国民营医院的品牌建设两极分化现象比较明显,但随着竞争势态的加剧,特别是国家鼓励社会办医加快发展,业外很多社会资本跑步进场,纷纷加入中国医疗产业的掘金进程,因此,民营医院的品牌建设已是大势所趋,将会成为越来越多民营医院的战略选项。

7.2 民营医院的品牌建设模型建构

从企业角度来说,品牌是企业价值的形象化浓缩,是一种标识性的企业价值,因此品牌的灵魂在于企业的价值。而企业的这种价值从客户角度来看,其实质是企业对客户的一种承诺和责任,它代表着企业的品质和形象,传递着一种消费信心,它是企业与客户互动中散发出的"磁场"和"光环"①。因此,品牌的建构必须立足于客户,没有客户的认可,品牌建设无从谈起。另外,企业的品牌建设一般包括品牌分析、品牌规划、品牌能力构建、品牌传播、品牌诊断和品牌重构等。上述这些企业的品牌建设理论同样适用于民营医院。笔者借鉴业外成熟行业特别是服务业的品牌建设的成功经验,结合医疗行业属性以及中国民营医院的特征,构建一个品牌建设的基础模型,如图 7-1 所示。图 7-1 的模型是从品牌管理咨询实践中通过化繁为简,结合民营医院的特征经过提炼浓缩而成,虽然实战中的品牌建设工具及其内容要丰富得多,但其基本套路万变不离其宗,只不过每家咨询公司基于其拥有的数据库不同而构建其独特的建模工具,比如罗兰贝格品牌定位工具,有麦肯锡定位工具等等。该模型为中国民营医院的品牌建设提供了基本的思路,从

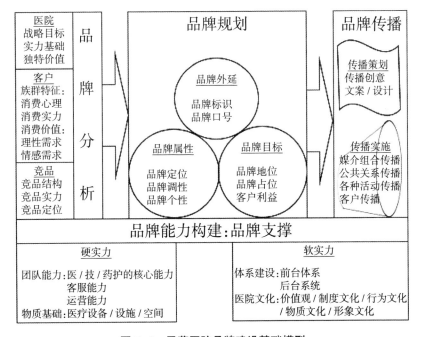

图 7-1:民营医院品牌建设基础模型

---

① 苏勇,张明. 试论品牌国际化的内涵及其标准 [J]. 市场营销导刊 2005(6):52-54.

品牌分析开始,然后进行品牌规划和品牌的实力构建,最后进行品牌传播,构建一个完整的循环。在医院品牌运行的实践中,可以经过一个循环的运行后,再进行品牌诊断,然后根据诊断结果,决定是否进行品牌调整和品牌重构。限于篇幅,本章无法对上述模型的所有内容展开分析,仅重点分析民营医院的品牌规划策略、品牌能力建构策略和品牌传播策略。

7.3 民营医院品牌规划策略

在品牌规划时,首先就要依据医院的发展战略,对单体性医院和集团性医院分别采取什么的品牌策略要有明确的界定。单体性医院的品牌规划主要是界定品牌内涵,而医院集团的品牌规划侧重于品牌家族,下面分别解析。

7.3.1 单体性医院品牌规划

单体性医院的品牌规划目的是增加客户的品牌认知度和品牌美誉度。因此,单体性医院的品牌规划侧重于品牌内涵的界定,也就是品牌的技术性特征界定,主要包括品牌地位,品牌定位,品牌占位,品牌属性,品牌调性,品牌个性,品牌口号,品牌标识等。限于篇幅,本文仅以两个重要的品牌属性——品牌定位和品牌调性为例,来分析它们的策略。

品牌定位可以从多个角度进行,从市场角度来定位,可以分为高档品牌、中高档品牌、中档品牌和普通品牌,这主要取决于医院的实力和阶段性目标,这种定位本身不会为医院带来独特价值。而从品牌属性的角度来定位则不然,这种定位需要深入分析客户消费心理和价值动机,挖掘目标客户痛点,根据自身的实力情况,把品牌定位在他们的核心价值需求上,让他们感觉这个品牌具有独特价值,就是为他们度身定做,让其产生归属感,当他们一产生需求时,就会首先想到这个品牌,从而形成品牌占位和品牌优势,这种定位将会给医院带来巨大价值。比如同样做医疗美容的,艺星品牌定位为韩式整形,为"哈韩族"年轻女孩所青睐,医美行业唯一的国家驰名品牌——

美莱品牌定位于自信、自在、自然，为注重生活品位的金领女性所属，两者定位之差凸现出对目标客群核心服务价值的差异。因此品牌定位的关键取决于你的客户是谁（消费心理、消费实力和客群分析），他们想要什么（理性需求和情感需求），竞品供给情况（竞品结构、竞品品牌定位，竞品实力），你是否能够满足（自身实力保障，独特价值），弄清楚这些问题后，品牌定位就有了依据，然后通过品牌定位工具就可以进行品牌定位。

品牌调性是基于品牌的外在表现而形成的品牌印象，从品牌人格化的角度来说，也就是品牌格调。这种品牌格调一定要匹配于你的品牌定位，当你的品牌独特价值定位于某类特定人群的时候，你的品牌调性一定要符合这类人群的特征和诉求。同时，品牌调性并不显化，常常隐匿于具体的品牌表现中。比如星巴克咖啡给人的品牌调性就是舒适、休闲、自由，而这种品牌调性是通过它店内个性化的装饰、服务、产品等多方面因素来传达。在上述艺星和美莱的案例中，艺星韩式整形的品牌定位抓住的主力人群是"哈韩""韩流"一族，这类客群与美莱定位所代表的注重生活品位的金领女性的调性显然不同，因此在各自医院的视觉、听觉、嗅觉、触觉等装饰装潢方面，空间布局及布置、附加值服务、流程设计、产品设计等方面所表达出来的调性都要符合各自主力人群的特征，这样才能引起所属客群的认同和共鸣，形成品牌黏度，让他们将心动变为行动。

一旦品牌定位和品牌调性确定后，品牌个性、品牌口号、品牌标识等等也就有了依据，品牌后续的其他设计和品牌传播时保持品牌内涵的一致性即可。因此，民营医院的品牌规划可以参照上述模型的逻辑，在充分调研和认知客户、客群、竞品情况后结合自身发展战略和实力基础来确定品牌的一系列内涵。

7.3.2 医院集团的品牌规划

医院集团的品牌规划主要解决两个问题，一是确定采用单品牌还是品牌家族策略，二是集团品牌和医院品牌是否统一的策略。

首先是单品牌还是多品牌问题。医院集团同一业务一般采用单品牌策略,其优势是品牌统一连锁,市场覆盖面广,品牌冲击力大,品牌号召力强,具有规模经济优势,统一化的品牌意味着质量、服务标准的统一,客户信赖感强,很容易让客户产生强势品牌的联想,对于品牌进入新的市场非常有利。它主要的缺点是,一旦某家连锁院发生医疗事故或者重大不利事件,整个品牌都会受到牵连。为了规避这个风险,有的民营医院集团对于同一业务采用多品牌策略也就有这方面的考量。但总的来说,统一连锁品牌的优势是明显的,在资本市场上对连锁网络的估值本来就高,统一连锁品牌对医院未来上市也有重要价值,因此但凡经营同一医疗服务项目、志向远大的民营医院集团尽可能做到统一品牌,连锁经营。对于多业务的医院集团而言,不同医疗业务采用不同品牌是一种通行做法,因为不同的业务,其业务属性和客户属性可能都不一样,如果采用统一品牌,将很难给品牌进行合适的定位,而且不同业务的品牌传播创意和媒介组合也不一样。比如整形美容医院面对的是健康客户,而女子医院面对的是女性病人,产科医院面对的是产妇,儿科医院面对的是儿童病人,这几个客群的核心价值需求差别很大,传播创意和传播渠道也相距甚远,因此采用多品牌的平行连锁发展策略更为有利。

其次是集团品牌与医院品牌的问题。一般来说,单一连锁品牌集团,其集团品牌和医院品牌尽量相同,便于客户识别,增强品牌的号召力,以集团的品牌发力,各家连锁医院均可获益,而且也便于未来在资本市场上市及运作,比如爱尔眼科医院集团,其集团品牌和医院品牌相同。而多品牌连锁医院集团可以借鉴业外成熟行业——最接近医疗服务业的体验性服务行业——餐饮行业和酒店行业的品牌经验:全球著名快餐连锁集团百胜集团,其旗下有"肯德基""必胜客""东方既白"和"小肥羊"等品牌,其集团品牌与连锁品牌并不一致;而洲际酒店集团的品牌家族有"洲际""华邑""皇冠""假日""英迪格"等,集团品牌与其中的一个连锁品牌相同。这两个案例可以看出,多品牌经营的集团品牌与医院品牌是否相同,主要取决于每个品牌的发展历史及强势程度,如果每个品牌都势均力敌,比较均衡,那么集团品牌另起炉灶,以免采用其中一个品牌而冲击另外的品牌;如果某个品牌非常强势,鹤立鸡群,那么集团品牌可以采用这一强势品牌作为主品牌,以获得对其他品牌的品牌联想和品牌协同效应。上面案例中,百盛集团旗下的"肯德基"、"必胜客"都属于强势品牌,所以集团品牌另外设计。而洲际集团的品牌家族中,"洲际"品牌在全球酒店业的品牌地位无可撼动,因此集团品牌采用"洲际"品牌。

7.4 民营医院品牌能力建设

参照上文模型,民营医院品牌能力的构建主要包括两个方面:一是品牌硬实力的构建,二是品牌软实力的建设。前者是指医院提供给客户的核心价值所在,也就是医疗服务能力;后者是指医院的管理体系和医院文化建设,下面分别展开。

首先是医院的硬实力构建。医院硬实力的首要因素是医疗团队(医、技、药、护等)的构建,医疗服务质量和医疗安全是医院的生命线,也是客户的核心价值所在;其次是医疗设施、设备、仪器等物质基础的构建,这些医疗资产为客户核心价值的实现提供有力保障;其三是客服团队、运营团队的构建,医疗服务是体验性服务,客户来院除了接受医疗团队的核心价值服务外,还要在接受医疗服务的每个时间、每个空间、每个流程环节享受便捷顺畅、舒适愉悦、尊敬尊严、亲和自在等附加值体验,这些人性化的附加值服务正是民营医院与公立医院不同的地方,也是民营医院的机会所在。所以民营医院要想生存和发展,在核心医疗服务尽力追赶公立医院的同时,在附加值的人性化服务方面必须远远超越公立医院,才能让客户感到物有所值。

然后是医院的软实力构建。这种软实力建设主要集中在两个方面发力:一是标准化体系化建设,二是医院文化建设。先谈标准化体系化建设,注重构建如下软实力:首先是前台管理系统的构建,包括但不限于:医政管理体系,医疗管理体系,医务管理体系,运营管理体系,客户服务管理体系,客户关系管理(CRM)体系,会员管理体系和营销管理体系等。然后是后台管理系统构建,包括但不限于:战略管理体系,组织管理体系,人力资源管理体系,财务管理体系,行政管理体系,后勤管理体系,医院识别系统(HIS)管理体系和医院社会责任(HSR)管理体系等。这些标准化体系建设最好能够通过国际通行的第三方认证(如ISO9000系列认证,JCI认证,莱茵认证等)。再谈医院文化建设,注重构建以医院核心价值观为基础的精神文化建设,以标准化体系化为核心的制度文化建设,以客户价值优先的行为文化建设,以人为本的物质文化建设,以责任和使命为核心的形象文化建设,并通过医院的文化仪式和文化网络进行文化宣贯和文化落实。通过体系建设和文化建设,医院的软实力就有了可靠保障。

民营医院通过上述硬实力和软实力两个方面的能力构建,形成医院的实力基础和核心竞争能力,品牌实力就能得到充分保障。

7.5 民营医院品牌传播策略

一个高品质的策划方案加以合适高效的传播系统所形成的品牌形象资产,不仅能够获得客户的品牌认知度和美誉度,更能增进客户的忠诚度,而且还能让医院获得诸多潜在价值。因此品牌传播主要包括两个核心内容,一是品牌传播方案的创意和设计,二是品牌传播方案的实施和反馈。前者是大脑,负责方案设计;后者是手脚,负责传播执行。

首先是品牌传播的创意和设计。它的基本逻辑通俗来说就是:我是谁(品牌内涵),对谁说(目标市场),怎么说(创意和媒介),说什么(设计和文案)。因此,医院品牌传播的创意和设计,首先必须依据前文所界定的品牌规划,将其一系列内涵充分、完整地以传播学语言和传媒规律加以再现和发挥。其次,这种创意和设计要符合目标市场(目标区域、目标人群等)的消费文化、消费心理、消费偏好和消费实力,同时还要符合医疗行业的基本属性和特定医疗项目的特质和个性。其三,还要对传播渠道组合进行符合性审查,审查这些传播渠道的属性和特征是否与医疗行业和特定医疗项目的特征和属性相冲突,同时还要审查不同的创意和设计方案是否符合相应的传播媒介的传播特质,以做到文案与传媒的最佳匹配。最后,要用整合营销传播（IMC）的理论和工具进行一致性复核，以使各种渠道传递出去的品牌信息符合医院品牌规划的统一界定，用一个声音说话（Speak With One Voice），防止出现杂音和偏离[①]。同时必要的话还要用声浪传播学的理论和工具，进行声浪原点、声浪圈、声浪传播和声浪共鸣的测试和复核[②]。

其次是品牌传播的实施。品牌传播的运作手段业外比较成熟，民营医院可以借鉴和参考。其传播手段主要包括广告传播，公共关系传播，各种活动传播，客户传播等。广告传播是主要的品牌传播方式，也是广大民营医院营销支出的大头；公共关系传播是指通过各种合作者、投资者、员工以及通过热点事件等方式进行的非付费传播，这一块比重不大；各种活动传播现在越来越多地为广大民营医院所采用，这种活动包括赞助或主办各种活动（公益慈善活动、各类评比活动、真人秀活动、代言人活动、学术活动等）；客户传播是非常有效的口碑传播方式，客户亲身体验非常具有说服力。但客户传播是把双刃剑，体验好的口碑传播无疑会增进品牌正面形象，如果体验不好或者有其他目的，则对品牌的负面影响不可小视，特别在自媒体时代，无疑会放大了这种影响力。在这里需要突出的是，在各种媒介选择中，传统媒体（电视、广播、报刊、各种户外、院线等）的影响力正在下降，相对于传统媒介的单向信息传递，新媒体以其交互式传播、病毒式扩散携带巨大能量席卷而来，各种网络媒体（各种新闻网站、社区、论坛、贴吧、博客、视频网站、跟帖评论等等）、各种网络应用（搜索引擎、网络联盟、电商平台、微博、微信、QQ空间、视频主播等各类APP应用）随着智能移动终端进入每个人手中而随身携带，自媒体突破时间和空间的限制使得人人都可以是自己的主播，随时随地发表观点，这些传统媒体无法想象的功能，使得线上传播的影响力大于线下已经是不争的事实，因此民营医院要予以充分重视。

最后是品牌传播效果的反馈及回顾修订。随着互联网＋时代的来临，大

---

① Dorl Schuk, Heidi Schultz 整合营销传播 [M]. 王茁 等译，北京：清华大学出版社，2013.

② 李泊霆. 声浪传播—互联网＋品牌营销 [M]. 广州：南方日报出版社，2015.

数据技术使得对于客户的品牌认知度、美誉度和忠诚度的收集、统计和分析成为可能,而且已经在逐步应用。品牌规划是否恰当,品牌定位是否准确,品牌调性是否符合客户特征,品牌占位是否实现,传播文案和传播媒介的选择是否科学合理,各类品牌推介活动是否取得预期效果等等,都可以从海量的客户反馈和舆情监测数据中通过大数据技术手段得到归集、提取和分析。医院可以根据大数据分析结果重新回顾一下品牌规划和品牌建设的成效,必要时要根据市场反馈的结果予以调整和修订。因此民营医院要重视大数据技术对于品牌管理的重要性,运用大数据技术对品牌进行动态管理将是民营医院未来品牌管理的必由之路。

第 8 章 民营医院的文化建设策略[①]

任何一个组织都有其组织文化,企业有企业文化,医院有医院文化,部队有部队文化。当前学界对组织文化的研究已经成果丰硕,组织文化的基本理论和框架都已成型,特别是企业文化理论从 20 世纪改革开放之初引进中国,经过近 40 年的发展,目前已经比较成熟。中国公立医院的医院文化理论和实务,业界都做了可贵的探索和实践,并涌现出一大批成果,但业界对中国民营医院的文化研究尚存不足,民营医院和公立医院虽然本质上都是医疗机构,但由于两者组织性质和治理结构的巨大差异,医院文化的建设肯定也有所不同。在国家鼓励和支持社会办医加快发展的今天,中国民营医院的数量已经超过公立医院,截至 2016 年 11 月底,我国民营医院 16004 家,比公立医院多出 25.6%[②]。当前各路社会资本跑步进场,纷纷与中国医疗行业的

---

① 根据本文主要内容改写的论文已被《中华医院管理》杂志社编辑部审核通过。

② 卫计委, 2016 年 11 月底全国医疗卫生机构数,卫计委统计信息中心网站, [EB/OL]. [2017-02-24], http://www.nhfpc.gov.cn/mohwsbwstjxxzx/s7967/201702/0a644a51bfc347ccab43fb1766aa5089.shtml.

发展已是不争的事实。因此,对于民营医院的文化建设进行深入探讨已是必需,特别是中国民营医疗发展进程中走过了一些弯路,因此主流的、与时俱进的民营医院文化建设显得必要而紧迫。

8.1 民营医院文化建设现状分析

在分析现状之前,先了解一下民营医院的等级结构,因为我国医院的等级在一定程度上反映医院的总体建设水平。截至 2015 年底我国各类医院的结构及比重如下[①]:

表 8-1: 2015 年我国各类医院结构及比重

医院性质		合计	三级医院	二级医院	一级医院	未定级医院
民营医院	数量（家）	14518	151	1378	5505	7484
	占比	100.00%	1.04%	9.49%	37.92%	51.55%
公立医院	数量（家）	13069	1972	6116	3254	1727
	占比	100.00%	15.09%	46.80%	24.90%	13.21%

从表 8-1 可以看出,我国民营医院高等级医院很少,二三级医院合计只占一成,与公立医院 62% 的占比,形成鲜明对比。近九成的民营医院都是一级医院和未定级医院,也就是基层的中小医院。这种规模的差别也体现在医院文化建设的水平上。目前,我国高等级民营医院的文化建设,从系统性和规范性上来说与公立医院差距不大,但近九成的基层医院的文化建设水平就很差强人意。具体来说,这些医院在文化建设的形式上,很少有完整的系统的医院文化架构及传播策略;从内容上来说,不少基层民营医院虽然有一些核心价值观的界定以及行为文化和物质文化的表现,但远未上升到医院文化建设的理论高度来全盘谋划,只是一些细节上的展示;从文化建设特别是核心价值观的实质内涵来说,个别民营医院利字当头,从而造成了像"魏

① 卫计委. 中国卫生和计划生育统计年鉴 2016[M]. 北京:中国协和医科大学出版社，2016:11-12.

则西事件"这类有违医者伦理的悲剧。不过,随着时代的发展,现在大多数民营医院都在逐步走向规范和主流,其核心价值观也得到了重塑,涌现出一些优秀的民营医院,比如像爱尔眼科医院和美莱医疗美容医院,他们都获得了国家工商总局的"中国驰名商标"认定。而美莱医院的核心价值观"尊重生命价值,坚持以人为本,追求卓越客户服务,共创和谐美丽世界",更是与时俱进的典型。

8.2 民营医院文化的理论建模

民营医院的文化建设是参照公立医院模式,还是按照企业模式,笔者认为,首先公立医院是从事基础性、公益性的非营利性的医疗机构,是一种事业单位法人,而中国民营医院并非如此,它们中有少部分属于非营利性的民办非企业法人,而绝大部分是依据国家《公司法》组建的一种企业法人,属于现代企业制度下的公司制医院,因而公立医院与民营医院的组织性质不同,前者是事业单位,后者大部分是企业单位;其次,公立医院的实际控制人是国家,国家通过委托代理人来管理医院,而民营医院投资者大都是自然人,是医院的创办者和实际控制人,治理结构显然不同。一个受托的代理人和一个直接投资控股的创始人,其对于医院文化的价值取向和文化基因的传承等方面的差异显而易见。因此,公立医院和民营医院由于组织性质和治理结构的巨大差异,决定了他们的医院文化既有医疗性质的相同之处,也有组织性质的不同之处。换言之,笔者认为,大多数中国民营医院作为一种企业组织,企业文化的理论框架和工具更适合他们。

企业文化的构架从精神文化开始,由内到外、由深及浅地逐步显性化,渐次形成企业的制度文化、行为文化、物质文化直至形象文化,并通过企业的环境建设、产品或服务、先进人物、文化仪式和文化网络进行传播,两者相交,形成"T"型架构。而企业识别系统(Corporate Identity System,简称"CIS")正是提取企业文化的精髓,将其简化形成企业独特身份的三维特征向量,分别是企业的理念识别(Mind Identity,简称"MI")、行为识别(Behavior

Identity,简称"BI")和视觉识别（Visual Identity,简称"VI"），通过这三维特征向量的识别,可以确定一家企业不同于其他企业的独特的身份标识。笔者基于企业文化理论,结合医疗行业的属性,提出中国民营医院文化建设的基础架构模型,如图8–1所示:

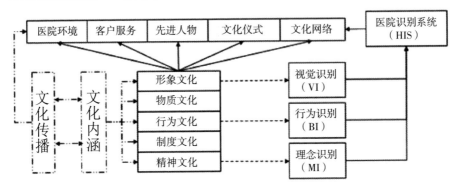

图 8–1：民营医院文化建设的基础架构模型

图 8–1 的基础架构模型,为民营医院的文化建设提供了基本的框架,民营医院可以参照这个模型的内在逻辑,首先进行医院文化内涵的构建,然后设计医院文化的传播策略。

8.3 民营医院文化的内涵构建

参照上述模型,民营医院的文化建设首先就是文化内涵的构建,这种文化内涵包括精神文化,制度文化,行为文化,物质文化和形象文化等,其中精神文化是源头,制度文化是精神文化的载体,对精神文化进行进一步演绎、充实和落地,行为文化、物质文化和形象文化是对精神文化和制度文化的展示和传播,下面分别解析。

首先是精神文化内涵的构建。精神文化在医院文化体系中是最基础,也是最根本的文化因素,精神文化决定医院的其他文化。民营医院的精神文化主要体现为医院创始人（或者实际控制人）的精神文化,它取决于这个创始人的世界观、人生观和方法论,这些最底层的文化因子与一个人成长的时代背景（社会的,家庭的等）和经历阅历直接相关,基于这些最底层的文化因子之上,形成了一个人特定的价值观,这就是所谓的"文化基因",因此精神文化中,最核心的就是创始人的价值观,它决定一家医院的经营哲学和经营目标(具体表示为医院的愿景、使命和各种量化的价值指标)。经营哲学是医院文化的根基,是做成一家百年老店的文化底蕴,也是一家医院的格局和情怀所在,其中的价值观就是经营哲学的核心组成部分。创始人的文化基因会渗透在医院组织的每个 DNA 中,因此创始人的价值观是决定一家民营医院能否做成百年老店的必要内因。虽然价值观(文化基因)相对稳定和具有传承性,但时代的发展会形成挑战,只有与时俱进的"文化基因"才能生存,否则将会淘汰,这与自然界的遗传与进化同理。中国早期的民营医院走了一段弯路,现在大多数都逐渐转型走向规范和主流,这就是价值观进化和调适的结果,其价值观的重塑,就是从过去的"唯利是图"转变为"义利并重"。逐利是公司制民营医院的天性,但行医不能忘本,经商必须有"道",这种"道"的底线就是法律,而高端则是基于商业伦理的社会责任 ①。从西方医学之祖希波克拉底的"宁可图名,不可图利,方为良医" ②;到中国古代药圣孙思邈的"大医精诚";再到现代全球的新千年医师宣言——医师的职业精神;甚至医师的职业精神就是医疗行业的灵魂 ③ 等等,莫不言之谆谆。朴素的箴言与其说是要求医生,毋宁说是对所有投资办医的医院创设人所嘱,应该能给中国民营医院的核心价值观带来启发。因此,中国民营医院精神文化的内涵构建,首先就是创始人价值观的反思与调适,确定价值观后,经营哲学、经营宗旨以及各种愿景、使命及具体的价值目标等精神文化层面的内涵就可以界定。

其次是制度文化内涵的构建。如果说医院的精神文化是一系列抽象的理念和原则的组合,高高在上,那么医院的制度文化则是将其演绎成完整的、可以落地的操作方案。民营医院的制度包括医院的治理结构、医院的组

---

① 张明,苏勇.入世后中国企业社会责任问题初探[J].经济纵横 2005.(12上):3-6.

② 希波克拉底.希波克拉底文集[M].赵洪钧译,北京:中国中医药出版社 2007:76.

③ 丛亚丽,杨柳,陈红敬.医师职业精神与医院文化[J].中华医院管理杂志 2016.32(10):785-786.

织结构以及医院运行的各项具体规则。而制度文化的内涵就是这些制度的制定必须能够反映医院精神文化特别是核心价值观的要求:其治理结构所决定的医院领导体制和决策体制能否支持和维护医院的核心价值观,医院的组织结构能否保证医院的愿景、使命以及具体价值目标的实现,医院运行的各项具体规章是否遵循医院的精神文化并将其融汇其中。制度文化承载的主体是医院的各项具体规章,主要分布在两个体系中,一是前台管理体系,包括但不限于:医政管理,医疗管理,医务管理,运营管理,客服管理,会员管理和营销管理等;二是后台管理体系,包括但不限于:战略管理,组织管理,人力资源管理,财务管理,行政管理,后勤管理,医院识别系统(HIS)管理和医院社会责任(CSR)管理等。这些管理制度所体现的管理文化要遵循医院的精神文化,并将其融会贯通,变成一种可以执行的、落地的制度体系。

再次是行为文化内涵的构建。行为文化是制度文化的动态表现,主要包括两个维度,一是医院法人的行为文化,二是员工自然人的行为文化。前者包括对内对外两个方面,医院法人对外的行为文化,主要是展现医院精神文化的一系列活动,包括公益慈善活动,赈灾义诊活动、履行医院伦理道德和环境保护的社会责任活动、对客户及其家庭的关心关爱活动等,比如梅奥诊所就是在医院内为病危患者的女儿举办隆重婚礼,使得病人在临终前能目睹女儿的幸福婚礼等。这些公开的活动可以透射出医院的价值观取向和行为感召力,树立医院品牌的仁爱和责任的形象。医院法人对内的行为文化主要表现为对员工及其家庭的关心关爱,增进员工向心力和凝聚力,比如先进单位、先进员工的评比和表彰,各种文化仪式(周年庆、联欢会、运动会、艺术节、员工技能展示或比赛、各种户外活动等),扶危救困,社团活动,主题年,新春团拜等,都是常见的、行之有效的医院行为文化。员工自然人的行为文化也是医院价值观的一个重要载体,员工的仪容、仪表、仪态,言谈举止的亲和力,服务礼仪和服务规范的专业化、人性化,团队合作和互帮互助,规章制度的执行力,合理化建议和创新创造活动,医务人员院外的救死扶伤等等,都是展现员工对于医院愿景、使命和价值目标的理解和追求,也是医院价值观在员工身上的体现。

第四是物质文化内涵的构建。物质文化是制度文化的物化表现,其内涵重点包括两个方面,一是医院的环境文化,二是医院的产品(客户服务)文化。医疗业是典型的体验性行业,而且直接与客户的生命健康息息相关,因此医院的就医环境和服务文化对于客户的美好体验感极为重要。如果说医院的精神文化和制度文化对于客户来说还属遥不可及,医院的行为文化让客户有部分感知,而医院的物质文化则是客户可以直接亲身感受到的。目前大多数民营医院在医疗核心价值服务上无法与公立医院竞争,只有在附加值服务上,民营医院应该能够远远超越公立医院,这种附加值服务就包含就医环境和就医过程中的各种人性化服务。医院环境文化包括院容院貌和院内的装饰装潢及陈设布局,民营医院无论其主力客群如何定位,医院的院容院貌整洁大方,布局科学合理,符合医疗业的操作规程,其内装及陈设既要考虑便利性、人文性、可及性,同时还要规范化和人性化,这是医疗行业的属性要求。医院的服务文化体现在客户就医流程的各个接触点上,客户对接触点的体验很大程度上决定对这家医院的整体感受,因此让客户享受舒适愉悦、尊敬尊严、亲和自在的就医体验是民营医院服务文化的重点。在民营医院环境文化和服务文化共性的基础上,每家民营医院还要根据其特定的价值观,在上述文化氛围中还要展现出其特定的精神文化风貌,不仅如此,还要加载上符合其特定客群特征和诉求的文化元素,以符合医院的品牌定位。

最后是形象文化的内涵构建。形象文化其实就是上述四个层面文化内涵的对外浓缩和展示,是外界或者客户对一家民营医院的最终观感,这种形象的确立过程对于他们来说就是一家医院品牌的确立过程,因此,民营医院形象文化的主体内涵就是品牌文化,要构建这种品牌性质的形象文化,就得从上述四个层面的文化做起,上述文化构筑成功,形象文化就有了保障,品牌文化才能得以确立。如果说民营医院之间的竞争是基于技术和服务基础上的品牌竞争,而在技术和服务逐渐同质化的今天,支撑品牌竞争的其实就是背后的文化竞争。品牌是显性的,而文化是隐形的,显性的品牌竞争背后站立的是强大的、隐形的文化竞争。21世纪的市场竞争将是基于品牌管理和知识管理的文化竞争,对于任何组织均是如此,中国民营医院也不例外。

另外需要注意的是,民营医院在构建上述主流文化内涵的同时,还要注重各部门的亚文化内涵的建设。这种亚文化是在主流文化指导下,与主流文化一脉相承,是对主流文化的进一步演绎和加深、结合各个部门或者各个职能的工作特征而形成的有助于目标达成或者专业能力进阶的团队次级文化,因此亚文化建设是医院主流文化建设的必要补充和完善,比如在临床业务科室倡导学术技术创新文化、团队合作攻关文化;在客户服务部门倡导服务技能竞赛文化、微笑天使文化等等。

8.4　民营医院文化的传播策略

在民营医院的文化建设中,文化内涵的构建是基础,文化传播则是关键。民营医院的文化传播一般可以通过四条途径来实施:

首先是通过文化仪式来传播,上文医院行为文化中的法人行为文化(如公益慈善活动等)主要都是通过这种方式来实现的。而且随着互联网＋时代的来临,线下的各种文化仪式也都可以扩展到线上,形成双线运作,医院的文化仪式必将创新发展而至丰富多彩。

其次是通过现场展示和现场体验来传播,上文医院物质文化中的环境文化和服务文化以及员工自然人的行为文化大都是通过各种现场展示和现场体验来传递医院文化信息。虚拟技术、智能科技以及互动多媒体的发展,医院文化的现场展播、现场体验也将进一步升级,客户和员工对于医院文化的感受将会更加深刻。

其三是通过文化网络来传播,文化网络包括文化组织的构建和运作,以及文化传媒的策划和传播。民营医院可以根据自身规模和实力来构建文化网络,文化组织可以作为一种正式组织嵌入到组织框架中,也可以非正式组织开展活动,比如海尔、强生等大型企业就设有企业文化部。文化组织的运作主要是通过组织各种文化活动以及通过各种文化传媒来宣介医院文化。

各种文化活动除了上文的行为文化活动外,还应在此基础上进行提炼和创新,比如结合品牌规划制作医院的商标、院旗、院徽、院歌、院训,拍摄院歌主题的 MV,制作医院宣介的视频,成立院史陈列馆等等(中国医科大学附属三甲综合医院——盛京医院在这方面的成就斐然,"盛京"也是国内医疗行业的驰名品牌)。医院文化的传媒,包括但不限于医院院刊、院报、电台、电视台、网站、网络社区、论坛、自媒体(微信、微博、博客、各类电商等 APP 应用)等,可以通过这类传媒的有效组合来弘扬医院的文化风貌。

最后是基于 CIS 原理来构建民营医院文化的传播策略。如果把企业识别系统(CIS)导入民营医院的文化建设,则形成医院识别系统(Hospital Identity System,简称"HIS",不同于医院信息管理系统的"HIS")。同理,医院识别系统也包括医院独特身份的三维特征向量,分别是理念识别(MI)、行为识别(BI)和视觉识别(VI)。MI 的设计依据医院的精神文化,展现以核心价值观为基础的理念、哲学、宗旨和目标系列(包括愿景、使命、具体的价值目标)等;BI 的设计依据医院的行为文化,包括医院对内对外的各种文化活动和文化仪式,以及员工的行为规范,旨在弘扬医院的精神文化,特别是核心价值观;VI 的设计与品牌设计相结合,不仅能展示院容院貌的独特形象,还要在视觉所及之处展现含有医院文化基因的各种标识标记,如医院商标、院旗、院徽、院歌、院训、视频以及医院建筑物、医疗设备及用品、办公设备及用品等上面的特定视觉元素来体现医院文化。最后还要编制医院文化手册来进行归集、总结和宣介。虽然医院识别系统(HIS)无法涵盖医院文化建设的全部,但它已经提炼了医院文化的精髓部分,是一种简易的医院文化建设工具,业外对于 CIS 的设计非常成熟,完全可以借鉴和导入,民营医院可以以此作为医院文化建设的突破口或者初级阶段,积累成功经验后,再进行系统的医院文化建设。

最后需要指出的是,上述民营医院的文化架构模型以及基于该模型的五个维度的文化内涵的界定和传播策略,初步构建了民营医院文化建设的基础性框架。其实这个基础性框架是一个组织系统关于文化建设的规范性模型,该模型同样适用于公立医院。公立医院与民营医院文化建设的最大不同在于精神文化,特别是核心价值观的不同,公立医院具有公益性和非营利特征,"其价值取向的定位表达应为公益普及"①,而绝大多数民营医院的精神文化中有逐利性因子,在文化内涵的界定和传播策略的选择上有商业性因素。因此,剔除这些因素外,其外壳,也就是文化建设模型、文化内涵的界定方式及文化传播的策略框架,公立医院也可以参考。

8.5 案例:阿里巴巴企业文化的六种方式

阿里巴巴在企业文化建设上有六种方式②:

第一,文化道具。阿里巴巴会借助一些"物语"来与员工的心连接,借物管心。比如,淘宝的所有员工都要学会倒立,淘宝希望员工能够在工作中换个角度看问题。

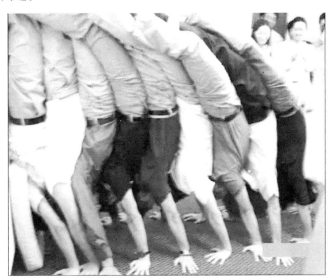

图 8-2:阿里巴巴内部的倒立文化

---

① 汤优佳,公立医院改革的价值取向及制度创新 [J]. 中华医院管理杂志 2016.32(8):630-633.

② 根据阿里巴巴集团绩效考核负责人贾老师访谈,由 Micheal.Q 整理,笔者补充了部分内容,并做了条理性调整 . [EB/OL]. [2016-01-08].http://www.woshipm.com/chuangye/263832.html.

第二,传承布道。阿里认为,价值观的宣导和传递需要在企业内部形成一定的传播机制,员工不应是卫道士,而应该成为布道者。在阿里巴巴的每个业务部门,都相应地设立了"政委"这个角色,"政委"的主要任务就是传播阿里巴巴的价值观。员工的价值观在一定程度上决定了员工的工资、奖金以及晋升。阿里巴巴将员工的能力评价分为三层,包括价值观、专业能力和流程能力。其中,价值观的审核占据了基础能力的75%,其次是流程能力的15%,以及专业能力的10%。

第三,制度与文化的协同。阿里认为,缺乏制度保障的文化是空洞的,缺乏文化支持的制度是乏力的。例如,当严重违规的人员被开除之后,阿里一般的做法是,在一定范围内为员工还原事情本来的真相,而不是让谣言继续传播。

第四,固定仪式。每年的5月10日,是阿里集团集体婚礼的日期,无论多忙,马云都会亲自来主持婚礼。事实上,5月10日对阿里有着重大意义,这一天是阿里战胜"非典"的日子。除了集体婚礼之外,这一天还是阿里开放日,在开放日,阿里员工可以带家属一起上班,也可以带上自己的宠物一起到公司。更为有趣的是,2009年的员工大会,阿里的高管在马云的带领下集体演出了一个话剧——白雪公主,马云现在在网络上广为流传的剧照就是出自这场演出。

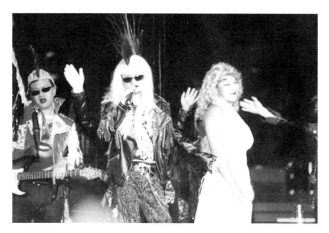

图8-3:2009年阿里巴巴员工大会

第五,故事传播。阿里的每一个管理者都要成为故事的发现者、收集者和传播者。新员工入职之后,一般都会听到几个小故事,有的是当年创业艰辛的,有的是努力工作的。除了讲述之外,阿里还会将自己员工的故事拍成视频,给其他员工做激励。比如阿里对老员工的管理,一个值得注意的细节是,在阿里,只有五年以上的老员工才能佩戴橙色的工牌,这个工牌只针对工龄,跟职位并无关系,这是阿里给老员工的一种荣誉和尊敬,同时也是激励着老员工主动去传播企业文化。

第六,相信员工。在阿里巴巴集团的管理文化中,很重要的一条是相信员工。公司对员工迟到并不敏感,包括简短的审核流程,背后就是对员工的信任。每天9点上班的阿里巴巴,电梯最拥挤的时段却出现在9点半到10点之间。在阿里巴巴,员工并不强制打卡,这就是为什么在上班时间在咖啡馆和健身房还能看到阿里员工的影子。更具体的做法是,阿里巴巴对加班的员工提供免费晚餐,但是享受免费晚餐并不需要上级的审核。当然,不需要审核的免费晚餐自然会有人蹭吃,而阿里巴巴的管理哲学是选择相信员工,"天天蹭吃又不加班,自然会有人说你"。另外一个不需要审核的福利是,只要怀孕的员工,每人可以领两件孕妇装。"企业文化落到实处就是相信员工,相信员工是很重要的企业文化。"

第9章 民营医院的国际认证策略

随着国家进一步鼓励社会办医政策的出台,促进社会办医加快发展的配套措施陆续落地,近几年国内外各路社会资本跑步进场,纷纷加入中国医疗市场的发展进程,医疗服务供给侧的竞争越来越烈。由于中国医疗改革的滞后,整个民营医疗行业还不成熟,社会资本的进入,不仅带来了鲶鱼效应,激活了民营医疗求生存谋发展的本能,而且还把业外先进的经营管理思想、理念和方法带入医疗行业,其中的成果之一就是业外常用的符合市场经济游戏规则的各种国际认证,通过认证的"以评促建,以评促改"的效应来提升民营医院的高品质、标准化的服务能力,与国际市场接轨,从而整体提升民营医院的服务能力和管理水平。据笔者调查,目前民营医院可以引进的主要国际认证项目如表9-1所示:

表 9-1: 民营医院主要的国际认证项目

认证名称	行业属性	认证侧重点	认证机构	国别
JCI	医疗	医疗安全	JCI 委员会	美国
KTQ	医疗	医疗质量	KTQ 集团	德国
HIMSS	医疗	医院信息化	HIMSS 协会	美国
TÜV-SQS	服务业	服务质量与服务环境	莱茵 TÜV 集团	德国
ACHS	医疗	医疗安全与质量	ACHS 委员会	澳大利亚
ISO9000	任何组织	质量管理	委托认证	国际标准化组织

本文将就上述前四项国际认证逐一介绍,并简要分析民营医院的应对策略。至于澳大利亚的 ACHS 认证在我国目前只有一家(港大深圳医院,2015 年认证),不是主流;而 ISO9000 族质量认证非常基础,且大都已熟知,所以,限于篇幅,本文将此两项认证略过。

9.1 JCI 认证及策略

9.1.1 JCI 认证概述

JCI 全称"Joint Commission International"(国际联合会,简称"JCI"),早前是由美国的国际医疗卫生机构认证联合委员会(Joint Commission on Accreditation of Healthcare Organizations 简称 JCAHO)用于对美国以外的医疗机构进行认证的附属机构,美国国内的认证并不采用 JCI,而是采用上述的 JCAHO 认证,其参考标准是 IQIP(International Quality Indicators Project,国际医疗质量指标体系,简称"IQIP")。现在 JCI 已经属于 Joint Commission Resources, Inc.(JCR,资源联合会集团)的一个部门。JCI 是世界卫生组织(WHO)认可的评审机构之一,其核心价值是:降低风险,保证安全,医疗质量的持续改进;其宗旨是:通过提供全球范围的认证服务和咨询服务来提高全球医疗机构的服务质量,确保医疗安全。JCI 医院评审标准每三年修订一次,从 2017 年 1 月 1 日开始应用其第六版认证标准。

截至 2017 年 5 月 7 日,有 67 个国家和地区的 700 多家医疗机构通过

了JCI认证,其中中国大陆77家、香港1家,台湾17家。中国大陆77家JCI
认证医院中,从医疗机构性质来分,公立医院42家,民营医院33家(其中莆
系17家),合资医院2家;从医院等级来分,三级医院38家,二级医院11家,
未知级别医院28家,其中:广东省的民营三甲医院祈福医院是大陆第一家
JCI认证医院(2003年),浙江大学医学院附属邵逸夫医院是第一家通过认
证的公立医院(2006年,也是大陆第三家JCI认证医院),成都锦江区东大社
区卫生服务中心是唯一一家通过JCI认证的社区医疗机构。

9.1.2 JCI认证内容

目前JCI第六版内容相对于第五版有少许改动,将原来的内容细化了
5条,新增加3条,大框架没变,还是四大模块,具体如下表所示(表9-2):

表9-2:JCI(V.5)评审标准及衡量要素

认证模块	JCI认证标准(共17章)	1级子标准	2级子标准	3级子标准	衡量要素	英文原版
一、参评要求	参评要求	12			12	Accreditation Participation Requirements(APR)
二、以患者为中心的标准	国际患者安全目标(IPSG)	6	4		30	International Patient Safety Goals(IPSG)
	医疗服务的可及性及连续性(ACC)	6	15	5	117	Access to Care and Continuity of Care(ACC)
	患者和家属的权利(PFR)	6	13		67	Patient and Family Rights(PFR)
	患者评估(AOP)	6	27	5	162	Assessment of Patients(AOP)
	患者治疗(COP)	9	17		107	Care of Patients(COP)
	麻醉和外科护理(ASC)	7	9		54	Anesthesia and Surgical Care(ASC)
	药物管理和使用(MMU)	7	12		76	Medication Management and Use(MMU)
	患者与家属的教育(PFR)	4	1		17	Patient and Family Education(PFE)

续表

认证模块	JCI 认证标准（共 17 章）	1 级子标准	2 级子标准	3 级子标准	衡量要素	英文原版
三、医疗机构管理的标准	质量改进与患者安全（QPS）	11	1		53	Quality Improvement and Patient Safety（QPS）
	感染预防及控制（PCI）	11	8	1	68	Prevention and Control of Infections（PCI）
	治理、领导和管理（GLD）	19	14		140	Governance, Leadership, and Direction（GLD）
	设施管理与安全（FMS）	11	11	2	89	Facility Management and Safety（FMS）
	员工资质与教育（SQE）	16	8		95	Staff Qualifications and Education（SQE）
	信息管理（MOI）	12	3		61	Management of Information（MOI）
四、医学中心医院标准	医学职业教育（MPE）	7			30	Medical Professional Education（MPE）
	人体受试者研究项目（HRP）	7	3		42	Human Subjects Research Programs（HRP）
合计		157	146	13	1220	

上表是 JCI 第 5 版本评审标准及衡量要素,第六版本在上述基础上进行了微调,细化了 5 个标准,新增 3 个标准,如下表所示(表 9-3):

表 9-3：JCI 第 6 版微调的条款

在第 5 版本基础上细化的条款	在第五版本上基础上新增的条款
1. 门诊防跌倒 IPSG.6.1	1. 抗生素监管 MMU.1.1
2. 床旁检验 AOP.5.1.1	信息资源的管理 GLD.7（原有标准，新增衡量要数）
3. 传染病的预防和识别 PCI.8.2	2. 电子病历中的复制和粘贴 MOI.11.1.1
4. 施工风险评估管理 FMS.4.2.1	3. 保障医疗业务的连续性 MOI.13（防止断电，与 HIMSS 有代表参与第六版标准委员会有直接关系）
5. 高风险员工预防接种 SQE.8.2.1	

JCI 评审组现场评审时(一般医院三名评审官,医院相应组成:医生组、护理组、管理组;医学中心多一名评审官:临床组),按照上述标准,对照衡量

要素逐条审查。如果医院符合以下所有条件，就可以通过评审：

（1）针对每条标准（1级子标准），医院均达标，也就是指得分至少达到"5"分。

（2）针对每一章标准，医院均达标，也就是指总分至少达到"8"分。

（3）医院表现出的总体可接受程度，也就是指总分至少达到"9"分。

（4）被认定"不符合"或"部分符合"的可衡量要素总数不超过之前24个月内按照医院评审标准调查的医院的平均值（标准差不小于3），该条款适用于JCI复查，每三年一次。

（5）IPSG中没有"不符合"的可衡量要素，也就是IPSG每条标准均具有一票否决权。

如果满足上述JCI评审的要求，医院会获得"评审通过"奖项。该结论表明医院在现场调查时遵从了所有适用标准。JCI评审项目根据需要可能要求医院提交一份必须被JCI评审项目接受的战略改进计划（SIP），否则可能移除其"评审通过"状态。

9.1.3 JCI认证流程及费用

JCI评审认证的流程一般如下图所示：（图9-1）：

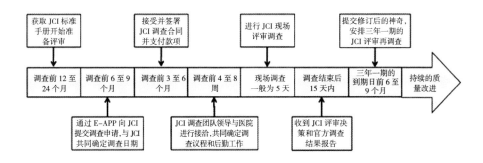

图 9-1：JCI 评审认证的流程

JCI现场调查一般为五天，现以一般医院现场审查的一天日程安排为例来进一步了解JCI评审员的工作（医院评审日程示例：5天，3名评审官），参见下表（表9-4）：

表 9-4：JCI 评审员现场评审的一天安排示例

时间	医生组	护理组	管理组
08：00-09：00	每日简报		
09：00-10：00	科室服务质量测评追踪	追踪活动	设施管理与安全文件审查和设施巡查
10：00-12：00	追踪活动		
12：00-13：00	评审员工作午餐（团队简报和调查计划）		
13：00-14：00	药物管理系统追踪（包括门诊追踪、审查用药差错数据和供应链完整性）	质量计划访谈	设施巡查
14：00-16：00		追踪活动	
16：00	与评审协调员见面（根据需要，确定第二天的需求）		

关于 JCI 认证费用情况，应该包括医院为获得 JCI 认证所支出的所有费用，主要包含以下四项支出：

（1）前期咨询、辅导或者培训费：虽然非必须，但如果想尽早、顺利通过认证，这笔支出一般少不了。JCI 有专门的咨询培训机构，其提供的咨询培训服务要价较高。据笔者调查，国内某家三甲医院 2017 年邀请 JCI 相关机构来华咨询培训，除了提供美方来华人员的往返机票及五星级酒店等食宿、交通、翻译等开销外，还要支付 35 万美元左右的咨询培训费。国内也有机构提供 JCI 培训服务，比如华润医疗与 JCI 的合资公司等等，国内培训费用要相对低一些。

（2）医院硬件、软件投入，这部分费用从几百万到数千万人民币不等，主要包括环境改进、消防设备、后勤设施、药品管理以及 HIS 系统改进更新等。特别是医院 HIS 系统，JCI 一般要求达到美国 HIMSS 验证标准（详见后文"MIMSS 验证"），而如果要达到其最高级 7 级验证的话，信息化投资要上千万级。

（3）JCI 现场认证费用，包括认证费，评审官的国际、国内交通、住宿、餐饮费，笔译、现场口译等费用。JCI 认证一般有基线调查、模拟评审和正式评审。JCI 认证费本身只有 5 万美元，但基线调查、模拟评审的收费都和认证费用相差不多，整个认证过程走下来至少都在百万人民币以上。

（4）认证后持续改进的人力物力投入，以满足三年一次的复评，每次复评的费用和现场认证费用一样。

上述四部分费用加总起来，对于民营医院来说是个不小的数字，而且上述费用还不包括医院本身的人力资源投入。据笔者所知的案例，2017年江苏某县级市公立医院JCI认证辅导250万元；上海某民营医疗集团下属3家医院打包JCI培训与认证近200万元；上海某医院JCI认证及岗位与绩效设计、辅导、培训项目196万元；某市卫计委组织12家医院参与JCI培训费720.8万。

9.1.4 JCI认证的应对策略

JCI认证侧重于医疗安全和医疗服务质量，其实我国的医院等级评审也有相关内容，我国最新的医院评审标准是2011年4月和2012年1月分别出台的《三级综合医院评审标准（2011年版）》[①]和《二级综合医院评审标准（2012年版）》[②]，评审内容中关于医疗安全和医疗服务质量也多有规定，当时的卫生部还专门出台《医院评审暂行办法》[③]，只是由于评审过程中出现不少不规范因素，同时评审对于医院的管理方式、业务流程的评审标准不够落地等原因，才导致自1989年以来的三次暂停，分别发生在1998年、2012年和2014年。

笔者认为，JCI标准对于提高民营医院的医疗安全、医疗服务质量是毫无疑问的，但JCI无法提升医院的医疗技术水准和临床诊断水平，这也是客观的，而这才是客户最核心的价值所在，这最核心的价值体现在医师的诊疗水平和设备设施的水平上。因此，对于JCI等商业化的国际认证，国家卫计委规划和信息司司长侯岩"反对国内医疗机构参与国外机构组织的营利性评

---

① 卫生部."三级综合医院评审标准（2011年版）"（卫医管发〔2011〕33号），2011-04-22.
② 卫生部."二级综合医院评审标准（2012年版）"（卫医管发〔2012〕2号），2012-01-13.
③ 卫生部.关于印发"医院评审暂行办法"的通知（卫医管发〔2011〕75号），2011-09-27.

测活动"① 的观点获得了多数人的赞同。JCI 认证需要理性对待,无须跟风,一定要根据医院自身需要和财务状况量力而行。

中国民营医院近九成都是基层中小医院,二三级医院只占一成,JCI 认证对于服务半径只有五公里,平均日诊疗人次数为 66.33 人次,平均日出院人数 4.31 人②,服务对象都是中国人的基层小医院来说,有无必要去申请这类认证值得三思,即使认证通过了,能够带来什么,投入产出是否科学合理,一定要谨慎。不去认证不代表医院就不可以对照 JCI 标准自我整改,自我完善。因此笔者认为,大多数基层医院没必要去申请认证,但可以对标(JCI标准)管理;对于财力充沛的基层医院当然可以去申请认证,中国医疗改革的分级医疗体系会将大量病人的首诊导入基层医院,如果有这样的认证,未来会有助于吸引客流。对于二三级民营医院以及从事高端增值医疗的民营医院来说,服务半径广,市场竞争激烈,甚至有国际客户,如果财力许可,可以去申请 JCI 认证。另外,客观来说,JCI 毕竟是一种商业化的认证商品而已,何况 JCI 近几年的认证有种将 HIMSS 捆绑起来一道销售的意味③,而高等级的 HIMSS 验证,其投入之高,可能是大多数基层民营医院无法承受之重。JCI 近年来在中国很火,但在欧洲市场却反响平平。总之,来自美国的这两种国际认证既是国际先进理念、先进服务模式的代表,也是技术服务商品化的代表,更是商业化运作的典型代表,它们结伴前行,利益共享的合作模式值得国人深思和学习。不过国内已有通过 JCI 认证的医院不再申请 JCI 复查,未来这样的医院可能不止一家。

---

① 尹聪颖,郑少丽. 叫停 HIMSS 评审背后,到底动了谁的奶酪? [N]. [EB/OL]. [2015-02-04]. http://news.hc3i.cn/art/201502/32681.htm.

② 根据 2016 年 1-11 月卫计委发布的统计数据计算而来。2016 年 11 月底全国医疗卫生机构数及 1-11 月全国医疗服务情况 . [EB/OL], [2017-02-24]. http://www.nhfpc. gov.cn/mohwsbwstjxxzx/s8208/new_list.shtml.

③ JCI 首席顾问兼大中华区咨询主任刘继兰女士也是 HIMSS 副总裁兼大中华区执行总监,同时还是 JCI 与华润医疗集团新建合资公司的顾问,负责协调本地区的 JCI 相关业务拓展。

9.2 KTQ 认证及策略

9.2.1 KTQ 认证概述

KTQ 是德语 Kooperation für Transparenz und Qualität im Gesundheitswesen（德国医疗透明管理制度与标准委员会）的简称，该委员会是由德国医院协会、医师协会、护理协会、全德医学会、联邦健康保险公司、德国医疗保险公司共同组建的公益性公共管理机构，主要承担制定科学合理的医院管理制度和标准，对各医疗机构的管理制度和标准进行检查和质量认证。1997 年 H.D.Scheinert 博士、F.W.Kolkmann 教授（KTQ 名誉主席）和 Gesine Dannenmaier（中文名：戴纳美，KTQ 总裁）等专家，在德国联邦卫生部门的资助下启动了第一个评审项目，德国从 2002 年开始推行 KTQ 认证管理制度以来，截至 2013 年底，当时全德 2040 医院中，通过 KTQ 认证的医院接近 550 家[1]，可见认证之严格。作为欧洲认可度较高的医疗质量认证，KTQ 质量认证不仅在德国，而且在奥地利、瑞士等国也有广泛应用。一份 2011 年的数据也许可以看出 KTQ 发展之快：当年德国医疗市场上三家主要的认证机构市场份额分别为：DIN EN ISO9000ff 47%（开启于 1994 年），KTQ 30%（开启于 2002 年），JCI 5%[2]，由此可见，KTQ 大有赶超先行者的势头。

2010 年，戴纳美女士将 KTQ 标准引入中国，2012 年底华中科技大学附属同济医院通过 KTQ 评审，成为亚洲首家 KTQ 认证医院，两年后其托管的咸宁中心医院成为我国第二家 KTQ 认证医院；2015 年佛山市妇幼保健院成为我国第三家 KTQ 认证医院。湖北天门一院、广东阳江妇幼保健院等医院也都启动了 KTQ 评审认证工作。由于 KTQ 进入我国比较晚，目前我国通过 KTQ 认证的医院还不多，不过中德两国政府的卫生部门之间有合作，再加上 KTQ 本身的科学性和权威性，未来申请 KTQ 认证的医院将会越来越多。

---

[1] Gesine Dannenmaier（戴纳美）. 德国医院透明及质量管理 [R].2013. [EB/OL].[2016–05–30].https://wenku.baidu.com/view/075e64b09b6648d7c0c74667.html.

[2] Seyfarth Metzger. Zertifizierungen in Gesundheitswesen[J]. Radiologe,2011,32（51）:859–863.

9.2.2 KTQ 认证内容

KTQ-2009 版本认证涵盖六大方面内容:"以病人为中心""以员工为导向""安全""沟通与信息管理""医院领导""质量管理",共有 25 个子目录内容,31 条核心标准和 32 条非核心标准,满分为 1413 分,首次评审只要达到 55% 要求,即 777 分就可通过认证①,三年一次复审,每次复审的得分要比上次高,否则不予通过。2015 年,KTQ 推出新版本,主要有以下特点:一是取消了早前核心条款与非核心条款的区别,而是在条款下的衡量要素中列出若干带"*"的核心要素,即该要素必须达到。同时取消核心条款 1.5 倍得分加成。二是评价标准由 2009 版的 63 条变为 55 条,精简合并了部分标准,使之更符合当前医院的发展实际情况。三是取消了 2009 版评价标准的每条标准按 PDCA 进行分别考核,而是对标准下的每条衡量要素的 PDCA 情况进行考核,参见图 9-2 和图 9-3。如图 9-2 中,仅对标准 1.3.1 按一个 PDCA 标准环来考核,而图 9-3 中,是对标准 1.3.1 下的 5 条衡量要素均按 PDCA 标准环来考核。因此,2015 版 KTQ 认证标准在强调持续改进和精细化管理方面,大大提升了一个难度。

1.3.1 门诊患者的诊断和治疗			
计划 PLAN	执行 DO	检查 CHECK	行动 ACTION
0　　1　　2　　3	0 1 2 3 4 5 6 7 8 9	0　　1　　2　　3	0　　1　　2　　3
描述标准所提及的过程计划/目标状态,以及所在机构所明确的责任,需包括(但不仅仅限于)以下内容,请尽量详细描述	描述标准中所提及相关内容的现状或流程。需包括(但不仅仅限于)以下内容,请尽量详细描述	简要描述在计划和处理过程中修正和评估相关标准、操作和流程的衡量标准和采取的具体方式	描述从检查结果中得到的改进措施
①门诊患者急诊处治疗程序和收治能力的规划 ②提供专科门诊、特殊门诊、医院门诊部的计划 ③专科、特殊门诊流程的计划 ④门诊病历施行的计划 ⑤专科、特殊门诊的职责范围和服务范围的计划 ⑥对先前诊断结果的利用的计划 ⑦将信息反馈给基层医院医师的计划	①门诊患者急诊处治疗程序和收治能力相关流程 ②提供专科门诊、特殊门诊、医院门诊部的流程 ③对先前诊断结果的利用 ④门诊患者病历资料的归档 ⑤对基层医院或社区医生提供后续治疗信息	①对患者及其家属的访谈结果 ②对投诉的分析 ③与社区和基层医院医生的访谈结果 ④门诊病楞施行的计划 ⑤与其他医院或者医院内部不同科室之间的比较结果	①基于以往检查结果的改进措施

图 9-2:KTQ-2009 版本示例:1.3.1 门诊患者的诊断和治疗

---

① 文莉,王芸. 德国 KTQ 质量认证体系申请与认证的介绍 [J]. 医药卫生。2015.1(7):275.

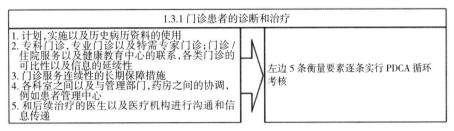

图 9-3：KTQ-2015 版本示例：1.3.1 门诊患者的诊断和治疗

除了评价标准更新之外，评价后的反馈报告，即外部评审报告的形式也发生了变化。早前 KTQ 版本现场评价后，KTQ 给出了评审报告是按照 KTQ 标准 6 大内容，分别从 PDCA 的 4 个方面来指出医院管理工作中存在的不足之处，约 150 条。2015 版本现场评价后，外部评审报告按照每条标准进行评价，提供该条目的"潜在改进点"，意即受评医院当前条件下通过努力可在下一轮评价之前（3 年为期）可以达到的，约 190 条。下一次 KTQ 现场评价，KTQ 评审员将重点考察"潜在改进点"部分[①]。

KTQ 认证中，非常重视 PDCA 环的运用，"计划 PLAN"要求针对每一条标准均有可实现的目标计划，并明确目标的实施步骤和责任人；"执行 DO"则要求按照计划执行，及时落实每一步骤；"检查 CHECK"就是检查结果是否达到计划规定或者预期，并分析原因，提出对策；"行动 ACTION"就是根据 CHECK 的结果，成功的做法要推广，未达效果的做法进入下一个 PDCA 环。

9.2.3 KTQ 认证流程及费用

KTQ 评审认证，首先要在医疗机构内部进行 KTQ 介绍、培训，并进行相关人员的个人认证，然后开始医院的自我评估，最后是现场调查评审和认证。

自我评估阶段，医院成立多个由不同学科，不同专业，不同阶层的人员组成工作组并在评估开始前对评估人员进行 KTQ 标准的培训，确定评估范围。除工作组以外，还要成立协调组，对自我评估的组织工作（如工作组的建立，任务的分配，工作组的评估方法路径，数据的处理）、不同工作组之间标

---

① 杜杏利,陈安民等 . 借鉴 KTQ 认证新思路完善我国医院评审体系 [J]. 中国医院 .2017.21（3）:1-2

准的统一、标准的评价以及自我评估下一步的准备工作等进行统一安排。工作组的任务包括收集数据、描述标准要求,并处理数据,将结果转发给协调小组。在自我评估完成后,工作组负责完成自我评估报告的书写。自我评估报告是医院对自我评估过程的一个说明,严格按照KTQ要求的格式逐一填写。

现场调查阶段,根据医院规模,在5~15天的时间中实地评审,评审团由3~4位德国专家组(认证主任、医务专家、护理专家和财务专家等)和医院里相对应的专家组成,如行政主管、主任医师、高年资医师、护士长、护理部主任等,医院里参与评审的所有专家均要通过KTQ的培训和认证。KTQ专家根据从自我评估中获取的信息选择检查区域,并在这些区域内对自评中描述的过程进行详细的检查和询问。在完成现场调查后,由德国专家组出具现场调查报告并决定是否通过评审。现场调查的具体步骤见图9-4。

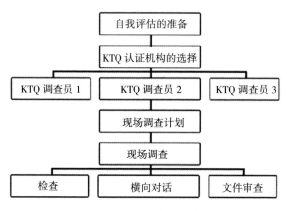

图9-4:KTQ现场调查程序

KTQ认证有效期为三年,如果医疗机构希望继续使用KTQ认证,需要在认证失效期前完成新的认证。KTQ质量报告由医疗机构和KTQ标准委员会进行发布,患者、家属、社会所有人员均可从KTQ官方网站上查询;KTQ为医院每个环节的工作质量制定了流程管理制度和服务标准、收费标准,这些制度和标准都是公开透明的。对患者透明,协助患者决定是否在此医院治疗,并在治疗前为患者提供足够信息;对执业医师透明,使其明了患者入院接受治疗的程序;对医院员工透明,使他们了解自己工作场所的绩效与质量管理的相关信息;对医院本身透明,在经过成功的认证后,显见对其绩效进行的衡量[①]。

KTQ 的培训辅导及认证费用在 KTQ 总部的德文网站上有所披露。笔者随机调查一下 2017 年国内医院招标采购 KTQ 的标价行情,3 月份广东省某妇幼保健院采购预算为 400 万元。

9.2.4 KTQ 认证的应对策略

KTQ(2015 版)与 ISO9001(2015 版)都属于质量管理标准,PDCA 戴明环作为质量管理最经典的工具在这两部权威标准中都得到了深入应用。KTQ 作为医疗机构质量管理的专业标准,从其核心理念及构架(参见图9-5)不难发现其将"以患者为中心"的理念变成了切切实实的行动并融入标准中,并处处展现出德国人对于质量管理的精密思维和孜孜以求,与 JCI 相比,前者注重医疗质量的改善和进阶,后者注重医疗安全的保障和提升;前者注重软性条件的建构,后者注重硬性资产的投入,两者各有所长。基层民营医院可以参考这些标准的衡量要素,对标管理,自我整改,逐步构筑与国际接轨的条件;高等级民营医院可以根据自身的条件和需求,量力而行。

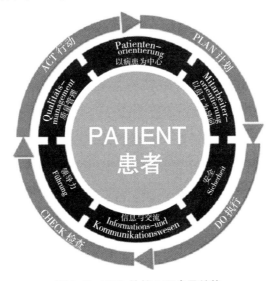

图 9-5:KTQ 的核心理念及结构

---

① 冉利梅,王华等.德国医院透明管理制度与标准解读[J].中国医院管理 2013.381(4):14-16

对于那些想引进 KTQ 认证的医院而言,一个比较便利的条件是,中德两国政府卫生部门有合作,2014 年 9 月李克强总理访德期间促成签署中德卫生领域双边合作协议,2015 年 9 月"中国版县(区)级公立医院医疗质量持续改进与评估体系项目"正式启动,首批 4 家试点医院已经敲定。虽然这是公立医院的项目,但民营医院从此就有了就近学习的标杆,不仅如此,早在 2013 年 12 月,我国首个"中德 KTQ 质量管理研究所"在武汉华中科技大学附属同济医院正式成立,有志于开展 KTQ 认证的民营医院可以前去学习取经。

9.3 HIMSS 认证及策略

9.3.1 HIMSS 认证概述

HIMSS 全称"Healthcare Information and Management Systems Society"(美国医疗信息与管理系统协会),HIMSS 前身为 HMSS(Hospital Management Systems Society,美国医院管理系统协会),于 1961 年在美国芝加哥成立,随着关注领域的不断拓宽,HMSS 改为现名。HIMSS 在全球拥有 5 万余名个人会员,600 多家企业会员和 250 多家非营利性合作组织,并在欧洲和亚洲设立有分支机构,在全球健康信息技术领域开展健康理念、健康教育、健康论坛、市场调研和媒体服务。目前大中华区 HIMSS 提供两种产品,一是 CPHIMS 认证考试(针对医疗行业 IT 人才的认证考试),二是 HIMSS 评级(针对医疗机构信息化建设水平的评级)。HIMSS 评级将医院信息化建设分为 0–7 级共八个等级,其中 7 级水平为最高等级。高等级 HIMSS 要求医院信息化管理系统非常全面,包括临床业务闭环管理、数据互联互通、临床决策支持、结构化电子病历等等方面,最终实现无纸化运营。截至 2014 年 10 月底,通过 HIMSS 7 级验证的医院全球有 192 家,其中美国 186 家(占全美医院的 3.4%),中国 2 家,德国、西班牙、加拿大、韩国各 1 家。

HIMSS 组织于 2014 年进入中国,截至 2017 年 4 月底,我国有 4 家通过 HIMSS–7 验证:北大人民医院(2014 年 5 月)、盛京医院(2014 年 10 月)、泰达国际心血管医院(2015 年 11 月,该院 6、7 级同年通过验证)、广州市妇女儿童医疗中心(2016 年 10 月);通过 HIMSS 6 级验证医院 25 家,其中 2014 年以前 6 家(含台湾 4 家),2014 年 2 家,2015 年 5 家,2016 年 12 家(含台湾 1 家);目前通过 HIMSS 验证的医院都是公立医院(台湾地区除外)。

9.3.2 HIMSS 认证内容

2006 年,HIMSS 发布了《Electronic Medical Records vs. Electronic Health Records:Yes,There ls a Difference》白皮书,提出 Electronic Medical Records Adoption Model(EMRAM,电子病历应用模型),并以此为依据,将医疗机构的信息化建设水平分为 8 个等级,详见表 9-5:

表 9-5:HIMSS 验证等级及衡量标准

等级	衡量标准
0 级	局部临床工作自动化,尚未建设药房、实验室和放射系统。
1 级	建设了药房、实验室和放射系统。
2 级	采用 CDR(clinical data repository,临床数据存储库)存储临床系统数据、受控医学数据,以供临床工作者调用。CDR 采用受控医学词汇及临床决策支持 / 规则引擎,进行冲突检查。其中,影像数据存储系统可能已和 CDR 关联。
3 级	支持三测单、特护单临床文档,完成护理记录 / 护理计划和 EMAR(Electronic Medical Administration Record,电子医疗管理记录)和 CDR 的整合,并至少在一个病区上线使用。完成初级 CDSS(Clinical Decision Support System,临床决策支持)和医嘱录入整合应用,PACS 初步可供临床医生调阅图像。
4 级	CPOE(computerized physician order entry,计算机医嘱录入)供所有医务人员应用,同时加入到护理和 CDR 环境。具有基于循环临床指南的中级 CDSS。至少一个病区 CPOE 上线运行。
5 级	至少一个病区应用药物闭环管理。EMAR、条码或 RFID 等技术与 CPOE 和药房系统整合应用,最大限度保证患者安全。
6 级	至少一个病区部署包含结构化模板的完整医疗文档。应用高级 CDSS,为所有临床工作提供基于临床指南和结果相关的提示。具有完整的 PACS,可通过网络查看医疗影像,完全取代胶片。
7 级	实现全院无纸化,支持同院外各种医疗相关机构共享信息,支持真正理想化的电子健康档案。

HIMSS 将医院信息化水平分为上述八个等级,同时还规定:0-5 级评审可选择现场评审或者电话评审, 6 级、7 级必须进行现场评审;0-6 级可以直接申报, 7 级不能直接申报,必须先达到 6 级之后升级到 7 级,其 7 级验证的内容主要包括:

(1)全面信息集成与交互使用;

(2)临床门诊 / 住院全面结构化病历书写;

(3)基于病人为中心的单点登录;

(4)医疗设备 / 可穿戴设备的数据自动采集、共享与预警;

(5)基于病历文书的全流程的决策支持;

(6)全流程闭环管理(如药品闭环 / 输血闭环 / 母乳闭环 / 手术闭环 / 检验检查闭环等);

(7)基于临床数据中心(CDR)BI 决策分析;

(8)跨医疗机构的健康信息共享与交换(HIE);

(9)医院信息灾备和业务连续性;

(10)利用信息系统实现病人的健康照护;

(11)临床业务不再使用任何纸质病历等。

9.3.3 HIMSS 认证流程及费用

医院要申请 HIMSS 验证,首先要召开董事会或者院务会获得通过,并要有获得通过的《会议纪要》,将该会议纪要和《HIMSS Analytics Hospital Characteristics 医院基本信息表》发至大中华区评级信箱,对方就会联系。一般六级评审受理周期为 3-6 个月,七级评审受理周期为 6 至 12 个月。其流程如图 9-6 所示。HIMSS 现场验证时,一般都是 3 人专家小组 3 天即可验证完毕。

HIMSS 的费用主要包括两大块,即验证费用和 HIS 系统建设投资。关于验证收费:HIMSS 系国外团体机构,其授权医杰(上海)信息科技有限公司作为 HIMSS 大中华区唯一授权单位开展洽谈、执行和管理 HIMSS EMRAM 评级相关咨询项目,包括评级相关的数据调研、流程优化、模拟和正式评审

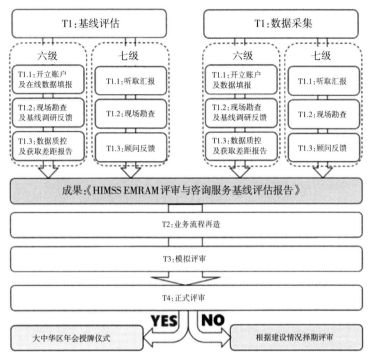

图 9-6：HIMSS 验证流程

等项目；协助 HIMSS 大中华区财务结算业务。因此，所有申请 HIMSS 评级的医院都是通过该公司的协助，完成在线数据填报及评审工作，都与该公司签订 HIMSS 评审咨询服务采购合同，并支付费用。据笔者调查，2016 年 1 月广东某妇儿医学中心 HIMSS-7 采购预算 113 万元，8 月西北某医院 HIMSS-6 级采购费用为 70 万元；2017 年 4 月上海市某医院 HIMSS-6 级采购费为 110 万元，湖北某医院 HIMSS-7 级采购费用 190 万元，福建某医院 7 级咨询、辅导及验证 255 万元（住院 / 门诊双 7 级验证，之前只有天津泰达心血管医院为双 7 级验证）。关于 HIS 系统投资，需要根据验证级别，其硬件、软件投资从数百万元到上千万元不等，以中国首家通过 HIMSS-7 级验证的北大人民医院为例，其合作伙伴方正信息集团（属于北大系）组建上百人的团队以及 2-3 亿元的投资，用了近一年时间才解决其系统信息孤岛、巨大的信息量处理问题。从目前中国通过 HIMSS 6-7 级近 30 家医院来看，其信息化建设周期至少都在两年以上,可见花费不菲。

9.3.4 HIMSS 认证的应对策略

HIMSS 对于提升医院信息化建设和管理水平,使得医院的信息系统能够更加科学和高效无疑具有积极意义。其实我国卫计委曾于 2011 年也发布过类似的标准《电子病历系统功能应用水平分级评价方法及标准(试行)》[①]进行试点,该标准也分 0–7 级共八个等级,从 9 个工作角色、37 个评价项目、528 条评价细目上来评价医院的信息化建设水平,用该标准对 2015 年通过 HIMSS 验证的 11 家医院进行评价的结果,与 HIMMS 验证的结果在得分系数上的相关性高达 0.83,在最终定级的相关系数上达到 0.62[②],可见我国的标准在核心条款上应该与 HIMSS 差距不大,盛京医院 2014 年同时获得国家 7 级和 HIMSS–7 级,也证明了这一点。但总体上来说,由于中国信息化发展水平相比美国还比较落后,我国的电子病历评价系统也没有大面积推广,所以缺乏权威性,导致中国很多公立医院大都转向 HIMSS 验证,单单从笔者随机调查的 2017 年 1–4 月份来看,已经发现不少国内公立三甲医院在自筹经费公开招标采购 HIMSS 验证服务,仅上海一地就有儿科医院、儿童医学中心、同仁医院、岳阳医院等在招标采购 HIMSS6 或者 7 认证,估计 2017 年中国通过 HIMSS 验证的医院将会达到十几家,甚至数十家。

针对公立医院热衷 HIMSS 现象,卫计委规划和信息司司长侯岩 2015 年 2 月曾经表示:"我要明确一个观点:我们反对中国的医疗机构参加国外机构的营利性的等级测评,完全没有必要把它作为信息化建设的一个标志,……我们鼓励第三方进行测评,……卫计委正在着手制定标准化,推进标准化的落地、应用,积极开展评测、认证。"这应该是官方对待这些营利性评审最清晰的表态。中国数字医疗网官方微信据此官方表态进行调查,在 295 位参

---

① 卫生部办公厅. 关于印发《电子病历系统功能应用水平分级评价方法及标准(试行)》的通知. 卫办医政发〔2011〕137 号.

② 舒婷. 电子病历系统评价标准中美比较 [R]. 卫生部医院管理研究所,2015.

与调查的网友中,有 189 人投"支持"票,他们认为砸钱买"洋"标准,没有实际意义;有 78 人投"反对"票,他们认为参与 HIMSS 等级评审是和国际接轨的好机会;还有 28 人投"中立"票[①]。

笔者认为,医院信息化建设是更好地满足以"客户为中心"的医疗服务属性的需要,也是现代医院与时俱进之所必需。但医院信息化建设不仅需要巨额投资,医院管理层的经营思维也要能跟得上信息化时代信息高速流转的进程,而且医院员工也要有操作信息化工具的意识和能力,因此高等级的信息化建设不是一蹴而就的,而是需要一个渐进的过程,不是砸钱就能办成事的。而且 HIMSS 主要是提升医院的运营效率和流程质量,与 KTQ、JCI 等认证直接涉及客户的切身利益不太相同,高等级的 HIT 建设,可能会让客户有更便利的就医体验,但对于客户的核心价值即医疗质量和医疗安全关联度不是很大。因此,从客户端利益的角度来说,考虑到我国民营医院大多数都是基层小医院,HIT 可以上,但不是最紧迫的项目,要逐步建设,逐步升级,与其花大价钱为了 HIMSS 验证,倒还不如把资金用在多引进几台 CT、MRI、SPECT 或者伽马刀、PET-CT 等这些直接造福于客户、提升医院核心竞争力的设备上。对于高等级的民营医院也要根据自身的情况量力而行。公立医院的 HIT 建设水平总体来说比民营医院高不少,他们热衷 HIMSS,客观来说,有他们的技术基础和升级需要,当然某种程度上多少也带有一点攀比性,民营医院大可不必了。

9.4 TÜV-SQS 认证及策略

9.4.1 TÜV-SQS 认证概述

TÜV 是 TÜV Rheinland AG(德国莱茵 TÜV)的简称,是一家国际领先的技术服务供应商, 1872 年成立,一直为解决人类、环境和科技互动过程中出

[①] 尹聪颖,郑少丽. 叫停 HIMSS 评审背后,到底动了谁的奶酪? [N]. [EB/OL]. [2015-02-04]. http://news.hc3i.cn/art/201502/32681.htm.

现的挑战,提供安全的、可持续的解决方案。其集团总部位于德国科隆,在全球 69 个国家设有 500 家分支机构, 全球员工数超达到 19600 人;集团包含 120 多家公司,提供约 2500 种服务,业务集中在 39 个领域,涉及 6 大服务范畴:工业服务、交通服务、产品服务、莱茵学院与生命关怀、ICT 与商业解决方案、管理体系服务;其 2016 财年业务收入为 19.2 亿欧元,净利润 1.226 亿欧元(1 欧元 ≈ 7.52 人民币),其中工业服务、产品检测服务和交通服务三者业务规模相当,合计占有 80% 的营业份额,而与本文有关的管理体系认证只占 8.64% 营业额。

TÜV 认证主要包括产品认证和管理体系认证,其中产品认证是大头,涵盖 15 大门类;管理体系认证包括质量管理体系、环境管理体系、职业健康安全管理体系、食品安全管理体系认证。TÜV-SQS(Service Quality System, 服务质量体系)认证主要是针对服务业,是 ISO9001 质量标准在服务业的定向细化,其服务对象如酒店、零售、观光旅游、汽车销售与服务、医疗等服务业。全球已有五千多家知名品牌企业通过服务验证,TÜV-SQS 在中国大陆市场开展医院认证的时间不长,其大中华区官网上都没有关于 TÜV-SQS 介绍。

截至 2017 年 5 月,中国有十多家医疗机构取得认证,如台湾的长庚医院、彰化基督教医院、朴子医院、光田医院等,大陆认证的首家医院是台商独资医院——上海禾新医院,该医院 2012 年 7 月获得认证,然后是 2014 年 2 月浙江省的三甲精神专科医院——康宁医院(民营医院,在香港主板上市),首批认证的公立医院是 2015 年 3 月浙江省三门县人民医院和北京平谷区医院。其他医院像丽都医美、安琪儿妇产、温州和平整形、北京玛丽妇婴等医院也都随后通过了认证,而舟山广华医院、济宁医学院附属医院、四川华美紫馨等医院都已经启动了认证工作。

9.4.2 TÜV-SQS 认证内容

莱茵 TÜV-SQS 的服务质量认证是在 ISO9001 质量管理标准、过程审核要求及客户特殊要求的基础上,制定专属于客户的评估标准与绩效管理指标系统[①]。其评价标准是依据 ISQM（International Service Quality Management, 国际服务质量管理），涵盖服务流程、服务环境、服务行为、服务满意度、教育培训、服务策略、服务内控机制及系统有效性审核等近千项检查项目，保证患者在电话预约、挂号、服务台、门诊、检验、手术室、病房、药房等就医全流程享受到周到的服务。

TÜV-SQS 评审实施方式包括两方面，一是"神秘顾客"暗访，其评审内容包含网络资讯确认、电话预约、预检、服务台咨询、挂号、门诊、医技项目检查、就医环境、人员服务态度、突发状况测试等流程，暗访的细目多达 500 多项。二是现场审查，内容包含文件审查和科室走访，评审员针对医院环境安全、医疗流程、服务流程、满意度调查、教育训练、自我内稽内控等进行询问与文件确认。

9.4.3 TÜV-SQS 认证流程及费用

TÜV-SQS 认证从项目启动开始需要一年时间，包括一年之中有 3-4 次"神秘客户"暗访，暗访结束后开始现场审查，现场审查一般 3-4 天。在这个一年认证期中，医院一般都要进行认证培训和辅导。

莱茵 TÜV SQS 国际服务品质认证以严谨著称，即使获得认证后，每年须至少复查一次，连续三年，如其中一年复检未通过，会被取消认证资格。

TÜV-SQS 的咨询、辅导或培训价格都不高，目前行情一般在 20-40 万元之间，其认证费用也在这个价位左右。湖北一家医院做 TÜV-SQS 的辅导四人组，每天按 2.2 万人民币元计费，可供参考。

9.4.4 TÜV-SQS 认证的应对策略

德国莱茵 TÜV-SQS 认证侧重于对服务行业的服务流程质量和服务环境质量的评审，因此其针对医疗行业的属性不是很强，无法像 KTQ、JCI、HIMSS 一样专门针对医疗机构进行专业认证，因而对医疗质量和医疗安全的提升作用有限，但它是基于客户的角度来考察和评审医院服务的各个

---

① 姜煜. 德国莱茵 TUV: 致力于中国服务业的质量提升 [N]. 中国新闻网. 上海. [EB/OL].[2016-07-26]. http://www.sh.chinanews.com/cjxw/2016-07-26/8368.shtml.

环节,因而对客户服务体验感的提升会带来很大帮助;TÜV-SQS 本质上是 ISO9001 的一个特殊版本,因而其对质量控制的标准化、体系化建设非常专业,这也会给民营医院的标准化管理体系的建设带来很大启发;而且 TÜV-SQS 的认证名声在外,也是金字招牌,总体费用不高,投入产出比较高,民营医院可以引进。

第三篇　医务管理篇

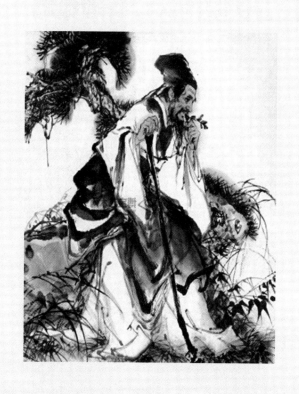

医者仁心，死生之地，存亡之道，不可不察也

第10章　民营医院的医疗管理策略①

2017年1月份我国接连发生两起重大医疗事故:青岛某区级公立医院9名病人因为院感而传染上乙肝病毒,浙江某大学附属三甲医院的医源性感染造成5名患者感染艾滋病病毒,这两起连续发生的、完全可以避免的违规操作事故为新中国成立以来所罕见。沉痛之余,我们换个角度反思,如果这样重大的医疗事故发生在民营医院,这家医院还能办下去吗? 医疗管理是医院为客户提供核心价值的基本保障,生死攸关,涉及客户的根本利益,也是医院的使命和价值所在。对于民营医院来说,医疗质量、医疗安全就是其生存之本,而医疗的运营效率是其发展之道。因此本文将借鉴国内外医院有关医疗管理方面的先进做法,并参考业外成熟行业相关的成功经验,来探讨我国民营医院医疗管理的三个核心功能,即医疗质量管理、医疗安全管理和

---

① 根据本文主要内容改写的论文已被《现代医院管理》杂志社审核通过,笔者已经收到用稿通知。

医疗运行的效率管理。希望少一些悲剧重演，多一些对生命的尊重和敬畏。

10.1 民营医院医疗管理现状简析

在讨论民营医院医疗管理策略之前，需要明确两个基本事实：1）根据 2016 年卫计委发布的统计年鉴显示，截至 2015 年底我国各类医院结构及比重统计如下[①]，参见表 10-1：

表 10-1：2015 年我国各类医院结构及比重

医院性质		合计	按医院级别分				按机构类别分		
			三级医院	二级医院	一级医院	未定级医院	综合医院	专科医院	其他医院
民营医院	数量（家）	14518	151	1378	5505	7484	8893	4200	1425
	占比	100.00%	1.04%	9.49%	37.92%	51.55%	61.25%	28.93%	9.82%
公立医院	数量（家）	13069	1972	6116	3254	1727	8537	1823	2709
	占比	100.00%	15.09%	46.80%	24.90%	13.21%	65.32%	13.95%	20.73%

从表 10-1 可以看出，我国民营医院近九成都是一级或未定级医院的基层医院，二三级医院合计占比只有一成，这与公立医院近 62% 的二三级医院占比，形成鲜明的对比；中国民营医院绝大部分是营利性医院，是依据公司法成立的公司制医院，而公立医院是承担公益性医疗的非营利性的事业单位，医院性质的不同导致它们追求的目标不同。从上述两个事实可知，绝大多数民营医院都是基层小医院，临床水平和技术难度不高，业务相对简单，因而在医疗管理水平上与公立医院相比，其体系性、严谨性和规范性相差甚远，不少基层民营医院医务部力量薄弱，编制少，除了少量的医政管理工作外，其工作重心就是处理医患关系，调解医疗纠纷，而医疗质量和医疗安全管理更多的是靠临床科室自我管理，口头上的重视并没有真正落地，没有相

---

① 卫计委. 中国卫生和计划生育统计年鉴 2016[M]. 北京：中国协和医科大学出版社，2016:11-12

应的资源来保障和支撑,这是当今很多民营医院医疗管理上最大的现实问题;其次由于逐利的天性,导致不少民营医院在医疗管理上存在侥幸心理和不规范行为,具体表现在医师资格准入把关不严、手术权限模糊、医疗过程偷工减料、临床操作不规范等等行为,从而导致医疗事故的发生。超女王贝事件就是一个典型,该悲剧时刻提醒我们,民营医院要想生存和发展,医疗质量和医疗安全是基础和前提。

10.2 医疗准入及权限管理

无论是医疗质量管理还是医疗安全管理,医疗的准入及权限管理都是源头,它主要包括医师执业资格准入,医院手术分级准入,医师手术权限,医师处方权限等。

10.2.1 医师执业资格准入

取得《医师资格证书》《医师执业证书》是医师执业的必备条件,有些专科还需要专科资格证书,比如医疗美容行业还需要《医疗美容主诊医师资格证书》。医师是医院提供核心价值的主体,而医师的准入就是从入口处把控好医师队伍建设。目前绝大多数民营医院在这方面都做到管控严谨,但也有极少数民营医院因为医师短缺,存在证书不全、证书失效、证书挂靠或者未经备案就异地行医等问题,这些违规行为都潜藏着相当的医疗风险和法律风险。因此,民营医院切不可因为医师资源短缺而放松要求,侥幸心理可能得不偿失,医务部门和人事部门必须把好这一入口关。

10.2.2 医院手术分级准入

卫生部 2009 年颁发的《医疗技术临床应用管理办法》(卫医政发 [2009]18 号,下文简称"18 号文")规定建立手术分级管理制度,根据手术的风险性和难易程度由低到高分为 1—4 级,国家卫计委目前在用的最新版《手术分级目录(2013)》是指导性目录,各地可以根据本地医疗资源情况修订该目录,而医院也可以根据自身的能力参照制定适合自己的手术分级目录。手术分级制度是管控医疗风险、科学配置医师资源的必要手段,公立医院一般都非常重视,而有些民营医院可能因为病源不足、外科医师不多或手术量不大等原因而不够重视。作为医疗管理的核心制度之一,民营医院不仅要重视手术分级管理,还要随着外科技术的不断进步,目录也要动态调整,不断补充、修订和完善;同时还要建立健全院科两级手术分级管理体系,院级医疗技术专家委员会负责目录的审订,以科主任为组长的科室小组负责本科室手术分级管理工作[①]。

基于手术分级,国家针对不同级别的医院从事不同等级的手术作了强制性准入规定,目的就是从宏观层面控制医疗质量,防范医疗风险。根据卫计委 2012 年颁发的《医疗机构手术分级管理办法(试行)》(卫办医政发[2012]94 号)文件规定,医疗机构应当开展与其级别和诊疗科目相适应的手术:三级医院重点开展三四级手术;二级医院重点开展二三级手术;一级医院、乡镇卫生院可以开展一二级手术,重点开展一级手术。一二级医院如果要开展高一级手术需要具备一定条件,并且需要审批。而表 10-1 显示我国民营医院中,三级医院只占 1%,二三级医院合计只占总数的一成,而同期公立医院占比近 62%,近九成的民营医院都是基层医院,其中有一半以上的民营医院没有定级。在市场竞争的压力下,有少数民营医院为了盈利,不顾自身实力过度承诺,或者铤而走险,违规开展越级手术,最终导致医疗事故的发生,实属不该,因此严格遵守医院手术分级准入规定尤为必要。

10.2.3 医师手术权限

根据"18 号文"规定,医疗机构应当对具有不同专业技术职务任职资格的医师开展不同级别的手术进行限定,并对其专业能力进行审核后授予相应的手术权限。简言之,就是根据医师的职称和能力进行手术授权,这对于保障手术质量、防范手术风险具有重大意义。民营医院在这方面完全可以借鉴公立医院或者外资医院的先进做法,做到手术授权的科学管理。下文介绍一家知名外资医院关于医师手术授权的案例,供民营医院参考,参见

---

① 赵佳,徐长妍,王江华等. 某大学附属医院《手术分级目录》存在的问题及对策[J]. 中国病案 2015,16(1):20.

表 10-2：

表 10-2：某外资三甲医院手术授权表格

医师	手术权限
住院医师	在上级医师指导下，可主持一级手术
高年资住院医师（3年以上专业经历，下同）	一级手术，在熟练掌握一级手术的基础上，在上级医师临场指导下可逐步开展二级手术
主治医师	二级手术
高年资主治医师	经上级医师批准，可主持三级手术
副主任医师	三级手术，在上级医师临场指导下，逐步开展四级手术
高年资副主任医师	四级手术，在上级医师临场指导或根据实际情况可主持一般新技术、新项目手术及科研项目手术
主任医师	可主持四级手术以及新技术、新项目手术
资深主任医师	主持四级手术及新技术、新项目手术和一般科研项目手术，经主管部门批准主持高风险科研项目手术
新入职医师	独立开展手术前应有高一级的医师带教考核后参照上述原则核定权限。资深主任医师可由医院学术委员会考核认定
进修医师	由科室根据其职称和实际能力经考核后参照上述原则确定手术权限并报医务部批准执行。
外请专家	会诊手术根据卫生部《医师外出会诊暂行规定》执行

上述表格主要是按职称进行手术授权，当然在医院实务中，职称在某种程度上并不能完全反应手术实操水平，单纯以职称来界定医师的手术权限有其局限性，所以应结合医师的专业特长、手术案例数、身体及年龄等情况，在确保医疗安全的前提下，综合评定医师的手术权限，并且实行动态管理。这样不仅可以使得年轻医师有更多的主刀机会，便于他们成长，而且也限制了少数因身体、年龄或者手术水平欠佳的较高职称的医师主刀高等级的手术，防范医疗风险。当然，这要经过一定的组织程序来保证这种灵活机制的公平性和有效性。上述这家外资三甲医院除了设定医师的手术权限外，还规定了手术审批权限：四级手术由科主任审批；三级手术由科主任或主任医师审批；二级手术由副主任医师以上审批；一级手术由主治医师以上医师审批。

10.2.4 医师处方权限

根据我国原卫生部 2007 年 5 月 1 日施行的《处方管理规定》（卫生部令第 53 号，下文简称《规定》），经注册的执业医师在执业地点取得相应的处方权，经注册的执业助理医师在医疗机构开具的处方，应当经所在执业地点执业医师签名或加盖专用签章后方为有效，但经注册的执业助理医师在乡、镇、村的医疗机构独立从事一般的执业活动，可以在注册的执业地点取得相应的处方权。而且医师应当在注册的医疗机构签名留样或者专用签章备案后，方可开具处方。

本文讨论的医师处方权主要是针对麻醉药品和第一类精神药品的处方权。2005 年国务院发布《麻醉药品和精神药品管理条例》（国务院令第 442 号）对此有明文规定，医院使用麻醉药品和第一类精神药品需要购用印鉴卡，凭印鉴卡向定点单位购买。执业医师需要经过麻醉药品和精神药品的培训，考核合格后，方才授予麻醉药品和第一类精神药品处方资格，而且还要使用其专用处方，单张处方的最大用量要合规。同时还规定了执业医师不得为自己开具这两类药品，医院还得定期向政府有关机构报送这两种药品处方权的医师名单和变更情况。另外，根据上述《规定》，医疗机构的药师与执业医师一样，也要进行麻醉药品和精神药品的培训，经考核合格后取得麻醉药品和第一类精神药品调剂资格。《规定》还指出，试用期人员开具处方，应当经所在医疗机构有处方权的执业医师审核并签名或加盖专用签章后方为有效；进修医师由接收进修的医疗机构对其胜任本专业工作的实际情况进行认定后授予相应的处方权。国家虽然没对医疗用毒性药品和放射性药品的处方权限做出规定，但《规定》指出，除治疗需要外，医师不得开具麻醉药品、精神药品、医疗用毒性药品和放射性药品处方。

在具体执行过程中，大部分民营医院在这方面做得不错，有的民营医院甚至还进一步将处方权分为西药处方权、麻醉药品和第一类精神药品处方权以及特殊药品处方权等，并且作了更严格的规定：只有中级以上职称的执业医师才有资格参加培训和考核，获得麻醉药品和第一类精神药品处方权；

有的民营医院规定医技科室的医师除科主任外均无任何处方权,而且医技科室科主任的处方权也有限定范围;有的民营医院还制定处方权的申请和审批制度来对处方权进行规范化管理,以防范医疗风险。这些规定都值得其他民营医院参考。

10.3 医疗质量管理

医疗质量是医院为病人提供的核心价值所在,是民营医院生存发展之本,医疗质量管理是医疗管理的核心,2016年10月卫计委发布第10号文件《医疗质量管理办法》就医疗质量管理的组织机构和职责,医疗质量保障,医疗质量持续改进,医疗安全风险防范,医疗质量的监督管理等做出了规定,指出医院要设立专门的质量管理机构,实行院科两级责任制,并对医、技、药、护、门急诊、院感、病历、患者知情权和选择权等做出了具体规定。同时还指出医疗机构应该建设全员参与、覆盖临床诊疗服务全过程的医疗质量管控制度;推行"以患者为中心、以疾病为链条"的多学科诊疗模式;制订满意度监测指标并不断完善,定期开展患者和员工满意度监测;建立本机构单病种管理的指标体系,促进医疗质量精细化管理;医疗质量需要检查并进行内部公示,且与个人利益挂钩等。其中,医疗机构及其医务人员应当遵循临床诊疗指南、临床技术操作规范、行业标准和临床路径等有关要求开展诊疗工作,严格遵守18项医疗质量安全核心制度[①]。临床诊疗指南、临床技术操作规范和临床路径均是国家卫生部门委托中华医学会组织全国优秀专家编写,其中,《临床诊疗指南》人卫版已经出版50个分册,对每种疾病的概述、临床表现、诊断要点、治疗方案与原则进行简明阐述;《临床技术操作规范》人军版已经出版43个分册,对每种疾病的常用技术操作进行系统规

---

① 18项医疗质量安全核心制度:首诊负责制度、三级查房制度、会诊制度、分级护理制度、值班和交接班制度、疑难病例讨论制度、急危重患者抢救制度、术前讨论制度、死亡病例讨论制度、查对制度、手术安全核查制度、手术分级管理制度、新技术和新项目准入制度、危急值报告制度、病历管理制度、抗菌药物分级管理制度、临床用血审核制度、信息安全管理制度等。

范,对每项操作的适应症、禁忌症、操作方法及程序、注意事项等做了具体规定;《临床路径》目前已经制定 1010 种疾病的临床路径,对每种疾病的住院流程(适用对象、诊断依据、进入路径标准、标准住院日、住院检查项目、住院治疗、出院标准、变异及原因分析)和表单事项(每一住院日的主要诊疗工作和重点医嘱)进行界定①。上述规规定对我国医疗质量和医疗安全管理发挥着基础性作用,国家的文件可谓言之谆谆,可三个月后就发生了本文开头的两起重大医疗事故,可见,再完善的规章制度如果不能真正贯彻,落实到每个医务人员的日常医疗行为中,那就形同虚设,血案必定会发生。有些医院规章制度可谓健全,讲在嘴上,挂在墙上,可并未真正深入心中,变成一种自觉行动,最终酿成惨剧,这是上述两家医院医疗事故的根源所在,民营医院一定要引以为戒。同时,大多数民营医院都是营利性医院,为了追求利益,在诊疗过程中,少数民营医院并没有按照临床技术操作规程或者临床路径规范行医,医用产品以次充好,诊疗过程偷工减料等等,这些都是酿成医疗质量事故的根源所在。大医精诚,恪守诊疗规范是民营医院可持续发展的伦理基础,医疗质量是客户的核心价值所在,民营医院务必切记。

医疗质量管理无公立和民营之分,民营医院完全可以借鉴公立医院或者外资医院的先进做法,这里介绍一家外资三甲医院的成功经验,供民营医院参考:首先成立院科两级医疗质量管控组织,确定每级组织的功能定位,责任权利,运行制度及人员组成;其次确定各项医疗作业最有效、最经济的操作规范,界定其管理范围、相关程序、方法及异常状况之处理,形成标准化作业说明书,并组织培训和实施;第三制定对于上述操作规范进行检查和评审的方案、计划和目标管理工具;第四组织实施医疗质量检查、评审(包括医、技、药、护、门急诊、手术、住院、会诊、院感、急救等),查错纠偏,分析原因,总结经验教训,检讨并根据需要修订之前的标准;第五审核病患意见和医疗纠纷的调查和处理;最后根据检查评审结果、病患意见和医疗纠纷情

---

① 卫计委 2016 年 12 月 2 日发布的"关于实施有关病种临床路径的通知"(国卫办医函 [2016]1315 号)。

况,启动奖惩机制。笔者认为,在这个过程中,可以充分运用业内外各种有效的质量管控工具进行优化、改进、提升或完善,这些质量管控工具包括目标管理(MBO),全面质量管理(TQC),质量环(PDCA循环),品管圈(QCC),品控五种工具(统计过程控制SPC、测量系统分析MSA、失效模式和效果分析FMEA、服务质量先期策划ASQP、分步服务批准程序SPAP),质管七大手法(控制图、因果图、相关图、排列图、统计分析表、数据分层法、散布图),疾病诊断相关组(DRGs)、单病种管理、临床路径管理等,这些工具都是经过实战检验的、行之有效的医疗质量管控工具,民营医院可以充分利用。

10.4 医疗安全管理

医疗安全管理是医疗管理的关键所在,是客户核心价值的底线,也是民营医院的生命线。美国麻省总医院(MGH)的六条立院之本首条便是安全性,然后才是有效性、以病人为中心、及时性、高效率和公平性,可见重视医疗安全是全球业界公认的底线。我国卫计委发布的《医疗质量管理办法》就有专门一章"医疗安全风险防范"来强制规定:医疗机构应当提高医疗安全意识,建立医疗安全与风险管理体系,完善医疗安全管理相关工作制度、应急预案和工作流程,加强医疗质量重点部门和关键环节的安全与风险管理,落实患者安全目标。医疗机构应当提高风险防范意识,建立完善相关制度,利用医疗责任保险、医疗意外保险等风险分担形式,保障医患双方合法权益。制订防范、处理医疗纠纷的预案,预防、减少医疗纠纷的发生。完善投诉管理,及时化解和妥善处理医疗纠纷。2017年2月卫计委还针对上月发生的两起重大医疗事故发文《关于进一步加强医疗安全管理和风险防范工作的通知》,强调医疗机构主要负责人作为医疗安全管理工作的第一责任人,要进一步落实主体责任,加强组织领导,建立健全本机构医疗安全管理相关组织架构,制订并严格落实各级人员岗位职责,牢固树立底线思维和"红线"意识。

当前医疗安全的高发地带是产房、新生儿室、手术室、门急诊、重症医学科、血液透析室、内镜诊疗室、高压氧治疗室、消毒供应室等,民营医院必须要加强这些重点区域的规范管理和风险防范力度,认真执行消毒隔离制度,严格规范临床操作,遵守无菌操作规程,最大限度地减少医院感染的发生;要强化对艾滋病、乙肝、丙肝等重点感染性疾病的识别、监测与管控,尤其对涉及操作范围大、过程较复杂的有创操作患者,以及不同个体之间涉及体液接触的相关临床诊疗操作的患者,要加大对相关感染性病例的识别和管理力度,对发现的感染性疾病病例要及时采取相应消毒隔离措施,坚决杜绝医源性因素导致的疾病传播。另外,我国早在 2001 年就发布了《医院感染诊断标准(试行)》(卫医发 [2001]2 号),以行业标准的形式来加强医院感染管理,提高医院感染诊断水平和监测的准确率,可见国家对于医院感染的重视,民营医院务必要遵守。

医疗安全是民营医院踩不起的"红线",因而要倍加重视医疗安全管理,将各项规章制度落到实处,变为每一个医院从业人员的自觉行动。在这方面,我们可以借鉴先进同行的做法,他们有的参考 JCI、KTQ 等国际标准进行对标管理,或者直接申请相关认证来以评促建,以评促改;有的医院不仅制定和实施《医疗安全防范制度》,还要实施《医疗安全检查制度》《科室医疗安全管理及医疗不良事件检查报告制度》和《医院感染管理制度》等,让全院员工牢牢树立医疗安全是医院"生命线"的意识,并将这种意识变为行动渗透进服务病患接触点的每一个医疗环节中去,并以血的案例进行制度化的教育和培训,警钟长鸣。只有这样,民营医院才可能最大限度地预防和减少医源性感染等不安全事项的发生。

10.5 医疗运营效率的管理

如果说医疗安全是民营医院生存的底线,医疗质量是民营医院生存之本,那么医疗运营的效率则是民营医院谋取可持续发展的必由路径,基于医疗安全和医疗质量之上的医疗运营效率管理是民营医院的核心竞争力之一,高效率的运营管理能够使得民营医院有限的医疗资源获得最大化利用,从而带来更多的发展机会。民营医院可以利用诊断相关组(DRGs)、日间手术、精准医疗、精益医疗等当前比较先进的医疗管理工具,来提升医院的医疗运营效率。限于篇幅,本文仅对DRGs展开分析,其他从略。

诊断相关组(Diagnosis Related Groups,简称DRGs)发源于美国,它基于病人的年龄、诊断、手术、合并症和并发症、住院以及医疗资源的消耗等等因素进行分类,将临床过程相近、资源消耗相似的病例归为一组,从而形成若干个诊断相关组(DRGs),每个DRGs由于病例组合的不同形成了不同的技术复杂系数(即CMI),DRGs组数代表医疗机构的治疗范围,CMI指数代表医疗机构的治疗难度。DRGs组数越大说明医院治疗的疾病范围越广,CMI值越高说明医院收治的技术难度越高。然后据此确定每个DRGs的支付标准,国家和保险公司据此向医疗服务提供方(医疗机构/医生)定额付费,服务提供方超支自负,盈余自留。目前美国已经修订到第六代国际化单病种分组DRGs,包括330个基础DRGs分组,每个基础的DRGs分组包括三个严重性程度的次级分组,附加两个误差型国际单病种分组共计992个DRGs分组。我国北京市2003年开始引进,2008年形成北京版的BJ-DRGs,在此基础上2014年形成了国家版DRGs(CN-DRGs),共有783个DRGs,2015年北京大学第一医院已经覆盖733个DRG组,成为北京地区DRGs覆盖组数最多的医院,而协和医院CMI指数最高,成为当地收治病例难度最大的医院[①]。同年北京市发布《北京DRGs系统的研究与应用》,对外正式公布北京DRGs研究及试点的成果[②]。

我国民营医院中综合性医院占六成,专科医院占三成(见表10-1),但很多民营综合性医院都是"小综合、大专科"的特点,那么DRGs工具在促进专科医院的运营效率上表现如何呢?北京肿瘤医院早就引入DRGs进行管理,其实证研究显示,即使是在亚专科领域,DRGs对于提升医疗服务能力、

---

① 北京卫计委.2015年度北京地区医疗机构及重点专科的住院医疗服务评价报告[N]北晚微健康,2016-02-24.

② 邓小虹.北京DRGs系统的研究和应用[M].北京:北京大学医学出版社,2015(5)

医疗服务效率、医疗服务安全等指标上依然成效显著[①]，民营医院完全可以引入 DRGs 工具来提升其医疗管理水平。目前只有少数二三级民营医院在 DRGs 上有所投入和运用，大部分民营医院都还没引起足够的重视，因此民营医院应该要认识到 DRGs 是当前国际上公认的利多弊少的一种医疗管理工具和支付方式，它不仅能够促使医院优化医疗服务流程，提升诊疗水平，促进技术进步，提高医疗质量，还能通过单病种管理严格控制平均住院日数，有效控制疾病诊治成本，使得医疗费用趋于科学化合理化，从而提高医院自身的竞争力。

DRGs 作为国际先进的管理工具，目前国内很多公立医院都在研究和试点，北京等地预计 2017 年全面推广，未来公立医院和国家医保部门采用 DRGs 方式进行医保支付已是大势所趋，而将 DRGs 作为医疗行业标准在全国推广也是大概率事件，因此民营医院无论是否纳入医保体系，都要未雨绸缪，尽早做好准备，重视并研究 DRGs，有条件的民营医院可以参照国内已有的 DRGs 成果进行本院化修订，逐步接轨国家版 DRGs。

---

① 季新强，张耀光 . DRGs 方法在临床亚专科医疗服务绩效评价中的应用 [J]. 中国医院管理 ,2017,37(1):36–37.

第11章　民营医院的业务发展策略

目前我国民营医院数量上已经超过公立医院,但医疗服务的产出,无论数量上还是质量上都相距甚远,民营医院的业务如何进行内涵式挖潜和外延式拓展,并且在上规模的同时,业务能力能够获得同步提升,这是本章探讨的主题。本文在分析民营医院业务发展现状的基础上,提出民营医院业务的存量发展策略和增量拓展策略;通过学科规划和学科建设来提升民营医院的业务能力,以业务能力建设促业务发展;通过业务考核来促进业务能力的建设和保障临床业务的发展;最后基于目前互联网 + 时代的来临以及移动医疗技术的迅猛发展,提出民营医院业务发展模式的创新策略,下文分别展开论述。

11.1　民营医院的业务发展现状简析

首先从业务规模来说。据统计,截至 2016 年 11 月底,我国医疗机构数量和医疗服务量如表 11-1 所示 [①]：

表 11-1: 截至 2016 年 11 月底我国医院数量及医疗服务量统计分析

医院性质	数量（家）	2016 年 1-11 月医疗服务量	
		诊疗人次数（万人次）	出院人数（万人）
公立医院	12747	254358.1	13080
民营医院	16004	35561.7	2312.5
合计	28751	289919.8	15392.5
民营占比	55.7%	12.3%	15.0%
民营 / 公立	125.6%	14.0%	17.7%

从上表可以看出：从总量上来看，民营医院数量上已经超过公立医院，但 16000 多家民营医院的诊疗人次数只占医院类诊疗服务量的 12.3%，出院人数只占 15%，两者都不足公立医院的两成，可见民营医院在中国医疗市场上只是辅助和补充的角色；从单家医院的产出来看，将上表数字算术平均，每家民营医院平均日诊疗人次数为 66.33 人次，平均日出院人数 4.31 人，而公立医院的相应数字分别是 595.65 人次和 30.63 人，两者相差悬殊，可见民营医院业务规模小，医疗产出低。

其次从业务水平来说。据统计，截至 2015 年底我国各类医院结构及比重统计如下 [②]：

表 11-2：2015 年我国各类医院结构及比重

医院性质		合计	按医院级别分				按机构类别分		
			三级医院	二级医院	一级医院	未定级医院	综合医院	专科医院	其他医院
民营医院	数量（家）	14518	151	1378	5505	7484	8893	4200	1425
	占比	100.00%	1.04%	9.49%	37.92%	51.55%	61.25%	28.93%	9.82%

---

① 卫计委. 2016年11月底全国医疗卫生机构数及1-11月全国医疗服务情况. [EB/OL]，[2017-02-24]. http://www.nhfpc.gov.cn/mohwsbwstjxxzx/s8208/new_list.shtml.

② 卫计委. 中国卫生和计划生育统计年鉴 2016[M]. 北京：中国协和医科大学出版社，2016:11-12.

续表

医院性质		合计	按医院级别分				按机构类别分		
			三级医院	二级医院	一级医院	未定级医院	综合医院	专科医院	其他医院
公立医院	数量（家）	13069	1972	6116	3254	1727	8537	1823	2709
	占比	100.00%	15.09%	46.80%	24.90%	13.21%	65.32%	13.95%	20.73%

　　表 11-2 显示，我国民营医院虽然数量众多，但高等级医院太少，三级医院占比只有 1%，二三级医院合计只占民营总数的一成，而同期公立医院相同指标分别占比为 15% 和 62%，近九成的民营医院都是一级医院和未定级医院，也就是基层中小医院。等级的不同，客观上意味着医院规模和业务水平的差异，大多数民营医院的临床水平和技术含量不高，业务简单。

　　其三从业务结构来说，表 11-2 显示，民营综合性医院占比达六成，专科占比不足三成，而实际情况是很多综合性民营医院其实是"小综合、大专科"特点，而且从事的大都是技术含量不高，市场需求不小的边缘性学科，比如男科、妇科、皮肤科、儿科、医疗美容科等等专科医院，以错位竞争。

　　最后从医教研能力来看，我国年富力强的高水平医师大多为公立医院垄断，民营医院医师队伍的主力是"一老一小"，退休的老医生和新毕业的生手居多，从公立医院挖来的高水平医师只占极少比重。因此，就医疗服务的核心价值来说，绝大多数民营医院根本无法与公立医院相比，但在附加值服务水平上，比如服务环境、服务礼仪和规范、客户的现场体验感等方面，民营医院大都超越公立医院。而在业务研发上，少数二三级民营医院能够媲美公立医院，但绝大多数基层医院的研发投入聊胜于无，乏善可陈，重临床、轻科教比较普遍。

　　上述分析可知，我国民营医院高等级医院很少，绝大多数民营医院规模较小，业务简单，技术含量不高，医疗产出低下。民营医院要想做强做大，并且可持续发展，必须要在存量（既有业务）和增量（新业务拓展）两个方面进行深耕细作，以内涵式发展挖掘业务潜力外，还要外延式拓展新业务，并且在业务规模扩展的同时，还要提升业务能力，以业务能力促进业务发展。

11.2 民营医院存量业务的发展策略

民营医院既有的各临床科室的医疗业务就是医院的存量业务,需要进一步挖掘潜力,可以借鉴业外相近的体验式服务业的成功经验来进行深耕细作,以挖潜革新。临床科室的业务发展最终都会落实到单病种,因此对单病种业务的潜力挖掘是最基础的革新手段,那么如何挖掘单病种业务的潜力呢?

首先要对医院所有临床科室进行评估,以确定它们在医院业务发展中的定位。医院的资源总是有限的,对不同的科室有不同的业务发展定位,方能把有限的资源投入到最有发展潜力和具有竞争能力的学科上,形成一个有基础学科、重点学科、特色学科和辅助学科组成的最佳业务组合:基础业务技术含量和客单价都不高,但需求量大,能维持医院基本运营,同时负责引流;重点业务和特色业务技术含量高或者具有独特优势,因而具有竞争力,毛利高,是盈利主体;辅助业务为重点业务或者特色业务提供配套或者保障,用于支持相关业务发展。实践证明,民营医院基于不同业务定位的最佳业务组合,能够相互配合,互为补充,彼此促进,共同提高,在一定程度上可以弥补技术能力不足导致的竞争力短缺,也是一种行之有效的业务发展策略。临床科室定位完毕后,就是各个科室内部的各个单病种的业务定位,原理同上,主要是分清主次,以确定资源投入的方向和力度。

其次是单病种业务发展策略。单病种业务的发展除了本身的业务能力外,主要是对目标客群和竞争对手进行分析,以确定采用何种服务策略和推广策略来开发业务。目标客群分析的目的就是以客户为中心,准确把握客户的属性特征以制订合适的服务策略,这种分析包括单病种属性分析、客户属性分析和竞品分析三个主要方面。单病种属性分析主要分析单病种的病因病理、临床特征以及医院学习的标杆等;客户分析主要分析客户的诉求,主力客群地域特征、年龄特征、性别特征等,他们的消费心理和消费能力,他们的触媒习惯等;竞争对手分析主要分析服务半径内的竞争者对于该项单病种的服务能力和推广策略。通过这三个方面的分析,就可以制订该单病种的服务策略和推广策略。下文以某医院心血管科的冠心病为例,来示例性分析单病种业务如何挖掘潜力扩大业务规模,其关键要素及其简要分析如下表11-3 所示:

表 11-3:单病种业务发展策略模板

临床科室	科室定位	病种	业务定位	病因病理	学习标杆	目标区域	主力客群特征	是否医保	触媒习惯	竞品分析	推广策略	服务策略
心血管科	重点	冠心病	特色专科	XX	X X医院	X X地区	30-60 岁不良生活习惯居多城市发病率高于乡村男性高于女性	部分进保	30-45 岁以手机为主 45-60 岁以电视为主	服务能力推广策略	XX	XX

上述表格是一个简单的单病种业务发展策略模板,医院实际运营中要进一步细化。民营医院所有临床科室的单病种都可以参照这个模板背后的思路(即单病种业务的属性特征界定,参见《民营医院的经营管理策略》)进行策略分析和设计,以客户为中心,方能精准把握客群的诉求特征,满足其理性需求(治病)和情感需求(自信及生活品质),从而获得市场竞争的主动权。从单病种业务的挖潜开始,延伸至所属的临床科室,然后直至医院所有的临床科室,都进行如此的运作,那么医院存量业务的潜力就能得到极大程度的开发。

11.3 民营医院增量业务的拓展策略

民营医院除了对既有业务的挖潜革新之外,其新业务的开拓必不可少。由于民营医院呈金字塔形的医院等级分布格局,因此高等级民营医院和基层医院的增量业务的拓展策略有所不同,需要分别考量。民营医院新业务的开展需要根据自身的医教研实力和发展战略确定新业务的发展方向和发展路径,同时还需要把握政策性机会,限于篇幅,下面仅从政策面的角度来分析民营医院增量业务的发展策略。

首先分析高等级民营医院新业务的拓展策略。2015 年 5 月国务院颁布了《关于取消非行政许可审批事项的决定》[1] 中"取消第三类医疗技术临床应用准入审批"的规定,给具有一定技术水平的高等级民营医院带来政策性的机会。2009 年 3 月国家曾出台《医疗技术临床应用管理办法》[2],该文件将医疗技术分为三类,其中第三类技术,即"涉及重大伦理问题的技术,或高风险技术,或安全性、有效性尚需经规范的临床试验研究进一步验证的技术,或需要使用稀缺资源的技术等",由国家卫生部门亲自管理并制定了严苛的审核条件,同时列出了包括"基因治疗技术"等在内的 19 项第三类技术目录 [3]。国家卫生部门当时设立的第三类技术审批条件,事实上几乎将民营医院拒之门外,因为很少有民营医院达标。现在该审批取消,给高等级民营医院,特别是三级民营医院带来新业务拓展的机会。为了配套国务院的政策规定,卫计委随后出台了《关于取消第三类医疗技术临床应用准入审批有关工作的通知》[4],并于 2017 年 2 月份发布了 15 个"限制临床应用"医疗技术管理规范和质量控制指标 [5],为相关医疗机构开展此类项目提供了规范和指

---

[1] 国务院 . 国务院关于取消非行政许可审批事项的决定国发〔2015〕27 号 . [EB/OL]. [2015–05–14].http://www.gov.cn/zhengce/content/2015–05/14/content_9749.htm.

[2] 卫生部 . 医疗技术临床应用管理办法 . 卫医政发 [2009]18 号 . [EB/OL], [2009–03–02].http://www.nhfpc.gov.cn/mohbgt/s9507/200903/39511.shtml.

[3] 目录包括克隆治疗技术,自体干细胞和免疫细胞治疗技术,基因治疗技术,中枢神经系统手术戒毒,立体定向手术治疗精神病技术,异基因干细胞移植技术,瘤苗治疗技术,同种器官移植技术,性别重置技术,利用粒子发生装置等大型仪器设备实施毁损式治疗技术,放射性粒子植入治疗技术,肿瘤热疗治疗技术,肿瘤冷冻治疗技术,组织、细胞移植技术,人工心脏植入技术,人工智能辅助诊断治疗技术,基因芯片诊断和治疗技术,断骨增高手术治疗技术,异种器官移植技术等。

[4] 卫计委 . 关于取消第三类医疗技术临床应用准入审批有关工作的通知 . 国卫医发〔2015〕71 号 . [EB/OL]. [2015–07–02]. http://www.nhfpc.gov.cn/yzygj/s3585/201507/c529dd6bb8084e09883ae417256b3c49.shtml.

[5] 卫计委 . 关于印发造血干细胞移植技术管理规范(2017 年版)等 15 个"限制临床应用"医疗技术管理规范和质量控制指标的通知 . 国卫办医发 [2017]7 号 . [EB/OL]. [2017–02–17].http://www.nhfpc.gov.cn/yzygj/s3585/201702/e1b8e0c9b7c841d49c1895ecd475d957.shtml.

导。据笔者调查，该文件出台不久，就发现有公立医院医生下海办诊所，专门从事肿瘤、甲状腺结节的微波热消融技术（肿瘤热疗技术、肿瘤冷疗技术都属于第三类医疗技术），比起手术治疗，该技术以其微创、安全、便利和人性化的特点广受欢迎，业务火爆。民营医院特别是高等级的民营医院，可以根据自身条件，主持或者与相关三甲医院合作，把握这样的政策性机会。

其次分析基层民营医院新业务的拓展策略。基层民营医院也有政策性机会来拓展新业务。一是根据国务院办公厅 2015 年 9 月颁布的《关于推进分级诊疗制度建设的指导意见》①规定，到 2020 年逐步形成"基层首诊、双向转诊、急慢分治、上下联动"的分级诊疗模式，基本建立符合国情的分级诊疗制度。绝大多数民营医院都是基层医院，且占全部基层医院的 77%，因此"基层首诊、双向转诊"的政策，将给基层民营医院带来巨大的首诊流量，特别是双向转诊会给民营医院带来高等级医院转院病人的住院业务。因此民营医院要及时做好准备：首先是积极参与公立医院为主导的医联体建设。医联体内不同等级的医院有不同定位，三级医院会减少常见病、多发病、慢性病等服务，而通过报销比例和家庭医师签约服务将患者首诊导流到基层医院，然后进行双向转诊，而且医联体内医疗机构间互认检查检验结果，因此参与医联体的基层民营医院将会有巨大的机会，而不参与的话，从事基础医疗业务的民营医院将可能被逐步边缘化。根据国务院办公厅 2017 年 4 月发布的《关于推进医疗联合体建设和发展的指导意见》②，文件提出"根据社会办医疗机构意愿，可将其纳入医联体"，"鼓励医联体通过技术支援、人才培养等方式，吸引社会办医疗机构加入并发挥作用"。并且规定 2017 年 6 月底前各省（区、市）都要明确推进医联体建设的工作方案，10 月底前所有三级公立医院都要启动医联体建设工作。到 2020 年全面推进医联体建设，所有

---

① 国务院办公厅. 关于推进分级诊疗制度建设的指导意见. 国办发〔2015〕70 号. [EB/OL]. [2015-09-11]. http://www.gov.cn/zhengce/content/2015-09/11/content_10158.htm.

② 国务院办公厅, 关于推进医疗联合体建设和发展的指导意见. 国办发〔2017〕32 号.[EB/OL]. [2017-04-26].http://www.gov.cn/zhengce/content/2017-04/26/content_5189071.htm.

二级公立医院和政府办基层医疗卫生机构全部参与医联体。虽然国家发文已经预防性地提出"防止和破解大医院垄断资源、'跑马圈地'、'虹吸'基层资源、挤压社会办医空间等问题"。但是，客观上来说，医联体建设对于没有参与医联体的民营医院，这种"虹吸"和"挤压"必然存在，因此民营医院要抓住难得的机遇参与医联体。其次是做好常见病、多发病、慢性病等病种的临床医师及技术储备，并准备充足的就诊空间，以对接基层首诊可能带来的巨大客流。二是根据中共中央、国务院 2016 年 10 月发布的《"健康中国 2030"规划纲要》①中明确指出"积极探索医师自由执业、医师个体与医疗机构签约服务或组建医生集团"，其中"自由执业"和"医生集团"这种来自于美国的医疗模式第一次写进中国最高层的文件，比之前卫计委发布的《关于推进和规范医师多点执业的若干意见》② 政策中的"医师多点执业"更有冲击性。医师自由执业、多点执业和医生集团等政策，给民营医院拓展新业务带来巨大机遇，因为制约民营医院跨越式发展的最大瓶颈就是高水平医师的短缺问题，而这份文件无疑是雪中送炭。因此，民营医院应高度重视这些政策性的机会，统筹规划，尽早与这些医师个体或者医师集团建立合作关系，直接为医院拓展新的业务。目前全国各地都出现了不少专业医师集团，如脑科医生集团、影像医师集团、三甲医师集团等等，民营医院可以把握这些机会，本着"不为所有，但为所用"的精神，快速拓展新业务。

　　总之，无论是高等级民营医院还是基层民营医院，都要注重研究政策性机会，最近几年国家大力支持民营医疗加快发展，经常出台有利于民营医院业务发展的新政策[本文正在撰写时，发现国家最新出台《关于支持社会力量提供多层次多样化医疗服务的意见》(国办发〔2017 〕44 号)，该文件就明确鼓励民营医院发展全科医疗服务，加快发展专业化服务＜在眼科、骨科、口

---

① 　中共中央，国务院 . "健康中国 2030"规划纲要 . [EB/OL]. [2016–10–25]. http://www.gov.cn/zhengce/2016–10/25/content_5124174.htm.

② 　卫计委 . 关于推进和规范医师多点执业的若干意见 . 国卫医发〔2014 〕86 号 . [EB/OL]. [2014–11–05]. http://www.nhfpc.gov.cn/yzygj/s7655/201501/8663861edc7d40db91810ebf0ab996df.shtml.

腔、妇产、儿科、肿瘤、精神、医疗美容等专科以及康复、护理、体检等领域＞，全面发展中医药服务，有序发展前沿医疗服务，积极发展个性化就医服务等政策，这些政策无疑为民营医院的业务发展指明了方向］，民营医院可以结合自身情况展开可行性研究，用好、用足政策，把国家政策的利好转变成实实在在推动医院业务发展的抓手。这类政策已经出台不少，详情可以参考前文《民营医院的发展规划策略》以及《民营医疗的产业政策简析》中的相关内容。

11.4　以学科建设保障业务发展

民营医院除了在业务规模扩展的同时，还要在业务能力上同步推进，以业务能力支持、保障和促进业务发展，这样才能形成良性循环，而学科规划和学科建设就是提升业务能力的基本手段。

首先分析学科规划策略。学科规划首先要确定学科发展的指导思想，这种指导思想依据医院的发展战略，并遵循各学科发展的内在规律来确定，这是该学科发展过程中必须遵守的宗旨和原则。其次是确定学科发展的愿景，也就是学科发展的理想，基于这种理想，制订分阶段的发展目标，主要是医教研方面的目标。第三，确定目标以后，需要对该学科的外部环境（客户需求和竞争势态等）和内部条件（医教研实力等）进行 SWOT 分析，明确该学科当前的优势和不足、机会和威胁所在。第四，根据上述 SWOT 分析以及上文中已经确定的该学科的业务定位，制订该学科进一步的细分定位，如核心技术定位（含方向和层次等），竞争定位（该学科在不同性质医疗机构相同学科的竞争地位）等。第五，根据上述 SWOT 分析，制订实现上述定位及阶段性目标的学科运作策略（如人才策略，科研合作策略等）。第六，根据上述 SWOT 分析，制定实现上述定位、阶段性目标及学科运作相关策略所需要的资源支持计划（含人、财、物、机制等）。第七，根据上述学科运作策略和资源计划编制可供落地执行的行动计划（Action Plan），落实到每一件具体事项都有具体的完成时间、具体的衡量标准、具体的责任人、配合人和督导人。通过上述七个步骤的分析和演绎,民营医院每个临床学科最终都会形成一套完整的兼具科学性和操作性的学科规划,这是笔者在多年实战中总结的学科规划七步法。

其次分析学科建设策略。上述学科规划的落地就是具体的学科建设进程,在这个过程中,民营医院需要注重以下重要环节:首先是学科带头人和医师梯队建设,这是学科建设之本,也是医院的核心能力所在。医疗质量、医疗安全、客户诊疗效果的满意度、教育和科研都离不开一个能级匹配、各有专长的富有战斗力的医师梯队,而学科带头人对学科的发展起着领导性作用。其次是注重打造本学科的核心技术、特色技术、亚专科或者亚方向,构筑技术高地,这是打造本学科核心竞争力的基础和保障。第三是科研能力的培育,大部分民营医院的科研开发能力比较贫弱,要鼓励医师进行学术科研活动,发表学术论文或者专著,申请专利或基金项目,参加或主持学术会议,与高等级医院或者医学院校联合攻关或者科研合作,都是行之有效的增强科研能力的方法。第四是对标管理(Benchmarking Management),根据本学科的实力和不足之处,选择一家高等级医院的同类学科作为先进标杆来参照对比,有针对性地借鉴和学习。第五,注重学科文化建设,营造一个鼓励创新、崇尚钻研、精修技术、团结协作的科研和学术氛围,这种学科亚文化建设是医院文化建设的重要组成部分。第六是激励机制的设计和引导,要对学科建设做出贡献的个人或者团体进行表彰和奖励,并且与职称和待遇等挂钩。最后是组织机制的保障,可以引进台湾长庚医院的运营经理模式进行学科管理,将非医业务统统剥离给运营经理,以保障医师队伍有更多的时间和精力从事医疗业务和科研。这是笔者多年实战中总结的学科建设七个关键点。

11.5 以业务考核促进业务发展

从医院管理实践可知,光有规划、计划甚至行动方案,可能还是无法保证业务有效开展,必须要配套相应的考核和奖惩机制来保驾护航。因此业务考核是促进业务发展的重要方式,业务考核指标的设计对业务发展方向和业务扩张速度有着重要的引导意义,因此科学地设计业务考核指标非常重要,否则有可能欲速而不达。上文学科规划中已经提到学科建设的阶段性目标,即临床科室内在的医教研目标,还要加上外在的业务运营目标,组合起来就是临床科室的业务考核目标。但这两大目标都是笼统性的原则性目标,需要进一步细化,变成一整套可以落地执行的指标体系。在指标具体的细化过程中,一定要结合每家医院的规模、实力以及基础管理水平等实际情况来设计,否则设计的指标有可能因为基础管理工作的薄弱而无法开展。本文的指标体系将本着偏向于绝大多数基层民营医院可执行的思路来设计。很明显,相比于高等级医院而言,基层医院临床科室的指标体系要简化得多①。即使如此,民营医院也要根据自身的实际情况,量力而行,可以先从基础指标考核开始,分阶段逐步深化。下表的考核指标模板就是本着这个原则设计的,这些指标大都是临床业务部门应该要考核的基础指标,有些指标可以进一步细化,参见表 11-5:

表 11-5:基层民营医院临床业务考核指标体系模板

一级指标	二级指标	三级指标	一级指标	二级指标	三级指标
医疗	医疗质量	客户满意度	教育	进修	进修人次数
		人均有效投诉次数	科研	学术 / 专著	人均论文 / 专著数量
		甲级病案率		专利	人均专利
		处方合格率		基金项目	人均立项课题数
	医疗安全	医疗缺陷次数	运营管理	诊疗量	人均门诊人次数
		院感发生次数			人均出院人次数
	医疗人才	高级职称医师达标率		运营效率	平均住院日
		中级职称医师达标率			床位使用率
		初级职称医师达标率		运营效益	人均业务收入
教育	培训	培训时数			药占比
		专业考试通过率	/	/	/

---

① 关于高等级医院的临床业务考核指标,可以参考:白永平,卫蕾,房萌萌等.医院临床业务管理岗位员工绩效考核标准和方法研究 [J]. 中国医院 .2015.19(8):5.

业务考核本身不是目的,只是促进业务发展的手段和方法,因此要使业务考核真正发挥作用,还必须要配套相应的奖惩机制,将考核结果与各个利益相关者的切身利益进行捆绑,方能达到以业务考核促进业务发展的目的。

11.6 民营医院业务发展模式的创新

上文的业务发展策略都是传统的、也是经典的业务发展思路,随着互联网时代的来临以及移动医疗技术的迅猛发展,有很多创新的业务发展模式可供民营医院借鉴,下文简介三种业务发展的创新模式,供业界探讨:

11.6.1 互联网医疗

从挂号网 2010 年上线以来,互联网医疗发展势头迅猛,如春雨医生,平安好医生,就医 160,丁香医生等等都是其中的佼佼者。春雨医生截至 2017 年 2 月底已经有 9200 万激活用户, 50 万名执业医师进驻,其中不乏名院名医,每天有 33 万个求医问答,发展之迅猛让人瞠目。关键是这些在线医疗的客户端 APP 上大都开通在线支付功能,直接实现远程问诊,有免费问诊,也有挂号问诊。笔者曾经做过实验,足不出户通过某医疗 APP 问诊了一家上海本地二甲医院的主治医师,免费问诊,通过语音、文字和图片交流,及时得到了详细的回复,态度和耐心都可称赞,得到答案,点了好评,笔者随后又在线支付 10 元挂号费进一步问诊了北京一家著名医院的副主任医师,同样得到了很详细的问诊服务。这种足不出户就可以问诊不同地区名院名医的就医模式的革命性变革带来多大的冲击性,会分流多少客源,难以想象。虽然这种就医新模式有它的局限性,但对于一般的问诊服务已经够用。目前春雨医生已经在宁夏银川开建网下互联网医院,实行线上线下双线运作[①]。民营医院如何面对这种新业态的竞争,是一个无法回避的问题。现在不少民营医院已经开发了属于自己的 APP 应用,但功能大都简单,如何借鉴在线医疗 APP 的成功经验,比如实现在线挂号、在线问诊、在线支付等功能,是民营医院

---

① 春雨医生 . 春雨医生将建银川互联网医院 . [EB/OL], [2017–03–19]. http://www.chunyuyisheng.com/api/news/chunyu/9/detail/.

APP 需要思考的问题。

11.6.2 自媒体应用

随着智能移动终端的普及,自媒体已经渗透进人们日常生活并成为重要的一部分,微信、微博、QQ 等即时通信工具已经成为自媒体的最佳舞台。民营医院如何将业务延伸到自媒体上让客户随身携带将是一个潜在的跨越式发展机会。以微信为例,截至 2016 年底,微信的活跃账号数已达 8.89 亿,同比增长 28%,公众平台超过 1000 万公众号[①]。如何在这个海量的用户群里发展业务,已经成为民营医院必须直面的课题。虽然已经有不少民营医院开通了微信公号,但功能还不够,大部分只是介绍医院业务,推广活动,在线咨询,挂号或者预约门诊等,距离微商功能还差最后一公里。如何开通在线支付功能实现在线门诊,远程医疗,增强互动效果,真正发挥微信的微商功能,将是一块很大的蛋糕。事实上,微信已经推出"智慧医疗"项目,在客户端公众号平台上,医院、客户与微信通过电子签约三方绑定,就可开通附加了预约挂号、医患沟通、电子报告、支付账单等功能的医疗服务。截至 2016 年 4 月份,全国已有超过 100 家医院通过微信公众号实现移动化的就诊过程和快捷支付等功能[②]。相信未来将会有更多的民营医院加入到微信公号的掘金大潮中。而且,微信不只是公众号有业务发展机会,其朋友圈功能也蕴藏巨大商机。同样的,微博、QQ 等自媒体都有巨大的业务发展机会,民营医院可以充分利用。

11.6.3 电子商务

据统计,2016 年中国电子商务零售交易额达 5.16 万亿元,同比增长 26.2%,是同期中国社会消费品零售总额增速的两倍有余,网络零售已成为带动中国零售业增长的主要动力[③]。现在不少电商平台也介入医疗服务业,

---

① 腾讯研究院. 微信经济社会影响力研究(2016)[R]. [EB/OL]. [2017–04–13]. http://www.tisi.org/4861.

② 邓琳碧. 移动医疗健康 App 业务发展与策略研究 [J]. 现代电信科技 .2016.46(2):39.

③ 李晓喻. 2016 年中国网络零售交易额超 5 万亿元 同比增 26.2%[N]. 中国新闻网. [EB/OL], [2017–02–09].http://www.chinanews.com/cj/2017/02–09/8145277.shtml.

电商巨头如阿里巴巴、京东等都开通了就医平台。阿里开通了"阿里健康"平台，一方面提供第三方就医平台"网络医院"，客户和医生进驻该平台就可以直接问诊，在线支付，与上文的医疗 APP 模式相同，但不同的是，阿里不仅集成了网上药店（天猫医药馆），还有线下配送药品的"叮当快药"，客户问诊后可以直接在线购药，线下配送。另一方面阿里健康平台正在招商，引进医院进驻其网上平台，这对民营医院是个拓展业务的机会。京东除了提供平台让医院上柜标准化的服务套餐出售外，还开通了网上"医美汇"让医院进驻营业。电商平台因为拥有海量的客流，以及客户信息及消费记录，可以实现精准推介。民营医院一方面可以利用电商平台的大客流出售自己标准化的服务套餐或者推广业务外，还可以进驻其中，开展网上营业。有的民营医院通过电商渠道实现的业务量已经达到一半以上，而且这个比重还在上升。因此利用电商平台来进行业务拓展是民营医院业务发展的有效途径。

需要注意的是，上述三种创新的业务发展模式都是近几年中国医疗产业发展的新生事物，都是网络化生存时代市场中自发产生的全新的业务模式，还在探索过程中，国家还没有相应的配套政策来规范和保障，更没有医保政策的跟进。因此上述三种业务发展模式涉及的在线支付功能都是基于客户自费的原则，这对于本来就没有进保的医疗项目，比如医疗美容、健齿保健、健康体检以及高端产科等医疗业务非常适合；对于进保的医疗项目也要做好准备，目前可以把这些创新模式当成业务推广方式和便民措施来促进业务发展，一旦医保政策参与进来，那无疑将打开一个广阔的市场空间。而医保的参与只是个时间问题，大势所趋。因此民营医院应该要早做打算，介入在线医疗是顺应时代发展的要求，也是跨越式发展的巨大机遇所在。

第 12 章　民营医院医教研融合发展策略①

我国民营医院的数量早已超过公立医院,截至 2016 年 11 底,我国民营医院 16004 家,比公立医院多出 3297 家,占比 55.7%,而且民营比重还在上升。但民营医院的医疗服务能力,无论医疗服务数量上(医疗服务量不足公立医院的两成),还是医疗服务水平上(民营医院的二三级医院只占有总数的一成,而公立医院是 62%),都与公立医院相去甚远,民营医院在医教研方面的差距是其整体能力差距的根源所在,医教研能力是医疗机构的基础和核心能力所在,而且不可能一蹴而就,需要一个渐进的积累过程。目前我国优质的医教研资源都集中在公立机构,对于大多数民营医院而言,临床医疗

① 根据本文主要内容改写的论文已被《当代医学》杂志社审核通过,笔者已经收到用稿通知。

是其主营业务所在,也是其获得利益的主要商业模式,那么对于他们来说,医教研融合一体化发展有无必要性,采取何种策略来发展医教研,这是本章讨论的主题。

12.1 民营医院医教研发展现状分析

不同的民营医院由于其规模、实力和发展的目标不同,对医教研融合发展的重视程度差异很大,同时我国对医疗机构实行分级管理,将医院分为一、二、三级医院,并定期组织评审,将各级医院分为甲等、乙等和不合格三种情况[①],对二三级医院的临床教育及科研工作有着明确的评审规定:二级医院须要培养基层医疗机构人才,须要承担医学生的临床教学和实习任务或承担全科医师培养任务等;同时还要支持鼓励医务人员参与相关病例的调查研究[②]。而对三级医院则提出了更多更高的教学和科研要求[③]。换言之就是民营医院要上等级,其科教工作已经成为评审的必备条件,这客观说明了民营医院医教研水平必定与其医院等级有密切关系。据统计,截至2015年底我国各类医院结构及比重统计如下[④],参见表12-1:

表 12-1:2015 年我国各类医院结构及比重

医院性质		合计	按医院级别分				按机构类别分		
			三级医院	二级医院	一级医院	未定级医院	综合医院	专科医院	其他医院
民营医院	数量(家)	14518	151	1378	5505	7484	8893	4200	1425
	占比	100.00%	1.04%	9.49%	37.92%	51.55%	61.25%	28.93%	9.82%

① 卫生部.关于印发"医院评审暂行办法"的通知(卫医管发〔2011〕75号),2011-09-27.

② 卫生部."二级综合医院评审标准(2012年版)"(卫医管发〔2012〕2号),2012-01-13.

③ 卫生部."三级综合医院评审标准(2011年版)"(卫医管发〔2011〕33号),2011-04-22.

④ 卫计委.中国卫生和计划生育统计年鉴2016[M].北京:中国协和医科大学出版社,2016:11-12

续表

医院性质		合计	按医院级别分				按机构类别分		
			三级医院	二级医院	一级医院	未定级医院	综合医院	专科医院	其他医院
公立医院	数量（家）	13069	1972	6116	3254	1727	8537	1823	2709
	占比	100.00%	15.09%	46.80%	24.90%	13.21%	65.32%	13.95%	20.73%

上表显示,我国民营医院虽然数量众多,但高等级医院太少,二级医院在公立医院体系中不算高级医院,但在民营医院中,由于三甲医院太少,只占 1%(同期公立三甲医院占比为 15%),因此二级医院在民营体系中也算得上是高等级医院,即使如此,民营二三级医院合计只占总数的一成,而同期公立医院占比近 62%,近九成的民营医院都是基层医院,其中有一半以上的民营医院没有定级。换言之,只有一成的民营医院根据国家指令性规定必须要配套科教方面的资源,其余九成医院自我管理,这意味着绝大多数民营医院的医教研发展取决于医院管理层的态度。目前民营医院在医教研发展上处于如下状况:首先,临床医疗人才缺乏,很多民营医院的人才结构是"一老一少",不是刚退休的老专家,就是刚毕业的学生,普遍缺乏年富力强的"中生代",人才短缺是民营医院发展的最大"短板"[1];其次,由于高层次医疗人才的缺乏,绝大部分民营医院只能从事一类医疗技术的应用,只有极少数三级民营医院(1%)能够从事二、三类医疗技术的研发和临床应用[2];最后是医学教育和科研,只有极少数高等级民营医院能够设立自己的研发平台,但还没有能力建立自己的医学院校来支撑医教研三位一体的融合发展,上述 10% 的高等级民营医院大都通过合作渠道取得教学或者实习基地的资质,构筑了科教平台,而绝大部分民营医院只是从事基层一线的临床医

---

[1] 苏雁,李锦."医教研"一体塑民营医院品牌[N].光明日报,2012-08-30,(06).

[2] 根据 2015 年卫计委《关于取消第三类医疗技术临床应用准入审批有关工作的通知》,第三类医疗技术临床应用解禁,这对民营医院是个利好,否则按照之前严苛的审核标准,事实上将绝大多数民营医院拒之门外。具体文号为:.国卫医发〔2015〕71 号.[EB/OL].[2015-07-02].http://www.nhfpc.gov.cn/yzygj/s3585/201507/c529dd6bb8084e09883ae417256b3c49.shtml.

疗服务,对发展科教心有余而力不足,因此医教研融合发展对于绝大基层多数民营医院来说还需要努力。

12.2 医教研三位一体融合发展的内在逻辑

12.2.1 理论分析

就医疗产业本身的属性及其最终目标来说,医教研融合一体化发展有其内在的必然性,他们之间的相互融合,互相促进,实现病人(或者客户)的生命健康或者品质提升,达成人类生命的可持续发展,这是医教研的共同使命,也是他们相互融合发展的核心价值所在,可以用图 12-1 的"医教研三位一体融合发展的价值实现模型"来表达它们之间的关系:

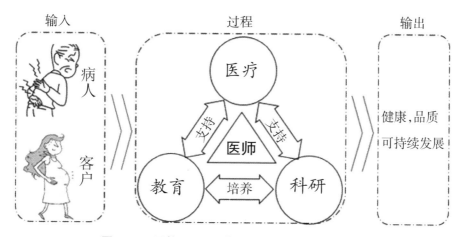

图 12-1:医教研三位一体融合发展的价值实现模型

从图 12-1 可以看出,医教研三位一体的终极使命是一样的,就是保障人类生命的健康、品质和可持续发展。在这个过程中,临床医疗是直接保障生命健康的第一线和主战场,它在治病救人或者提升生活品质的同时,为医学科研提出了方向和要求,为医学教育提供了实践的场所和临床教学;医学科研为临床治疗提供理论和技术支持,能够不断提升临床医疗的技术水平、创新路径和方法,推动临床医疗技术不断进步和学科科学规划,推进医学教育知识体系和能力体系的与时俱进;而医学教育是培养医疗人才的摇篮，为临床医疗和医学科研输送人才，他们是保障人类生命健康的战士，他们的战斗力直接决定临床医疗和医学科研的实力和水准。因此医、教、研三者天然的融合发展是医学发展的客观规律，不仅有其内在的逻辑必然性，而且也为全球医疗产业成功的实践所证实：全球不存在没有附属医院的医科大学，从美国哈佛大学所属麻省总医院到中国协和医学院所属的协和医院，莫不如此；而且医院发展到一定程度一般也需要相应的医学院校来支持，即使是西方发达国家有一些不从事科研、教学活动的纯粹的临床医院，其医师的继续教育仍然存在，而大多数大型医院发展到一定规模，都是通过自办或者合作等方式来获得科研和教育的支持，从美国梅奥诊所开办的梅奥医学院，到中国台湾长庚医院所办的长庚医科大学概莫能外，中国大陆的公立医院管理体制改革，将三甲医院划归医学院校所属也就是顺应这种医疗发展的客观规律。

12.2.2 实证分析

对南京医科大学附属六家医院 303 位医师（临床教师）的实证调查显示，认为科研和教育重要（含很重要）的医师数分别为 68.3% 和 96.1%，但在医师具体的时间和精力投入上，用在科研和教学上最多的人数合计只占 15.8%[1]。这种观念上重视，实际投入却很悬殊的情况表明，除了考核机制的因素外，重临床，轻科教的观念依然存在，拥有优势科教资源的公立医院医师都是如此，何况科教资源少的民营医院就更不言自明了。但对于以医疗服务为主业的医疗机构而言，临床医疗水平的提升，离不开科研和教育，科研强院，教学相长，科研和教学是其腾飞的两翼[2]。更有学者对江苏省 10 家不同层级的综合性医院的科教水平与医院综合竞争力的相关关系进行了实证研究，并得出结论：医院科教水平与综合竞争力为直线正相关关系，并为高度正相关（相关系数 r=0.8116），当医院科教水平增强时，医院综合竞争力也

---

① 商卫红，王锦帆. 附属医院临床教师医教研工作关系的现状研究 [J]. 中华医学教育杂志，2014,34（6）:842.

② 沈雁英. 抓学科建设，促医院发展 [J]. 中国医院，2007,7（7）:35-37.

会随之增强[①]。

综上所述，无论是理论研究还是实证分析都说明了医疗机构医教研三位一体的融合发展对于医院的竞争力和可持续发展具有重要意义，这是医疗产业的属性和使命决定的，无论公立医院和民营医院均是如此。有所不同的是，中国民营医院发展的历史不长，相对于公立医院来说，大部分民营医院都很弱小，而且还正处于向科学化、规范化发展的转型期，其医疗水平总体来说还有待进步，而且每家医院的定位和阶段性目标有所不同，医教研的协调发展还要假以时日，但长期来看，志向远大的民营医院最终都会走向医教研一体化的发展之路。

12.3　民营医院医教研融合发展的模式分析

虽然民营医院高等级医院较少，但依然有 1500 多家二三级民营医院通过各种合作渠道建立了医教研融合发展的平台，借力外部资源来发展医教研成为他们共同的选择，从目前公开的资料来看，民营医院有以下四种类型的医教研融合发展模式：

（1）直属医院模式

这种模式以苏州九龙医院为代表。苏州九龙医院是 2003 年 5 月经卫生部批准，由香港九龙集团投资 13.5 亿人民币兴建，并与上海交大医学院合作管理的三甲综合性医院，命名为上海交通大学医学院附属苏州九龙医院。开业伊始，上海交大医学院就选派了院长和部分高级管理人员，在旗下的附属医院及国内知名三级甲医院中选聘了一批骨干医师到九龙医院，苏州市政府额外给出 50 个编制用于招聘人才，由此组建了一支高起点的专家医疗团队。为给专家、学者临床和教学科研提供平台，九龙医院设立了博士后工作站和中心实验室。同时对科主任的考核，不是经济指标，而是侧重于人才培养、科室建设以及科研和教学能力。该院现已成为苏州大学、徐州医学院、江

---

① 薛宇，王长青 . 医院科教水平与医院综合竞争力相关关系研究 [J]. 中国医院管理 ,2008,28（ 2):49.

苏大学、上海东海职业技术学院的教学医院和实习医院。九龙医院通过与上海交大医学院的管理合作，以成为其附属医院的方式，获得了医教研三位一体融合发展的可靠平台。

（2）合作办学模式

这种模式以爱尔眼科医院为代表，爱尔眼科是我国第一家 IPO 成功上市的医院集团。2013 年 5 月，爱尔眼科联手中南大学打造国内首家眼科学院——中南大学爱尔眼科学院①。自成立以来，学院共招收硕士研究生、博士研究生近 150 名。2014 年 7 月，爱尔眼科医院集团又与湖北科技学院合作设立"湖北科技学院爱尔眼视光学院"，以培养视光专业人才为主。爱尔眼科一方面联合高校开展眼科医学教育工作，在学术、科研上也不遗余力，先后成立"爱尔眼科研究所"和"爱尔眼科眼视光研究所"，致力于医教研一体化开发，将创新研发转化为临床实际应用，并向更高层次医疗服务进阶。同时，两个研究所的成立也为相关学院的学生提供良好的科研环境，提高整体科研开发能力和水平；多学科的交叉和融合，也能培育新的学科增长点，推进眼科的持续创新。由此形成了爱尔眼科的"教学有两院，科研有两所"的医教研融合发展的格局。

（3）院校融合模式

这种模式以武汉亚洲心脏病医院（简称"亚心医院"）为代表。该医院是卫计委备案、湖北省卫生厅批准成立的大型心脏病专科医院。2014 年 6 月，"武汉大学亚洲心脏病临床学院"在该医院正式挂牌成立②，亚心医院与武汉大学共建心脏病临床学院，将自身变成了医院和医学院的融合体，通过这种无缝嫁接，搭建起医教研一体化的合作平台，真正实现学院与医院一体，理论与实践一体，临床与科研、教学一体的无缝对接。临床学院成立后，双方共享仪器设备等教学科研资源，通过专家现场指导、专题讲座、手术示教、教

① 爱尔医院，搏浪弄潮，击楫高歌！看爱尔眼科医教研一体化建设 .[EB/OL]. [2016-09-12].http://www.aierchina.com/index.php?m=content&c=index&a=show&catid=148&id=3786.

② 雷薇 . 仁心承重责，飞歌冲一流 [N]. 湖北日报 ,2014-06-26,（03).

学查房、国际交流等方式加强高层次人才队伍的培养。该院目前是我国心血管疾病介入诊疗培训基地,同时也是美国心脏学会专业示范中心。亚心医院通过与武汉大学医学部的深度融合成为临床学院的方式获得医教研一体化发展的平台。

（4）教学医院模式

如果说上述三种模式对民营医院本身的要求很高,绝大多数民营医院很难有实力获得那样平等合作、深度对接的机会的话,那么退一步成为医学院校的教学医院或者实习基地,也是一种不错的选择。事实上不少民营医院,特别是二级民营医院就是通过这样的合作机制获得医教研能力的提升。如上海闵行区中医医院（民营二甲）通过与闵行区政府以及上海中医药大学的三方合作,成为上海中医药大学的教学医院,同时又成为该大学附属龙华医院（三甲）的合作医院,一举两得。现在甚至有不少三级民营医院也通过成为多家医学院校的教学或者实习基地,来获得多个医学院校的科教支持,上文的苏州九龙医院就是一例,厦门长庚医院也是厦门大学医学院的教学医院,等等。教学医院或者实习医院对民营医院要求稍低,对于那些想通过医教研融合发展来提升临床医疗水平的民营医院来说,是个很好的合作模式。

上面分析了民营医院四种医教研融合发展的模式,都是民营医院根据自身情况在医疗实践中探索出来的成功之路,对于二三级民营医院来说,应结合自身的定位、实力和阶段性发展目标,来借鉴这些成功模式,或者创新一条适合自身特色的医教研融合发展之路。

12.4　民营医院医教研发展的策略选择

上文是从医教研三者相互融合、互相促进的角度来分析提升民营医院临床医疗水平的体制性机会,这对于占比仅有10%的二三级民营医院来说是个很好的战略性选择,但对于90%的一级甚至没有定级的基层民营医院来说,那样的机会对于他们而言,大都属于可望而不可即。同时,我国医改中的分级医疗体系正在推广,根据 2015 年 9 月国务院办公厅发布的《关于推进分级诊疗制度建设的指导意见》(国办发〔2015〕70 号),要求到 2017 年分级诊疗政策体系逐步完善,到 2020 年,基本建立符合我国国情的"基层首诊、双向转诊、急慢分治、上下联动"的分级诊疗制度。未来将会有大量的门诊病人分流到基层医院,他们是解决中国看病难问题的主体,门诊医疗是他们的定位和使命。而基层医院中,民营医院的数量占有七成多,因此对于基层民营医院来说,基于自身实力以及分级医疗的客观需要,以门诊医疗为主,兼顾科教是一种必然选择。科教对于促进医疗技术水平的提升如此重要,基层民营医院断不能放弃,因此他们的医教研融合发展策略可以从如下角度来思考。

首先是医疗策略。医疗策略是基层民营医院医教研策略中最主要的策略。对于人类生命健康和生命品质的服务提供者而言,医疗安全是底线,医疗质量是立身之本,医疗技术是发展之道,而这一切都离不开高水平的医疗人才,民营医院也不例外,因此可以从医疗安全、医疗质量、医疗技术和医疗人才这四个角度来分析。要保障医疗质量和医疗安全,遵守卫计委 18 项医疗质量安全核心制度是前提,然后结合自身院情,制定落地的操作性办法,最后严格执行并考核。总之,建章立制是基础,贯彻落实是关键,目标责任是手段,要通过建立一整套科学的基础指标、过程指标和终末指标的设定和考核来落实目标责任制,同时要在实践中不断总结、优化和提升;基层民营医院的医疗技术主要是一类医疗技术,在遵循临床诊疗指南、临床技术操作规范、行业标准和临床路径的前提下,结合医院的具体情况进行可能的局部或者细节上的优化或者调整,同时注意技术引进和技术合作;高水平的医师队伍建设是民营医院的短板,可以通过医师多点执业的机会获取高水平医师的合作,同时注重与各类医师集团的合作。2016 年 10 月 25 日中共中央、国务院发布的《"健康中国 2030"规划纲要》明确指出"创新医务人员使用、流动与服务提供模式,积极探索医师自由执业、医师个体与医疗机构签约服务或组建医生集团",其中"自由执业"和"医生集团"第一次写进"国字号"的文件,这对于急缺高水平医师的民营医院来说,是个重大利好,要引起重视。另外本书前文《中国民营医疗产业政策简析》中将 2010 年以来关于医师流动方面的政策都进行了总结,可以去参考。

其次是教育策略,基层民营医院可以从"走出去"和"引进来"两个角度来考虑,其中前者是重点,可以根据不同医师的个人规划和职业发展路径,送出去进修、培训或者攻读学位。中日友好医院院长王辰院士认为医生注定是研究者,并将医生分为三类:医匠(经验行医)、医师(科学行医)和医帅(临床科学家)[①]。目前基层民营医院医匠较多,医师较少,而医帅罕见,如何将医匠逐步培养成为医师甚至医帅,如何将经验医学逐步结合好循证医学,除了个性特征外,外部机会也是必要条件,基层民营医院要为医师们多创造一些培训和教育机会,以提高他们的业务水平。"引进来"主要是通过各种合作,与高等级医院或者医学院校建立帮扶或者对口支援关系,或者成为教学或者实习基地,有条件的基层民营医院也可以申办各级政府的继续医学教育项目或者申报国家住院医师规范化培训基地等,这些都是提高基层民营医院教育水平的行之有效的办法。

最后是科研策略。科研对于以门诊为主、研发力量有限的基层民营医院来说更多的是一些技术优化或改进形成的专利技术的研发,各类学术论文的发表,以及各类学术会议的主办,当然也可以申报各级政府的科研基金项目。基层民营医院可以根据自身定位、学科规划以及阶段性发展目标,设定各级各类的专利技术、学术论文或著述、学术会议、科研基金项目、专业组织学术任职等指标,可以作为考核指标,也可以作为奖励性指标进行引导。同时医院内部也可以设立相关基金用于扶持和鼓励各类科研创新活动,以促进医师技术水平的提升,增强医院的核心竞争力。

---

① 王辰. 医生注定是研究者 [J]. 中国卫生, 2015(7):68–69.

第13章 美国、德国的医师培养模式及其启发 ①

医师是医院的生存之本,是医院的第一战略性资源,在医教研发展中,医师的培养无疑处于最核心地位,无论民营医院还是公立医院,均是如此。与发达国家的医师培养模式相比,我国医师的培养模式值得商榷。美国和德国不仅是全球科技、经济强国,其卫生保健业也是全球的楷模,其医师培养模式也为全球众多国家所借鉴和参考。美、德两国的健保行业各有特点,两国的医疗体制及医保体系迥然不同,代表全球两个主要的方向。美国的医疗体制是以医师的自由行医为基本特征,其医保体系是以个人及雇主支付商业医疗保险为主导;而德国是以医师雇佣制为基本特征,其医保体系是以国家为主要支付方的社会医疗保险为主导。美、德两国不同的医疗体制及医保

———————
① 根据本文主要内容改写的论文已被《中国卫生人才》杂志社编辑部审核通过。

体系对其各自的医师培养模式有重大影响。因此,本文以美国、德国为例,来分析这两种主流的医师培养模式的特点,并对比分析,总结其异同点,最后提取出对中国医师培养模式的启发。

13.1 美国医师的培养模式

13.1.1 美国医学生教育

美国医学生的起步学历就是大学毕业,取得学士学位后才能具有报考医学院的资格,然后参加全美医学院校的入学考试(Medical College Admission Test,简称 MCAT),考试录取后开始医学院的大学学习,一般学制 4 年,前 2 年在学校学习基础医学,学完后参加美国医师执照考试(United States Medical Licensing Examination, 简称 "USMLE")的第一阶段考试,后 2 年在教学医院学习临床医学(Clerkship),学完后参加医师执照的第二阶段考试,同时医学院毕业,通过博士论文答辩,取得博士学位。而在医学院最后一年最重要的事情不是博士论文,而是参加全国住院医师教学点配对计划(National Resident Matching Program,简称 "NRMP"),去接受住院医师(Residency,相当于医学研究生)教育,如果配对不上,那就要再等机会。这种配对(Matching)就是全美医学院校所有的毕业生都要根据所学专业去申请教学医院相应专业的住院医师职位,输入相关条件后,由计算机撮合配对,教学医院相关专业的住院医师职位是有限的,因此申请者竞争比较激烈。所以 "NRMP" 是每个医学院毕业生必须全力以赴的项目,是通往执业医师必过的关卡,配对成功才算跨入医生门槛,还要接受 3–6 年(不同专业时间不同)的住院医师教育。住院医师基本上每天 24 小时都在医院,病人随叫随到。住院医师阶段的第 1 年叫实习医生(Internship),这一年结束,参加医师执照 USMLE 的最后一次考试,考试通过后,获得医师执照,这时候才是真正的住院医师(Resident),但依然不能单独执业。住院医师阶段的最后一年,要参加全美专科医学会的认证考试(Board Certification),通过这个认证考试后,方才可以单独执业,但是少数内科亚专业学生还需要继续进行 1–3

年的高级研究生（Fellowship）学习才能获得专科医师认证。上述培养过程可以参见图 13-1 所示：

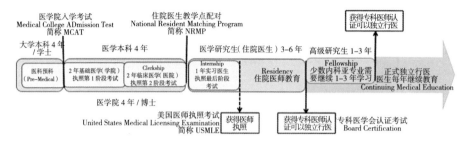

图 13-1：美国医师的培养路径

13.1.2 美国医师执业培养

美国医师的执业培养，除了独立行医后每年接受继续教育（Continuing Medical Education）、十年审查一下外，主要方式就是独立行医的实际操作培养。独立行医的医师一般都自开诊所，或者直接参加某个医院的外部医师团，每个医师都可以参加数个医院的外部医师团。医师团和医院是两个组织，医师团的医师一般将在自己诊所无法完成诊疗的病人带入这家医院进行手术或借助医院的医疗设施进行进一步诊断，医师与医院不是雇佣关系，而是签约服务的业务合作关系。这就是美国医师的自由行医模式，其自由行医和医师团的成功经验已经为我国所引进，2016 年 10 月中共中央、国务院发布的《"健康中国 2030"规划纲要》①中明确指出"积极探索医师自由执业、医师个体与医疗机构签约服务或组建医生集团"，其中第一次写进"国字号"文件的"自由执业"和"医生集团"就是来源于美国的自由行医模式。美国医院除了少数教学医院或者医学院校附属医院之外，一般很少有专科医师，有的只是医技类医生、住院医师或者实习医生，护士是医院医疗团队的主力，所以很多美国医院的院长或者执行长都是护士出身。美国医学会 2008 年的数据显示，2006 年美国每千人拥有 3.1 名医生，当年在册医

---

① 中共中央，国务院 . "健康中国 2030"规划纲要 . [EB/OL]. [2016-10-25]. http://www.gov.cn/zhengce/2016-10/25/content_5124174.htm.

生 92.2 万名,在职 76.7 万名,约占 83.2%,其余的大多退休。在职医生中,有 72.3 万名直接为病人服务,占在职医生数的94%,其余的6%从事行政管理、教育、研究等工作。在职医生中, 77.5% 自设诊所(Office-based Practice); 22.5% 完全受雇于医院(Hospital-based),其中包括 16 万住院医生和实习医生 [1]。美国也有极少数医院具有自己的专门雇佣医生,这些医院实力雄厚,誉冠全球,比如美国人引以为豪的"铁三角"医院:麻省总医院(Massachusetts General Hospital, MGH),梅奥诊所(Mayo Clinic),约翰·霍普金斯医院(Johns Hopkins Hospital, JHH),这三家"铁三角"医院都是非营利性医院,都有自己的专职医师队伍。而美国三家最大的营利性医院分别是美国医院公司(Hospital Corporation of America, 简称 HCA,连锁医院,总部位于田纳西州), Tenet Healthcare(连锁医院,总部位于德克萨斯州), Health South(连锁康复医院,总部位于阿拉巴马州)。这些连锁的营利性医院,医生和医院都是分立的。

13.2 德国医师的培养模式

13.2.1 德国医学生教育

德国医学生的起步学历只要不低于高中即可,由于医生是德国社会备受尊崇的职业,所以只有在德国高考中非常优秀的学生才可能被医学院校录取,德国医学生的学制是六年,前两年是基础医学学习,学完后参加基础学科综合考试(Physikum),其官方名称就是"Erster Abschnitt der Arztlichen Prufung"(德语,执业医师第一阶段考试,含笔试和口试);考试通过后才能进入为期三年的临床医学学习,包括 22 门学科及 14 门亚学科的学习,每门学科都要考试,考试合格后拿到单科合格证书"Schein",同时还要有不少于 476 小时的临床学习时间,三年临床学习完毕后参加"Zweiter Abschnitt der Arztlichen Prufung"(德语,执业医师第二阶段考试,笔试);考试通过后进

---

① 赵强 . 揭秘美国医疗制度及其相关行业 [M]. 南京:东南大学出版社 .2010.

入最后一年,到教学医院实习,在不同的医院、不同的临床科室进行通科实习,最后参加执行医师第三阶段考试,也是最后阶段考试,采用口试方式,考试通过后获得执业医师许可证①。德国医学生六年毕业后获得相当于硕士学位,毕业后可以去医院工作,也可以再读 2 年左右,通过论文答辩可获得博士学位 PHD/MD(根据论文的性质和研究方向分别或同时授予"医学博士(MD)"和"科学博士(PhD)"学位)。医学生毕业后必须接受有培训医师资质的医院培训 3-5 年,考核合格后方可成为正式医师,这时候的医生叫 Assist Arzt②。在德国大约 80% 的医生具有医学博士学位,医学博士毕业未必能成为医生,必须要通过执业医师考试获得职业许可证才可行。德国医师的培养路径参见图 13-2:

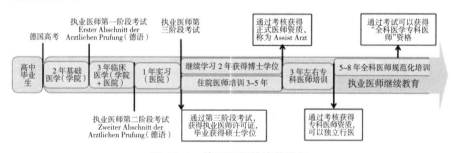

图 13-2:德国医师的培养路径

13.2.2 德国医师执业培养

在德国获得执业医师许可证,并且通过 3-5 年的住院医师培训以及 3 年的专科医师培训,考核通过后方可独立从事医生工作,但德国的全科医学被视为一个独立的医学专科,要成为全科医师,还要接受 5~8 年的全科医师规划化培训,在有培训资格的医院、诊所做住院医师或者助理医生至少 5 年,有的学科需要 8 年。据统计,截止 2013 年底,德国在职的具有全科医学专科医师资格者 43248 人,占德国医生总数的 12.1%,其中 33780 人自己开

---

① 吴春丽,冯萌,等 . 德国医学教育运行体系概述 [J]. 医学教育研究与实践 . 2017.25(1):129-132.

② 任敏,德国医疗和中国医疗的差距与思考 .[EB/OL]. [2012-10-11]. http://www. haodf.com/zhuanjiaguandian/renmin1977_820460396.htm.

诊所，3573 人受雇于开诊所的医生，2440 人在医院工作，1274 人在官方、社团、法人机构工作[①]。

德国医师的培养除了继续教育外，也有不同职级的医师设置，而且只有临床医生有职级，分为主任医师（Chefarzt）、主诊医师（Oberarzt，简称 OA）、专科医生（Facharzt）、住院医师或助理医师（Arzt in，培训期 2 年），如果是教学医院，大学给医生评教学职称，分为教授（Prof.）和助理教授（PD），当然德国教授级主诊医师非常稀少，备受尊敬。这里需要注意的是上述医生的四个职级不同于中国医师的职称，是每家医院根据自身工作需要设立的，有空缺才聘用，不像国内是考试或者评审出来的。

当然在德国承担大量社区医疗首诊任务的是诊所，但开办诊所的执照也是相当难得，要成为一个开办诊所的开业医师，必须至少在医院工作 5 年以上通过考试才能申请执照，达到 OA 级别的医师可以不需要考试便可开业。

在欧洲，大部分国家的医师培养模式与德国相似，英国有少许不同，英国对医生的教育与美国相近，都分三个阶段，即本科医学教育、研究生医学教育、继续医学教育，但对医生的职级设定却与德国类似，英国医院的医生职级也分为四级：住院医师（House officer）、高级住院医师（Senior House Officer）、专科医师（Specialist Registrar）、首席医师（Consultant Specialist）。

13.3 美、德模式的比较及其对中国的启示

通过上述介绍可知，美、德两国医师的培养模式总结如下表所示（表13-1）：

表 13-1：美、德两国医师培养模式比较分析

比较项目	美国	德国
医学生招生起点	本科毕业，学士学位	高中毕业
在校培养时间	4 年	6 年

---

① Prof. Dr. med. Frank H. Mader. 全科医学和实践 [M]. 斯普林格出版社 .2014.

续表

比较项目	美国	德国
基础医学学习时间	2年	2年
临床医学学习时间	2年	3年
实习医生时间	1年，医学生已经毕业并获得执业资格许可	1年，在校学生，尚未获得执业许可
医学生毕业学位	博士	6年毕业硕士，再继续读2年博士
执业资格许可	通过3次考试获得	通过3次考试获得
住院医师时间	3~9年	3~5年
专科资质认定	通过考核认定后，可以独立行医	通过培训考核合格后，可以独立行医
继续教育	终身教育	终身教育
医师职称	无	无职称，有职级，根据医院工作需要设立岗位职级，有空缺就可聘任
医师行医性质	自由执业占绝对多数，极少数医师存在雇佣关系	以雇佣关系为主导，自由执业为辅

从表13-1可以看出，美德两国的医师培养模式有两个重要的共同点：首先是从医学生培养到独立行医都需要较长时间的培养与历练：美国是7-13年，德国是12-14年；其次是都要通过三次分阶段的执业资格考试才能获取医师资格证书，而且获得证书后也都要通过数年的住院医师和专科医师的培养才能独立行医。当然两国医师培养模式也有重要差异：首先是起点不同，美国是大学起点，德国是高中起点；其次从医师与医院的关系来看，美国绝大多数医师都是自由执业，只存在极少量的医师有雇佣关系，而德国正好相反，以雇佣关系为主，自由执业为辅。因此从上述分析可以看出，美、德两国对医师的独立行医资格的认定都是通过长时间培养和严格的执业资格考试来进行把关的。

中国的医疗改革正在大力推进中，上述美、德两国的医师培养模式可以给我国的医师培养制度带来一定启发，主要有如下三个方面：

首先是医师执业资格的获取。美、德两国的医师获得执业资格都要经过基础医学、临床医学和实习成效三个阶段来分阶段考核，哪一关通过不了就无法进入下一阶段,而且三关过后还要经过专科医师认证方能取得独立行医资质,这样的层层把关,对于医师质量的提高、医师职业的自律无疑具有重大意义。而反观我国却是一考定终身,一次执业资格考试就能获得独立行医资格,这样的质量把关是否够用,从近些年屡屡发生的医疗质量事故不难看出,中国医师的执业水平有待提高,医疗行业毕竟是涉及到人类生命最低线的服务业,一次考试就能上岗,这样的考核模式需要反思。

其次是正式行医前的教育培养时间。美国是大学起点的医学生教育,尚还需要医学院校 4 年的研究生培养,再加上住院医师 3~9 年的临床历练方能独立行医;德国也需要 6 年的研究生教育以及 6~8 年的住院医师和专科医师的培养方能独立上岗。而我国的医学教育是高中起点,一般都是 4~5 年本科教育,通过一次执业资格考核和 4~6 年的住院医师培训就能上岗,其中的差距显而易见,相比于美国、德国,中国的医师培养有点速成的意味,这种速成的结果可想而知。

最后是医师的职称。美国、德国的医师培养没有评审称职的说法,德国医师的四级职级是每家医院根据自身的情况设置的不同层级的岗位需求,有空缺时可以选聘合适的医生到岗,从而形成不同职级的医师。而我国则完全不同,职称的评定与岗位无关,而与个人待遇直接挂钩,而且评定职称的条件中,发表论文是硬性要求,这种导向性设计使得不少临床医师既要应对大量病人的医疗需求,又要应付论文的发表,其结果是,2017 年 4 月国际顶级医学刊物《肿瘤生物学》杂志对来自中国的 107 篇造假论文公开撤稿,并公布了 524 名中国医生姓名及供职机构,其中包括不乏中国知名医院[1]。如此多的医师卷入丑闻,让中国医师在全世界人面前失誉,这是医者的悲哀,还是机制的缺陷,发人深思。

医疗行业的作业对象是人类自己,医师是人类生命最后的防线,医师水平的高低直接关乎人类的生命健康。因此,中国医师的培养时限及考证办

---

① 　詹媛. 中国作者发表的 107 篇论文因学术造假被国际期刊撤下 [N]. [EB/OL]. [2017–04–21].http://news.xinhuanet.com/politics/2017–04/22/c_129562057.htm.

法不能参照其他学科、其他行业,医师的培养有其自身的规律,深厚的理论功底和一定的实操经验是成为一个临床医师的前提,这也就是发达国家规定医师的学习时间如此之长、考证如此谨慎的原因所在,因为这是人类对自己负责的表现。从这个角度来说,我国的医师培养——四五年的大学教育和一次性考证,与其他专业、其他行业没什么两样,很难体现出以人为本的理念。总之,中国的医疗改革正在进行时,能否从顶层设计上一并考虑中国医学生的教育时限问题,中国医师执业资格的分阶段考核问题,中国医师的职称改革问题。这三个关键问题直接关乎中国医师队伍的质量建设问题,希望能够引起相关方面的重视。

第四篇　经营管理篇

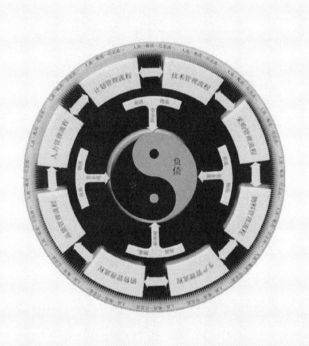

兼相爱，交相利，夫唯不争，故天下莫能与之争，是故经营之道也

第 14 章　民营医院的经营管理策略 ①

　　中国民营医院绝大部分是营利性医院,是依据公司法成立的公司制医院,而中国公立医院是承担公益性医疗的非营利性的事业单位,两者性质不同导致它们追求的目标不同,经营管理的侧重点也不同。没有技术优势的民营医院在医疗市场上如何生存和发展,必定有民营医院自身特色的经营管理策略。由于中国医疗改革的滞后,整个民营医疗行业的经营管理水平还有待提高,引进业外成熟行业先进的经营管理理念、策略以及工具等,结合医疗行业属性进行整合和创新,是民营医院企业化经营的必由之路,也是实现跨越式发展之所必需,本篇就是基于这种思想来探讨民营医院的经营管理策略。广义的经营管理活动包括医院为了实现目标所进行的一切资源整合活动,因而范围很广,但笔者遵循以客户为中心的客户端思维,聚焦于客户价值的实现,

---

　　①　根据本文主要内容改写的论文已被《经营与管理》杂志社审核通过,笔者已经收到用稿通知。

因而删繁就简,围绕客户端精心组织了四章有关民营医院的经营管理谋略:经营管理策略、运营管理策略、客户服务策略以及服务质量管控策略。

本章的经营管理策略是一种狭义的概念,主要是指医院的产品经营及价格策略以及对经营过程的管理策略。产品经营及价格策略包括产品分析与产品设计,产品评估与产品组合,价格设计与价格策略等;对经营过程的管理策略包括经营计划、目标管理、绩效分析、成本管控等。因此本文在分析民营医院经营管理现状的基础上,分别对上述内容展开探讨。

14.1 民营医院经营管理现状简析

首先从医疗服务量来说,前文已经分析过,从总量上来看,民营医院数量上已经超过公立医院,但诊疗人次数只后者的 14%,出院人数只有后者的 17.7%,可见民营医院在中国医疗市场上只是辅助和补充的角色;从单家医院的产出来看,每家民营医院平均日诊疗人次数为 66.33 人次,平均日出院人数 4.31 人,而公立医院的相应数字分别是 595.65 人次和 30.63 人,两者相差悬殊,可见民营医院业务规模小,医疗产出低。

其次从经营业绩来说,官方发布了公立医院的收费情况,但没有民营医院相关的统计,我们可以从公立医院收费情况来大体判断民营医院的收入情况,因为公立医院是公益性的平价医院,同级别的民营医院由于附加值服务的存在,其平均收入应该比公立医院的费用要高,参见表 14-1:

表 14-1:2016 年 1-11 月我国公立医院收费情况统计 [①]

公立医院诊疗费用	次均门诊费用（元）	同比增长	人均住院费用（元）	同比增长
公立三级医院	293.1	2.70%	12903.6	0.30%
公立二级医院	190.5	1.30%	5588.3	1.70%

另外,我们也可以从医院类上市公司的年报中略见一斑。截至 2016

[①] 卫计委 . 2016 年 1-11 月全国二级以上公立医院病人费用情况 . [EB/OL], [2017-02-24]. http://www.nhfpc.gov.cn/mohwsbwstjxxzx/s7967/201702/b7be5ce196e04b258a88388ba42b5fd6.shtml.

年年底,中国大陆资本市场上医院类上市公司共有 4 家,分别是爱尔眼科（300015.SZ,主营：眼科）,通策医疗（600763.SH,主营：口腔）,美年健康（002044.SZ,主营：体检）和国际医学（000516.SZ,主营：综合类医院）,因国际医学目前正在重大资产重组中,其 2016 年年报数据上商业资产尚未剥离,因此无法比较,其他三家 2016 年的经营业绩如表 14-2 所示：

表 14-2：2016 年三家上市公司的经营业绩分析（单位：万元）

公司名称	营业收入	营业利润	毛利率	净利润	净利润率	营收增长率	净利润增长率	净资产收益率	每股收益
通策医疗	87876.4	36392.6	41.4%	13616.5	15.5%	15.1%	9.4%	18.2%	0.42
爱尔眼科	400040.2	184459.3	46.1%	55746.7	13.9%	26.4%	30.2%	21.8%	0.55
美年健康	308186.07	148876.1	48.3%	33891.04	11.0%	46.7%	30.2%	10.6%	0.14

从表 14-2 可以看出上述三家民营医院都有不错的增长率：营业收入增长率都是同期 GDP 增速（6.7%）的 2-7 倍,净资产收益率都是银行同期贷款利率（4.75%）的 2-5 倍,这份成绩单相对于其他行业来说应该还是不错的,从中也可管窥民营医院的经营业绩。当然,笔者判断,这三家上市公司的业绩在民营医疗行业中属于中等偏上水平,高于基础医疗医院的平均水平,低于增值医疗的医院。

其三从经营管理水平来说,前文也分析过,我国民营医院虽然数量众多,但高等级医院太少,二三级医院合计只占民营总数的一成,而同期公立医院占比近 62%,近九成的民营医院都是基层小医院。等级的不同意味着医院规模和医疗服务能力的差别,这不仅影响民营医院的经营业绩,也客观上显示民营医院经营管理水平的差别。面对激烈的市场竞争,很多基层民营小医院重经营,轻管理,这就是民营医院经营管理方面最大的现实问题。

最后从医疗服务的核心价值来说,绝大多数民营医院根本无法与公立医院相比,但在附加值服务水平上,比如服务环境、服务礼仪和规范、客户的现场体验感等方面,民营医院大都超越公立医院。而在业务研发上,少数二三级民营医院能够媲美公立医院,但绝大多数基层医院的研发投入聊胜于无,乏善可陈。

上述分析可知,我国民营医院高等级医院很少,绝大多数民营医院规模较小,业务简单,技术含量不高,医疗产出低下,经营业绩差距很大。面对激烈的市场竞争,民营医院要想做强做大,在经营管理上必须要进一步深耕细作,精打细算,才能可持续发展。

14.2 产品分析与产品设计

在医疗服务业中,临床业务与产品其实是同一硬币的两面,从医疗服务角度就叫业务,从医院经营角度就是产品,医院提供给客户的核心价值就是医疗服务这个产品,临床业务科室及其所提供的各项医疗服务就是产品线的广度和深度,因此公司制民营医院可以借鉴业外成熟的产品经营工具来改进医疗服务产品的经营管理。但要注意的是,临床医疗服务作为体验性产品,是医院原本就存在的既存成品,存附于医务人员和医疗设施上(类似于制造业库存待售的产成品),医院为客户提供的诊前咨询服务或者门诊挂号服务,从经营管理的角度来看,就是医院的销售行为,也是客户购买服务的行为。

因此,对医疗服务业来说,既然产品已经是"库存待售"的产成品,那么就要对产品的属性特征进行分析,以确定产品的适用客户具有哪些生理属性和社会属性,以便更好地满足客户不同的理性需求和情感需求。因此,以客户为中心的产品分析对于民营医院的经营管理非常重要,它体现的是客户的价值;其次产品分析后要进行产品设计,这种设计就是根据产品分析的结果,基于不同客户不同的医疗服务诉求,而形成的类似于产品说明书一样的经营说明书,既方便客户的选择,也便于为客户提供更具针对性的服务,又可以作为医院产品经营的指南。

民营医院临床业务的产品分析,一般都是从各临床科室的单病种分析开始,然后逐步扩展到整个临床科室直至整个医院。单病种分析就是要以客户为中心,分析和提取该单病种多维的、客观的属性特征,以满足该单病种

所服务的客户需求。下面举例说明,参见表14-3:

表 14-3:单病种产品的属性特征分析与界定

临床科室	单病种	医疗属性	客户属性	需求属性	区域属性	竞品情况	诉求特征	服务特征	推广特征
眼科	青光眼	✓	✓	✓	✓	✓	✓	✓	✓

表14-3是一份简单的单病种产品属性特征界定表,实际运营中其内容要进一步细化,每个属性特征都有二级明细。通过这样精细的定义,民营医院就能对单病种产品的客观属性特征有了清晰认知:从客户的角度来看,就能明确客户在哪里,其理性需求和情感需求是什么,具有什么样的消费特征等;从产品经营的角度来看,医院应采取什么样的诉求、服务和推广策略等满足客户的需求。产品分析后,就可以据此设计和编制产品经营说明书,编制这样的说明书需要多个相关部门的通力协作,而且还要有足够的分析判断能力才能准确定义,定义失准就可能误导。同时,随着社会的进步,特别是互联网＋时代的来临和移动医疗技术的发展,对单病种产品除了医疗属性外的其他所有属性特征都可能产生影响,因此经营说明书还要动态调整,定期复核,方能与时俱进。因此民营医院需要在实践中逐步探索积累,深化认知,不断提高准确定义的能力。在医院实务中,由于每家民营医院都有数个临床科室,多个单病种,可以一开始选择少数几个重要的单病种进行编制,以后逐步增加、完善。

14.3　产品评估和产品组合

上文的产品分析和产品设计是民营医院的基础工作,在医院的日常运营中,还要对产品进行动态管理:对既有的存量产品进行分析评估,以确定其经营定位;还要进行增量开发,即新产品的研发、创新或引进,增量开发涉及医教研等技术性工作,参见笔者的"民营医院的业务发展策略",此处从略。本文仅分析存量产品的经营策略。

产品评估的目的就是评估医院主营的各个业务科室的实力和贡献,从而确定其经营定位。产品评估可以从内外两个角度来进行。先从外部角度来分析各临床单元的竞争实力,从而确定其市场竞争地位,确定这种地位后,再从内部角度来评估其业务贡献,最后形成最佳产品组合。

14.3.1 产品市场地位评估

临床单元的市场地位评估,可以借鉴业外比较先进的评估模型——GE矩阵法(GE Matrix,GE公司首创,也叫麦肯锡矩阵法)来进行评估,但需要结合医疗行业特征进行修订。笔者结合民营医院管理实践,可以进行如下设计(表14-4,表中数据均为假设):

表14-4:GE矩阵法的关键评估要素表

矩阵维度	外部引力			内部实力		
关键要素	客户需求量	毛利率	竞争强度	医师水平	诊疗环境	研发能力
参考权重	40%	30%	30%	50%	30%	20%

根据表14-4的评估表格,医院将其所有的临床业务在其服务半径内,分别对外部引力和内部实力的六个关键要素进行评估,每个关键要素按照满分100分进行打分,然后根据参考权重,计算每个产品的外部引力和内部实力分值,再根据分值大小排序,排序前1/3为强(大),中间1/3为中,后1/3为弱(小),通过这样的统计处理,就可以得出每个临床业务在外部引力和内部实力方面的地位,然后对应代入下面的评估矩阵(表14-5):

表14-5:GE矩阵法评估模型

内部实力＼外部引力	小	中	大
强	1	4	7（例如:骨科）
中	2	5	8
弱	3	6	9

从表14-5的矩阵表格中,可以清晰看出医院所有临床业务在矩阵九个

象限中的位置,越往矩阵右上角的临床业务越是医院的优势产品,反之则反是。民营医院可以据此淘汰市场引力小或者内部实力弱的部分产品,优化产品结构,将有限资源进行优化高效配置。

14.3.2 产品业绩贡献评估

根据产品的市场地位评估,明确了每个产品的市场竞争力,还要进一步进行产品的业绩贡献评估,以确定该产品在医院经营中的定位。产品的业绩贡献是指各临床业务单元为医院所带来的业务收入(或者门急诊量,或者出院人次等)或者毛利。产品的业绩贡献评估可以借鉴业外比较成熟的评估模型—波士顿矩阵法(BCG Matrix,波士顿咨询集团首创)来进行。根据各临床学科的业务增长率和服务半径内的市场占有率为矩阵的两个维度,建立矩阵评估表。如图1所示,图上的百分比为假设,可以根据每个地区的实际情况进行调整。根据业务增长率和市场占有率将临床业务划分为 A、B、C、D 四类产品, A 类产品属于双高产品,明星产品;B 类产品虽然增长率不高,但市场占有率高,比较成熟,能够稳定带来利益,属于金奶牛产品;C 类产品增长率高,但占有率低,说明正处于快速发展期,需要相应资源支持;D 类产品属于双低产品,要具体分析原因,并采取相应对策。

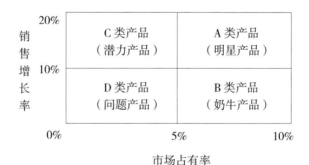

图 14-1:波士顿矩阵评估模型

14.3.3 产品最佳组合

与公立医院相比,中国绝大多数民营医院临床水平和技术难度不高,这是不争的事实。在技不如人的情况下还要获得盈利,就必须通过管理出效益,表现在产品管理上就是要精耕细作,以挖掘细分市场的机会。同时,与公立医院的公益性特征不同,大多数民营医院是公司制医院,可以根据客户需要来淘汰市场引力小或者内部实力弱的产品,以此来优化产品组合,以便将有限的资源投入到最能为客户带来价值的产品上。因此,基于上述 GE 矩阵法,可以评估医院各个临床业务的竞争地位;基于 BCG 矩阵法,可以评估各临床业务的业绩贡献,然后结合医院的发展战略,进行优胜劣汰或者优化重组,以确定每个产品在医院经营中的定位,确定了这种定位后,医院就能构建基础产品、重点产品、特色产品和辅助产品的最佳产品组合:基础产品技术含量和客单价都不高,但需求量大,能维持医院基本运营,同时负责引流;重点产品和特色产品技术含量高或者具有独特优势,因而具有竞争力,毛利高,是民营医院的盈利主体;辅助产品为重点产品或者特色产品提供配套或者保障,用于支持相关产品的发展。另外,民营医院还要注重医保产品的发展,医保产品是基础产品,能够带来大量客源,为医院的生存和发展提供基本保障,同时也为非医保产品带来引流和促进作用。实践证明,民营医院基于不同产品定位的最佳产品组合,能够相互配合,互为补充,彼此促进,共同提高,在一定程度上可以弥补技术能力不足导致的竞争力短缺,也是一种行之有效的商业模式和盈利技巧。需要注意的是,上述四类产品组合不是静态的,而是随着竞争环境和医院实力的变化而变化的,因此需要根据各临床科室的业务发展情况,结合医院的发展战略和阶段性目标进行动态维护和调整。

关于民营医院的产品发展和产品规划问题,可以参考前文的《民营医院的发展规划策略》以及《民营医院的业务发展策略》,此处不再赘述。

14.4 价格设计与价格策略

确定产品组合后,就是产品定价的设计。民营医院一般采用两个最常用的定价方法,首先是成本加成法,这是基本的定价法,必须要进行,因为涉及财务核算和产品管理问题。其次是竞争性定价,就是根据医院品牌、学科品牌或者医师品牌以及竞品情况进行的基于市场竞争的定价法。至于一些价格折扣策略是营销角度的设计,此处从略。基于上述两个定价方法,民营医院可以对不同类型的产品采用不同的定价策略。

首先是单病种定价策略,单病种定价一般依据产品的医疗属性来定价,用于刚需项目,一般也是进保产品,民营医院可以参考医保价格或者DRGs价格,然后用成本加成法进行调整。需要说明的是,DRGs作为国际先进的医疗费用和医疗质量管理工具,现在是热点,其发端于美国,我国北京市2003年开始引进,2008年形成北京版的BJ-DRGs,在此基础上2014年形成了国家版DRGs(CN-DRGs),2015年北京市发布《北京DRGs系统的研究与应用》,对外正式公布成果[①]。目前国内很多公立医院都在研究和试点,北京等地2017年已经全面推广,未来国家医保部门采用DRGs方式进行医保支付已是大概率事件。因此民营医院无论是否纳入医保体系,都要未雨绸缪,尽早做好准备。

其次是套餐定价法,这是根据客户的需求和消费属性,有针对性将某些相关联的产品打包在一起销售。很显然,打包的套餐销售比分项销售对于客户来说更为优惠,对医院来说变现能力更强,因而这种双赢定价很受欢迎。套餐定价法通常基于成本加成法确定基本价格,用竞争竞价法进行调整,一般应用于不会进保的、非刚需的增值医疗项目,比如高端产科,医疗美容等。

14.5　经营计划与目标管理

上文的产品策略和价格策略是民营医院常用的经营策略,在医院的日常运营中,还需要对经营策略的落地进行动态管理,这就是经营过程的管理。绝大多数民营医院都是公司制医院,因而借鉴业外成熟的企业化经营管理策略是其必然选择。而经营计划与目标管理,以及基于绩效分析的成本管

---

① 邓小虹.北京DRGs系统的研究和应用[M].北京:北京大学医学出版社,2015.

控是民营医院必需的管理手段。经营计划是企业日常运行的依据,而目标管理是对经营计划在实际执行过程中的动态监测和管理工具,下文分别分析。

14.5.1 经营计划

经营计划一般先确定年度计划,然后再按照时间和空间进一步分解。民营医院编制经营计划首先要进行经营分析,依据医院发展战略中所界定的阶段性发展目标以及上年度计划完成情况,结合当年的外部环境(政策,经济,客户和竞品等)和内部条件(医教研,人财物等)的变化进行战略复核(复核目标的合理性及定位的适用性等),确定本年度医院的优劣势(SWOT 分析)及本年度可能的经济增长点所在;然后确定本年度的经营定位(区域定位、客群定位等)和重要的经营目标(院级目标及其分解);第三,根据经营定位和经营目标编制配套所需的经营策略组合(如业务发展策略,推广策略等);第四,据此定位、目标和实现目标的策略编制配套的资源需求计划(即需要什么样的人、财、物、信息、机制等来保证定位、目标的实现和策略的实施);第五,根据上述经营目标、经营策略组合及资源需求计划编制年度计划进程表;第六,将年度计划进程表分解到各个业务部门和职能管理部门,各部门根据这个进程表编制部门级的具体的可以执行的行动计划(Action Plan),也就是每一件具体事项都有具体的完成时间,具体的衡量标准,具体的责任人、配合人和督导人;第七,分析本计划执行过程中可能存在的风险以及风险应对预案;第八,根据需要及重要性可以编制专项计划来因应某些重大事项(此项可选)。至此,民营医院最终都会形成一套完整的兼具科学性和操作性的年度经营计划。

上文分析了民营医院年度计划的编制方法,当然在编制过程中还要注意以下五个重要环节:首先编制经营计划是个群策群力、集思广益和上下互动的过程,只有这样制订的经营计划才能得到广泛共识,才具有科学性、可行性和实操性。其次在目标的设定中,可以根据医院当年建设的重点,对一些关键指标可以分层设计(比如设置保底目标,进取目标和冲刺目标等),并配套递进的激励机制,以具有更大的鼓舞性。第三,目标的设计一定要注意季节性,保持一定的经营节奏,因为某些疾病或者客户需求与时令季节关系密切。第四,上文的经营计划只涉及院科两个层面,而医院每个临床科室可能拥有多个病种或者 DRGs,某些对于医院业务收入有重大影响的病种或者DRGs,可以计划单列,进行重点管理。最后,经营计划应该具有一定弹性,便于应对重大的意外事件对经营计划的影响,可以及时调整计划,使得经营计划在保持严肃性、权威性的同时,具有灵活性和可行性。

14.5.2 目标管理

经营计划在执行过程中要进行动态监测和管控,这就需要目标管理((Management by Objective,简称"MBO")工具。MBO 是由美国管理大师彼得·德鲁克率先提出 [1],他认为企业的使命和任务必须转化为目标,并且进行有效分解,转变成各个部门以及各个人的子目标,然后根据子目标的完成情况进行奖惩。在民营医院实际运行中,目标管理是分级展开的,可以根据偏离程度的不同采用不同的处理方式,如表 14-6 案例所示(表中百分比是参考数值,可以根据医院具体情况进行调整):

表 14-6:民营医院目标管理工具表

偏差范围	0-5%	5%-9%	10%-19%	20% 以上
目标管理	正常范围	黄色提示	橙色预警	红色警报
对应措施	保持观察	注意提醒	负责人约谈	专案处理

下面进一步举例来阐述目标管理是如何进行,参见表 14-7:

表 14-7:某民营医院 2017 年 5 月份各临床科室业务收入统计表（单位:万元）

部门	普外科	骨科	医疗美容科	心胸外科	内分泌科	消化科	肿瘤科	口腔科	合计
计划任务	220	320	110	120	50	160	190	30	1200
实际完成	204	442	94	137	52	172	137	29	1267
偏差范围	-7%	38%	-15%	14%	4%	8%	-28%	-3%	6%

---

[1] 彼得·德鲁克. 管理的实践 [M]. 齐若兰 译. 北京:机械工业出版社, 2009.

从表14-7可以看出,该医院2017年5月份超额完成计划,但具体分析各临床科室,完成情况各不相同,内分泌科和口腔科业务完成情况属于正常;普外科和消化科偏差较大,属于黄色提醒;医疗美容科和心胸外科已经达到橙色预警,管理层分别约谈了两个科主任,并相应给予了批评和表扬;而骨科和肿瘤科已经处于红色警报,管理层分别在两个科室召开现场分析会,形成专案处理表,参见表14-8:

表 14-8:专案处理情况表(单位:万元)

科室	计划数	实际数	偏差范围	原因	措施	奖惩	归档
骨科	320	442	38%	/	/	/	成功案例库
肿瘤科	190	137	−28%	/	/	/	警示案例库

对于业绩严重偏差的科室一定要找出具体原因,提出措施,并且形成书面报告,作为案例教学的一部分。同时严重偏差的原因,要区分是主观原因,还是客观原因,还是计划本身不够科学的原因,并据此采取相应的对策。

目标管理作为卓有成效的管理工具,可以用在凡是有目标责任制的地方,笔者总结其核心思想就是九句话:设立目标,确立标准,监测偏差,分级预警,找准原因,提出对策,启动奖惩,进行总结,培训共享。

14.6 绩效分析与成本管控

首先需要界定的是,这里的绩效分析与成本管控是从临床科室甚至单病种的主营业务角度来展开微观分析的,以便于医院最核心的临床医疗服务能够做到集约化经营,精细化管理,其绩效分析的是毛利,成本管控的是直接成本。至于员工个人的绩效分析和医院的全成本管控,它们分属于人事部门和财务部门而相对独立,此处从略。

上文的经营计划涉及院科两个层面,也可以分解到重要的单病种或者 DRGs,这是经营计划自上而下的分解和落地,而在绩效分析和成本管控却是逆向的,即从单病种开始,自下而上的逐级递进,因为单病种分析是院科两级绩效分析和成本管控的基础和前提,是绩效与成本的最终抓手,通过单病种绩效分析,可以清楚其成本的结构和比重以及毛利空间所在,就可以有的放矢地管控成本增加毛利,进而按此模式将单病种扩展到整个临床科室(科级)直至医院所有的临床科室(院级),由此完成自下而上的递进过程,这与医院经营计划自上而下的进程形成回应与反馈,由此形成经营计划与绩效管理的闭环运作。下面以医院常见的单病种——阑尾切除术(不含阑尾瘘管关闭等后期并发症项目)为案例来进行详解。

笔者抽取某民营医院阑尾切除术半年内所进行的所有术例,剔除不可比样本后,以医保价格为中准线,分为高费用组(高于医保价)和对照组(低于医保价),并计算两个组别各自成本项目(10类成本项目)的平均值来对比分析,得到下表14-9所示数据:

表14-9:某民营医院阑尾切除术两组各项费用对照分析表（单位：元）

组别	门诊费	化验费	检查费	放射费	治疗费	手术费	材料费	护理费	床位费	西药费	合计
高费用组	56.61	387.39	57.72	176.49	410.7	1651.68	699.3	31.08	299.7	1716.06	5486.73
对照组	38.85	231.99	13.32	83.25	227.55	1468.53	337.44	21.09	215.34	674.88	3312.24
差距	17.76	155.4	44.4	93.24	183.15	183.15	361.86	9.99	84.36	1041.18	2174.49
高出%	45.71%	66.99%	333.33%	112.00%	80.49%	12.47%	107.24%	47.37%	39.18%	154.28%	65.65%
差距比重	0.82%	7.15%	2.04%	4.29%	8.42%	8.42%	16.64%	0.46%	3.88%	47.88%	100.00%

表14-9显示,高费用组阑尾切除术的单病种费用比对照组平均多出2174.49元,高出65.65%,假设医保价为4500元,则高费用组平均每例手术医院就要亏损986.73元,而对照组则盈利1187.76元。因此必须要分析高费用组和对照组的成本结构以找出亏损原因,参见图14-2:

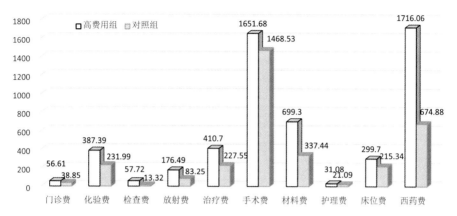

图 14-2：某医院阑尾炎切除术高费用组与对照组各项费用对比

图 14-2 清楚显示高费用组的十项费用均比对照组要高，差额最大的是西药费，前者比后者高出 1041.18 元，占差距总额的近一半比重（47.88%），那就需要对西药费进行进一步分析，以找出到底是哪些西药费，高在何处。进一步的分析可知，参见表 14-10：

表 14-10：某民营医院阑尾切除术两组西药费对照分析表（单位：元）

药品名称	高费用组	对照组	差异额	高出 %	差距比重
抗生素	503.94	157.62	346.32	219.72%	33.26%
麻醉药品	352.98	147.63	205.35	139.10%	19.72%
胃肠药	143.19	38.85	104.34	268.57%	10.02%
肌肉松弛剂	180.93	78.81	102.12	129.58%	9.81%
利尿剂 / 电解质	204.24	119.88	84.36	70.37%	8.10%
抗寄生虫 / 原虫	159.84	89.91	69.93	77.78%	6.72%
电解质 / 葡萄糖	73.26	17.76	55.5	312.50%	5.33%
检查用药（显影剂）	18.87	9.99	8.88	88.89%	0.85%
其他	78.81	14.43	64.38	446.15%	6.18%
合计	1716.06	674.88	1041.18	154.28%	100.00%

从表 14-10 可以看出，高费用组西药清单上的九个项目均比对照组要高，差额最大的是抗生素，差距额为 346.32 元，占总差距的 33.26%，其次是

麻醉用药和肠胃药。至此找到了高费用组西药费高企的症结所在,原来是抗生素、麻醉药、胃肠药等西药用药过多所致。症结找到,接下来就是采取管控措施,首先是提请医院药事委员会审查两个组别用药的科学性、合理性和规范性,不合理的用药应坚决杜绝,这不仅控制了成本,更多的是为客户的健康和安全着想;其次是根据成本影响的程度,可以启动相应的奖惩机制;第三是制订或修订临床用药规范,将此案例获得的经验教训予以制度性推广,全院普及;第四将此案例进入案例库,便于教学培训。

上文以西药费为例,分析高费用组相比较对照组费用高企的原因以及相应对策,当然也可以对本案例的十类成本项目逐项分析,以找到控制成本的抓手。不过一般都用 ABC 重点分析法,找出影响绩效的最主要的 A 类关键因素(20% 的因素却影响 80% 的效果)就等于抓住了牛鼻子。同理,这是阑尾切除术的单病种案例,推广到其他单病种,方法是一样的,以此类推,可以从单病种扩大到整个临床科室,再从单个临床科室扩大到全院所有的临床部门,医院主营业务的绩效和成本就能得到有效管控。

第15章 民营医院的运营管理策略——效率篇

在讨论民营医院的运营管理策略之前,需要讨论它和经营管理的关系,以便界定运营管理的内涵和边界。一般来说,民营医院的经营管理是基于市场竞争的环境,通过内部资源的有效整合和外部资源的有效运用来获得竞争优势,从而获得医院的利益。这里的内部资源的有效整合主要就是运营管理,外部资源的有效运用主要就是营销管理。因此,从这个角度来说,经营管理涵盖运营管理,运营管理是经营管理的一部分。更直观形象的理解就是,负责日常经营管理的主管一般叫 CEO(首席执行官),而负责运营管理的主管叫 COO(首席运营官),很明显看出两者的从属关系。更进一步的,如果说营销管理侧重于招徕客户的"增收"功能,而运营管理就是服务好客户的同时,侧重于组织运作效率的"节支"功能,两者组合构成经营管理的"增收节支"任务。当然随着现代民营医院运营实践的探索,运营管理也有增收的"运营销售"功能(通过挖掘客户的潜在需求以增加收入)。

从上述讨论中,我们可以看出:运营管理是围绕医院的核心业务流程所进行的资源配置和资源管控活动,以保证医院能够满足客户核心价值需求的同时,实现医院的高效有序运行。因此运营管理的使命有二:首先是提高客户满意度,二是提高医院运行的效率和效益。明确了运营管理的内涵,其边界也就可以随之确立下来,在民营医院的运营实务中,运营管理一般包括客户服务、空间管理、流程管理、现场管理、协调管理、成本管控、运营销售和信息管理等八项主要功能。客户服务作为运营管理最核心的功能,其内容非常丰富,事实上它与营销管理共同构成民营医院与公立医院之间的最大区别,因此另章讨论,本文仅讨论民营医院运营管理的其他七项核心功能,这七项功能内容也非常丰富,限于篇幅,本文拟分上下两章来讨论,本章围绕提升效率来展开,包括空间管理、流程管理和协调管理;下章围绕提高效益来展开,包括现场管理、成本管控、运营销售和信息管理。下文分别阐述。

15.1　空间管理策略

本文的空间管理是指医院已经进入营业阶段的空间管理,早期医院的建筑空间及建筑物的规划、设计及建设不在讨论范围。具体来说,这里的空间管理是指医院各功能性区域①的空间布局、装饰陈设等微观空间的进一步细化、优化和改进,以满足不断变化的医疗科技进步、客户需求变化和医院的经营所需。空间管理直接影响客户的现场体验、现场服务以及流程的科学高效运转等,因此是运营管理的首个环节。JCI 评审往往很注重医院的空间管理。

民营医院空间管理首先要遵循医疗行业的属性和规律,便于医疗服务

---

① 医院的功能性区域包括门诊大厅、诊室、ICU、各医技科室、治疗室、手术室、输液室、病房、药房、护士站、等候区、休息区、陈列区、办公区、走廊、电梯间、洗手间、应急安全通道、停车场以及 VIP 专用通道及空间等。

的连续性、可及性;其次是以客户为中心,便于客户核心价值和附加值的实现;最后还要体现医院的文化内涵和品牌属性。而且,现代医院的空间管理已经强调医院空间的物理环境、心理环境、人文环境以及基于互联网技术的虚拟环境对客户的积极影响,运用环境心理学、社交心理学、人体工程学、电子工程学等先进理论和工具,创造人性化、人文化的就医环境是民营医院空间管理的潮流和发展方向。因此,民营医院的空间管理可以从下述五个方面展开。

15.1.1 基于流程高效运转的空间优化配置

空间的优化配置围绕就诊流程的高效运转来展开。这种配置首先是指医院各个功能区平面布局的科学、合理,既要符合临床医疗服务的内在规律,也要考虑客户的便利性、可及性和舒适性。例如医院大厅是一家医院的脸面,其给客户的第一印象相当重要,而大厅的设计一般主要有合厅式、联厅式、街厅式三种[①],由于中国民营医院一般都是中小型医院,将客户共用的功能区(挂号、收费、药房等)集合在一起的合厅式大厅显然更为适合。其次是就医空间的交通流线设计,应该使得相关人员移动最短的距离就能到达相应区域,同时注意医客分流、洁污分流的原则。最后是导流标识的管理,标识的科学布点和信息表达,是医院空间导向人性化服务的组成部分,无论是导医性标识还是说明性标识都应准确、清晰、人文,且蕴含医院文化内涵和品牌属性。

15.1.2 基于客户生理需求的空间优化改进

客户就医的物理环境对客户的影响是不言而喻的,物理环境除了空间布局和装潢材质的硬环境外,还包括色彩环境、光环境、声环境、空气环境和安全环境等软环境,相对于硬环境来说,软环境的改变相对容易。首先是色彩,色彩对治愈疾病有显著的疗效,这已经被科学研究所证实[②]。因此民营医院的不同科室针对不同的客群需求可以在相应的空间配以相

---

① 罗运湖.现代医院建筑设计[M].北京:中国建筑工业出版社,2003.
② 马铁丁.环境心理学与心理环境学[M].北京:国防工业出版社,1996.

应的颜色或者颜色组合来增进疗效①。同样的,光环境不仅对患者的心情有极大影响,而且也影响医护人员的工作,应最大程度利用室外的自然光照和景观,使室内空间充满阳光与健康活力。在人工光源使用上尽量采用面光源或二次反射光源,避免直射;在灯光的色温选择上,也尽量使用中性光源,太暖会影响医生观察,太冷会影响客户情绪②。声环境主要是减少噪音污染,有条件的民营医院可以应用音乐疗法,根据不同空间的客户需求配以不同的背景音乐。空气环境主要是指医院空气的温度、湿度、清洁度、气味等,其中空气的清洁度是客户最为关心的,因此,全空调的环境是防止以空气传播为主要污染途径的最好方法,因为它为空气的流动和过滤提供了控制手段③,有条件的增值医疗性医院(比如医疗美容等),可以考虑香氛设计。最后是安全环境的设置,建筑空间的设计要遵循或者参照国家关于医疗行业的建设标准《综合医院建设标准(建标110-2008)》④,例如,该标准第三十二条第四款规定"病房楼不宜设置阳台"等。另外安全环境还要考虑建筑设施和家具的防磕碰设计、地板的防滑设计以及防灾防盗设置等,总之安全可靠的就医环境能让客户感到放心、放松从而有利于诊疗和康复。

15.1.3 基于客户心理需求的空间优化改进

客户心理需求的满足主要是指客户就医空间的专属性、私密性、交往属性和归属感。专属性一般是在共用空间,就医的客户基本都彼此陌生,而人的生物学天性中的不安全感就对所在空间有专属性要求,患者更是如此,因此可以用一些环境小品、指示牌、家具的不同布局、适宜舒适的空间距离

① 科学研究证明,蓝色有明显的镇定作用,可用于急诊和外科的适当空间;紫色可使孕妇的情绪得到安慰,可用于妇产科;米色能促进血液循环,刺激食欲,可应用于消化科;而棕色能促进细胞的生长,可用于病房;绿色对人的视觉神经最为适宜,可用于诊断室和手术室,以缓解医生眼睛疲劳。

② 杨劲松. 大型医疗空间的室内设计 [J]. 现代装饰,2013(2):138.

③ 马丽. 大型医院门诊大厅设计研究 [D]. 重庆大学,2007.

④ 建设部等. 关于批准发布《综合医院建设标准》的通知(建标〔2008〕164号),2008–09–05.

等来进行区隔,这对专属感的确立有显著的作用①。私密性比专属性要求更高,现代社会人的健康状况本身就是个人的隐私,特别在医院问诊、检查、治疗、手术以及病房中,可能涉及病史、体征及健康数据,身体部分裸露等,都使得客户对于隐私格外关注,因此医院应创造条件满足客户的隐私愿望,比如问诊、检查、治疗和手术时的无关人员免进,住院病人病房中围帘设置等等都是行之有效的方法。交往是人类的天性,特别是病人,更需要看望和慰问,因此医院尽量设置一些交往空间和滞留空间满足客户的社交愿望。现代医院的病房大都注重营造一种家庭式的氛围以让客户有一种归属感从而更加有利于康复,有条件的民营医院可以设置家庭病房、VIP 房间等,让客户有宾至如归的归属感。

15.1.4 基于人性化管理的空间优化改进

客户就诊空间的人性化管理可以让客户感受到医院对其尊重、尊敬的礼遇,从而心生好感,同时人性化管理也是医院以人为本的客观要求。人性化管理可以通过就诊空间便利设施的配置、环境绿化系统以及非就诊区的便民服务设施来体现。客户就诊空间可以设有客户服务中心,无障碍通行设置,自助挂号、缴费、打印检查单据,银行取款机,相关桌椅,免费茶水、零食供应,自动售货机,手机充电桩,休闲读物,迷你网吧,艺术品装饰等。绿化植物系统不仅能改善人居环境,调节空气,增强视觉友好感,还能作为功能性分区和装饰之用,同时还具有辅助性治疗作用,因此民营医院可以广为引进,营造居家氛围。非就诊区的便民服务设施主要有小型超市和餐吧、茶吧和咖吧等,既便于客户自用,也便于与访客的社交活动,现在不少大型三甲医院都予以了配套。民营医院根据自身条件可以适当引进。

15.1.5 基于医院文化和品牌属性的空间优化改进

这种优化改进主要体现为医院文化和医院品牌属性的装饰或陈设。这些装饰和陈设除了在特定区域专门设置外(比如医院院史或者荣誉陈列室

---

① 赵冰飞 . 从心理行为研究综合医院建筑门诊大厅空间 [D]. 大连理工大学,2010.

等），一般都穿插设置在医院的各个空间布局中，比如指示牌上的 LOGO 标志，电梯门上的贴图等。这些不仅是医院文化的表现和展示，也是医院品牌的宣介和传播。民营医院可以针对医院目标客群的定位和客户属性，有目的地在上述既有的布局、装饰和陈设上，加载上属于特定品牌属性的标志或陈设，以体现对目标客群的特别关注，让他们有品牌归属感。

15.2　流程管理策略

流程管理是民营医院运营管理的重要内容之一。医院的流程从性质上可以分为三类，一类是医疗流程，二是管理流程，三是服务流程。医疗流程根据国家颁发的临床诊疗指南，临床技术操作规程，临床路径以及医疗行业标准来实施，属于医疗专业流程，这里不作讨论，本文主要讨论运营管理涉及的管理流程和服务流程。

医院的管理流程是指医院各级管理部门的流程，从医院管理层——部门级——科室级（可选）——基层工作单元。其中部门级组织可以分为业务管理部门，比如医务部、护理部等；职能管理部门，如人事部，财务部等。基层工作单元，比如上述医务部的质控组，人事部的招聘组等，中小型民营医院的基层工作单元可能就是岗位。与上述组织层级相对应的管理流程也分为院级管理流程（如经营计划编制流程、投资决策流程等），部门级管理流程（业务管理部门如医务部的医疗质量控制流程、职能管理部门如人事部的招聘流程）以及基层工作（或者叫作业）流程（比如医务部质控组的病案管理流程，人事部招聘组的面试流程）。

医院的服务流程是以客户为中心，以业务部门为节点，围绕客户进院接受各业务部门服务到出院的整个进程中客户的最优行动轨迹来设计的流程。如果说管理流程是纵向互动，那么服务流程则是横向互动，很明显，客户的需求或者病种不同，流程的路径也可能不同，而且单个病种的大流程（一级流程）可能由多个细分流程（二级流程甚至三级流程）组成。同理，上述管理流程也是如此分级组成。因此，无论管理流程还是服务流程，都要有统一的流程管理标准来进行规范管理,下文展开分析。

15.2.1　流程体系和流程目录

规范的流程管理首先是流程的分层、分类和分级,最终形成流程目录。流程的分层是按照组织层级来分,比如院级,部门级,科室级(可选)及基层级。流程的分类是按照部门来进行,一般分为管理类(各管理部门)和服务类(各服务部门)两大类,而且可以进一步细分到具体的管理部门(比如医务部、人事部等)和具体的服务部门(比如客服部、皮肤科等)。流程的分级,一般来说,管理类流程以院级和部门级为源头,服务类流程以服务部门为源头,这两个源头的流程都为一级流程,一级流程中包含的细分流程(子流程)叫作二级流程甚至有进一步的叫三级流程等。例如,以院级为源头的经营计划编制流程为一级流程,该流程中包含的经营目标确定流程为二级流程;以管理部门为源头的,比如人事部的招聘流程为一级流程,其中的面试为二级流程;以业务部门为源头的,例如临床科室的各个单病种或DRGs均为一级流程,一级流程中涉及子流程,比如可能涉及的B超流程、化验流程均为二级流程。这些流程的构架及逻辑关系可以用表格的形式总结出来,如表15-1所示:

表15-1:民营医院的流程体系构架

组织结构		院级流程	部门级流程	科室级/ 功能组流程	岗位流程	流程 类别
管理层		一级流程: 经营计划编 制流程 ……	二级流程: 营业收入目标 确定流程 ……	三级流程: 功能组销售目标 确定流程 ……	四级流程: 各销售岗目标确 定流程 ……	管理类 流程
管理 部门	医务部	/	一级流程: 医疗质量控制 流程 ……	二级流程: 病案管理流程 ……	三级流程: 病案查阅流程 ……	
	人事部	/	一级流程: 招聘流程 ……	二级流程: 面试流程 ……	三级流程: 应聘者接待流程 ……	
	……	/	/	/	/	

续表

组织结构		院级流程	部门级流程	科室级/ 功能组流程	岗位流程	流程 类别
服务 部门	客服部	/	一级流程： 客户就诊流程 ……	二级流程： 客户接待流程 ……	三级流程： 代客泊车流程 ……	服务类 流程
	各临床 科室	/	一级流程： 单病种流程 ……	二级流程： 医师诊疗流程 ……	三级流程： 手术流程（医疗 专业流程） ……	
	……	/	/	/	/	

上述表格应该清楚地展示了民营医院的流程体系架构以及它们之间的相互关系。基于流程的分层、分类和分级的设计，将医院所有的流程名单分门别类地梳理出来，就形成流程的目录体系。在民营医院流程管理实务中，一般将院级流程的编制和修订管理都归集到相关部门进行归口管理，比如经营计划编制流程是院级流程，一般归口到运营管理部门或者院办来管理，因此在流程目录编纂时，以部门级流程为统领，首先编制各部门的一级流程目录，然后根据一级流程目录再细分至二级、三级目录。一般中小型民营医院管理类主要的一级流程目录在50~70个左右，服务类一级流程根据临床业务的开展范围和单病种覆盖情况大小不一，同样的，医疗类一级流程目录也是如此。当然，不同的民营医院对于流程的定义不一样，因而数量也存在很大差别，管理比较细致的医院，流程肯定会多些，而管理粗放的医院就少得多。

15.2.2 流程设计

流程目录形成后，就可以开始流程设计。流程设计最终形成医院的标准作业程序（Standard Operating Procedure，简称"SOP"）手册，因此流程设计要遵循统一的模板，包括流程名称、流程的主要责任部门、流程编号、流程版本、流程的初始制订时间、修订时间、是否生效、流程图、流程说明、流程配套的表单、工具或规章等，其核心是流程图的编制。医院如果通过 ISO9000 系列认证的，那么都会有符合国际标准的 SOP 手册。民营医院的流程图可以从横向和纵向两个维度来表达流程的路线,横向是流程所经历的部门或岗位,也就是流程的责任节点;纵向是流程的阶段或者特征性节点,以此横向和纵向的维度开始绘制流程图,如下表(表15-2)和下图(图15-1)所示的案例:

表 15-2：SOP 标准化作业程序首页核心要素示例

流程名称		责任部门		流程编号	
初次编订时间	编制人	审核人	批准人	生效状态	版本
修订时间	修订人	审核人	批准人	生效状态	版本

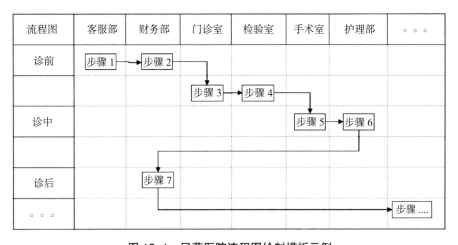

图 15-1：民营医院流程图绘制模板示例

上图是一个简单的单病种一级流程模板(这是服务类流程图示例,管理类流程图设计原理与此相同),图中的横向部门如果是院级流程或者一级流程,那就是各个部门名称,如果是部门内流程或者二级或者三级流程,那就是基层单元,可以明细到岗位。上图的纵向阶段,可以根据流程实际的流转路径,以流程的阶段性或者关键节点为分割标准即可。表中每个步骤都是一个节点的简要说明文字,如果该节点是二级流程的话,那就要参照上述模板进行二级流程的绘制,以此类推。流程图绘制完毕后还要对流程的每个节点进行详细说明,并注明该节点的依据、工具或者产生的表单等(如有),如下表(表15-3)所示:

表 15-3:流程说明书

流程步骤	操作标准或说明	依据 / 文件	表单 / 工具	备注

根据上述模板就可以编制每一个流程的SOP,将这些流程分门别类进行组合,最终形成院级、部门级或者单病种的SOP手册。可以根据这些SOP,输入进医院的信息管理系统,将其相对固化,变成标准的运营管理程序,将会大大提高民营医院的运营效率。

15.2.3 流程的动态管理

流程在实际运行中要进行动态监管,并根据医院实际情况的变化进行定期或者不定期优化或者修订。每一次优化或者修订都要经过相应的审批程序,并记录进该流程的修订表单中,这样的日积月累过程就是医院运营管理水平不断提升的过程,同时这种优化流程的记录也是相关员工培训的案例教材。

15.3 协调管理策略

协调管理是运营管理中最烦琐的功能,医院日常运营中有大量的工作需要多部门协作来完成,因而协调工作便是医院日常运营的常态化管理方式,也是医院运营效率的集中体现。这种协调关系有两类性质,一类是例行性的常规协调,可以通过组织的功能定位及职责划分来界定,并通过医院的经营计划和各部门的工作计划予以制度性贯穿与落实,此类协调已经有组织运作机制来实现制度化的协调;另一类是突发性或临时性的非常规协调,这就需要组织的弹性或权变性来保障实施,运营管理的复杂性和繁琐性往往就体现在这类无法预期的协调上。

民营医院的运营协调工作主要包括两块,一块是纵向协调,即协调后台管理部门与前台一线部门之间的工作协同与配合;另一块是横向协调,即协调一线部门相互之间的配合。至于业务管理部门与职能管理部门之间的协调不是运营管理的重点,业务管理部门与一线业务部门是专业上的指导关系,主要体现为医疗质量管理、医疗安全管理和医疗准入管理等,这些管理作为医院的核心价值管理,无论是国家各级卫生主管部门还是医疗机构的基础管理规章都有非常详细的规定,因此这方面的协调空间不大。因此本节讨论的协调管理是指职能管理部门与一线部门之间的纵向协调,以及一线部门之间的横向协调。这两类协调本质上都是以客户为中心,以临床医疗部门为重点而开展的运营协调,目的是提升客户满意度,提升医院的运营效率。

15.3.1 纵向协调关系

纵向协调管理是指职能管理部门与一线部门之间的工作协同与配合。民营医院的职能管理部门主要包括行政部门、人事部门、运营部门、财务部门和后勤部门。这些职能管理部门与一线部门存在如下图(图 15-2)所示的协调关系:

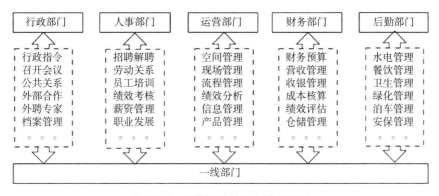

图 15-2:民营医院的纵向协调关系

很显然,图中的协调关系看起来大多数与客户没有直接关系,但实际上是间接服务关系,职能管理部门通过对一线业务部门的直接支持和服务来促进或监管后者更好地服务于客户。当然也有的协调关系直接服务于客户,比如餐饮服务、泊车服务、安保服务、收银服务等,这些服务是医院提供给客户的附加值服务。这些协调关系有的是通过规章制度来进行规范和协调,有的则是通过临时调度来进行协调。

15.3.2 横向协调关系

横向协调管理是一线部门之间的相互协调,一线部门除了为客户提供核心价值服务的医、技、药、护等业务部门外,还应该包括提供给客户附加值服务的客服部门以及招徕客户的营销部门,他们都是直接面向客户的部门,他们的服务水平直接决定客户的满意度,以及医院最终的经济效益。这些一线部门存在如图 15-3 所示的协调关系。很显然,图中的协调关系都是以客户为中心,以临床专家为重点,围绕临床专家为客

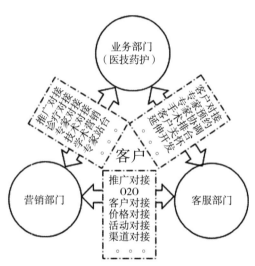

图 15-3:民营医院的横向协调关系

户提供核心价值服务来展开的,客服部门和营销部门提供附加值服务。需要注意的是,现代营销部门不同于传统营销部门只负责推广的单纯功能,网联网＋时代的来临以及移动终端的普及,现代营销部门可以通过电商平台、自媒体等手段直接实现线上销售、线下对接的O2O功能,因此这时候营销部门与客服部门的对接与协调非常重要,否则电商渠道、网络媒体渠道、网电渠道和自然上门的客户交织在一起,有约客户和无约客户交错的在一起,会在现场引起衔接不上或者接待不周的现象。而客服部门与业务部门是承前启

后、双向互动的关系；营销部门与业务部门是招徕客户和服务客户的关系。

15.3.3 协调管理的策略

从上面职能管理部门与一线部门的协调关系，以及一线部门之间相互的协调关系可以看出，如此烦琐复杂的协调关系，如果都让一线部门来协调或者接受协调，势必会影响一线部门核心价值服务和附加值服务的效果，以及服务流程的运转效率，特别是提供核心价值服务的临床医师，他们的时间和精力应该用在为客户提供卓越医疗服务的核心价值上，用在为更多的客户服务上，而不是用在关系协调上。因此必须要用组织机制的设计来保证临床医师的主营业务不受影响或者少受影响。在民营医院的实践中已经成功探索出这种组织机制的模式，一是台湾经营之神王永庆在长庚医院实行的运营经理模式，设置运营经理来负责纵向协调和横向协调；一个是莆田医商吴建伟在华美整形美容医院设计的咨询师模式，通过设置咨询师来辅助横向协调；两者殊途同归，都是为了承担琐事而节省临床医师的时间和精力，以让临床专家更好地为客户提供核心价值服务，具体如下：

运营经理模式：长庚医院创造性地引进企业化管理中的专业化分工与协作机制，在医院中设立运营管理部，负责医院的经营企划和运营管理。运营管理部中设立运营经理或者运营秘书岗位，每个运营经理负责若干个科室，他们的主要任务就是将所在科室的医师从烦琐的管理协调上解放出来，而专心于自己的医疗专业服务，他们承担除了医疗外的所有行政、运营和经营事务，具体来说包括空间规划，现场 5S 管理，设备管理，资材管理，经营分析，绩效管理，医疗信息化管理，价格管理，人事管理以及所有行政性事务。运营经理模式在长庚医院获得巨大成功，不仅提高了运营效率，更多的是为客户带来更好的现场体验。现在大陆不少医院包括公立医院（比如华西医院等）都有引进。

咨询师模式：位于成都的四川华美整形美容医院在 21 世纪初就创新设立咨询师岗位。早期的医疗美容模式是医生接诊，接待顾客、交流沟通、设计和确定诊疗方案，并达成业务。但客户往往缺乏医美常识，而且还有独特的心理和预期,医师和客户之间往往需要长时间交流沟通,才能让客户理解明白。医师的时间和精力毕竟宝贵而有限,不应该用在普及医美知识等这种技术含量不高的服务上,而无法为更多的客户提供有效服务,于是吴建伟在华美医院首创"美容咨询师"模式,通过咨询师来耐心细致的讲解与沟通,让顾客获得基本的了解和认知,然后再由医师来进行诊疗沟通,由于顾客在前期获得了相关信息,与医生交流也就简单明了直奔主题,这样的模式大大提升了效率,也让医生有更多的精力去服务更多的客户。不仅如此,咨询师由于就在服务现场(上文的运营经理未必时时都在现场),还承担着承前启后、穿针引线的功能,承担一部分横向协调功能,使得一线部门之间的横向协调也更为顺畅。由此咨询师模式风靡起来,现在不仅应用在医美行业,很多民营高端医院都有类似的岗位设置或组织机制安排。

第16章　民营医院的运营管理策略
——效益篇

上章的运营管理策略中,我们围绕如何提升民营医院的运营效率展开了讨论,主要分析了民营医院的空间管理、流程管理和协调管理策略。本章继续分析民营医院运营管理的其他四项主要功能,即现场管理、成本管控、运营销售和信息管理策略,主要围绕如何提升民营医院的运营效益来展开,下文分别详述。

16.1　现场管理策略

现场管理是对医院营业现场的管理,是运营管理的重要功能之一,也是一家医院运营管理水平的直观体现。民营医院的现场管理主要包括四项内容,即现场规范管理,现场活动管理,现场服务管理以及现场设备管理等,下文分别探讨。

16.1.1 现场规范管理

医院属于服务性行业,而且与人们身体健康直接相关,因此现场环境的整洁、舒适和有序等不仅是医疗质量管理的要求,也是提升客户满意度的要求,因此医院现场的科学化、规范化管理非常重要。现场管理业外非常成熟,可以借鉴业外成熟行业成功的现场管理经验,结合医疗行业的特征来设定民营医院的现场管理规范。现场"5S"管理和"5ME"管理就是业外非常成功的现场规范化管理工具。

"5S"管理源自日本制造业,是从清理(SEIRI)、整顿(SEITON)、清扫(SEISO)、清洁(SETKETSU)和素养(SHITSUKE)五个方面来管理现场。结合医疗行业的特征,医院的"5S"管理可以界定为:"清理"是对医院诊疗空间、办公空间以及各种设备间、药房等的各种物品进行定期清点,区分用途,清除废弃不用的物品,以增加空间,保持畅通,防止误用等;"整顿"是清理完毕后要将各种物品科学合理地定点放置,明码标识,方便取用,这样能使得工作场所规整有序,提高工作效率;"清扫"是清除作业场所的各种垃圾和脏污,并将医疗垃圾和其他垃圾分类处理,防止污染的发生,以便创建一个卫生、简洁、舒畅的工作环境;"清洁"是对各类医疗器具和仪器设备等要按照医用标准进行消毒、清洁,对各种其他物品要定时清洁、维护或保养,使之保持完美和最佳状态,并且形成制度;"素养"是指员工的职业素养,现场管理的清理、整顿、清扫、清洁是保证最佳作业场所的必要条件,但这些都需要依靠员工的职业素养去保持连续性、一惯性,因此需要培养员工的职业素养和职业习惯,使之变成员工的一种自觉行动。"5S"现场管理获得成功后立即得到广泛应用。后来随着管理实践的发展,增加了安全(SAFETY)(6S)、节约(SAVE)、学习(STUDY)(8S)、服务(SERVICE)、满意(SATISFACTION)、坚持(STICK)、速度(SPEED)和共享(SHARE),形成 13S。这 13S 均是业外成熟行业从数十年现场管理实践中总结出来的成功经验,民营医院完全可以借鉴。

"5ME"现场管理法,也叫现场管理六要素分析法,是从人(Man)、设备(Machine)、材料(Material)、环境(Environment)、方法(Method)、评估测量(Measurement)六个维度来进行现场管理,也就是业外常说的的"人、机、料、环、法、度",比"5S"包括的范围更广、更全面,也早已得到广泛应用,民营医院也可以参考。

当然现场管理中,还有很多非常有效的实战工具,如看板管理、目视管理、现场关键点控制、PDCA循环等等,限于篇幅不再详述。

16.1.2　现场活动管理

民营医院的现场活动丰富多彩,既有客户服务活动、学术教学活动,品牌文化活动,也有会员活动,营销推广活动等。而这些活动高效有序地开展,就必须要进行科学有效的事前筹划、实施进程中的过程监控以及活动结束后的总结提升。

事前筹划要根据活动的规模大小来确定关注的要素,大型活动一般要考虑活动的主题,活动的目标,活动的范围,活动的资源保障(人、财、物、信息等),活动的时间、地点,活动的组织者、主持者、参与者,活动持续时间,活动的情节安排,活动的进程控制,活动的推广方案(线下、线上),参与活动者的礼遇,活动进程中可能的风险以及风险应对预案等。如果有外请的专家、会员或者社会名人等,还要考虑这些来客的食宿、交通及报酬。有些大型活动,比如社会名流的真人秀等,还需要安保措施,必要时还需要与政府相关部门沟通,以取得支持,甚至还需要事前彩排等等,这些内容都要一并列入计划。最终形成活动策划书或者项目建议书,并报医院相关权责部门审批。这是大型活动一般的筹备思路,小型活动就要简化得多,比如一场学术研讨活动,那可以参考上述要素,抽取部分进行筹备即可。

活动批准后,就进入活动的准备阶段,成立相关职能小组,分头准备,并根据实际准备情况,对相关计划或者方案进行微调。活动进程的控制主要是按照事前设计的方案进行关键节点的把控,如出现意外,需要评估影响的大小,影响不大的可相机适当处理,事后报备;影响大的,必须要通知相关组织者和医院的权责者,并请求指导或支持。

活动的事后总结,主要是总结活动是否达到预期目的,是否需要表彰或者鸣谢,有哪些经验教训可以汲取等等,并形成书面总结报告以存档,形成医院档案,还可以作为相关员工的绩效考核依据和培训案例。

16.1.3 现场服务管理

医院的核心价值服务和附加值服务是医院的核心能力所在,作为体验性产品,民营医院的现场服务管理尤为重要,也是在医疗核心能力无法与公立医院竞争之下,在现场管理的附加值服务上,民营医院完全能够超越公立医院而获得客户认可。现场服务的流程是否得到遵守,服务的标准和规范是否得到有效执行,服务的效果是否令客户满意等,都是现场服务管理的重心所在。因为现场服务管理直接决定客户的满意程度,对民营医院的生存和发展至关重要,而且内容也非常丰富,所以另设篇幅,在后文《民营医院的客户服务策略》中讨论,此处从略。

16.1.4 现场设备管理

这里的设备是指现场为客户提供核心价值服务和附加值服务的设备,凡是涉及直接为客户提供服务的设备都属于此列,包括各种诊疗所用的设备、设施、仪器、仪表、器械、器具以及为客户提供附加值服务的饮水机、计算机、沙发、桌椅、存包设施等等。民营医院提供给客户的核心价值服务主要体现在两个方面,一是医疗人员专业诊疗的"软"服务,二是设备设施提供的"硬"服务。对客户服务设备这种"硬服务"的管理,不仅是医疗质量、医疗安全的要求,也是医院有效运营的要求。民营医院现场的设备管理一般包括设备的物理属性管理和设备的经济属性管理。

设备的物理属性管理主要是指保持设备的适用性,设备时刻处于性能完好、随时可用的待命状态。因此设备的科学规范使用,设备的维护保养,设备的检测检修,设备安置环境的合规要求,设备的5S管理等都是必不可少的内容。医疗设备的硬服务水平是医院的核心服务能力的体现,因此医疗设备不仅要按照相关医疗规范科学使用外,还要制定相应的管理制度和机制,包括设备管理制度、设备管理流程、设备安全的目标责任制度等,来保障设备能够随时提供安全、有效的核心价值服务。其中,设备完好率、设备故障频率、设备检修一次合格率等指标是设备物理属性管理的主要考核指标。

设备的经济属性管理主要是指设备全生命周期的经济价值管理,表现在设备采购前的可行性评估,设备采购时的招投标管理,设备运行期间的投入产出管理,设备报废时的残值处理等。民营医院日常对于设备的经济属性管理,主要体现在设备运行期间的投入产出分析,核心是设备的利用率,设备的生产率。民营医院的运营管理应该尽量提高设备利用率,减少设备闲置时间;尽量发挥设备的服务潜能,提高设备的生产率。

考虑到中国民营医院 90% 都是基层中小医院,二三级医院只占一成,因此大型医疗设备不是很多,设备管理并不复杂。民营医院在日常的现场设备管理中,注意设备完好率和设备利用率是其主要任务。

16.2 成本管控策略

成本管控是民营医院运营管理的核心功能之一,中国民营医院绝大部分都是营利性公司制医院,因而成本管控对于医院盈利的重要性不言而喻。在讨论成本管控策略之前,首先需要界定成本的概念。从财务专业来看,成本是指直接构成产品或服务的资源消耗,比如笔者在前文《民营医院的经营管理策略》的"绩效分析与成本管控"中所列举的单病种产品的成本就属于此类成本。医院的业务收入扣除成本和税金(营业税金,营改增后,现在一般都是增值税及其附加,根据国家政策,对民营医院现在均已免征,参见国办发〔2017〕44 号文)后形成毛利;而费用一般是指三项费用,即营业费用、管理费用和财务费用(当然每项费用也可以进一步细分成很多明细的费用),毛利扣除这三项费用以及营业外支出后形成医院的利润总额。由此可以看出财务视角的成本和费用不是同一个概念,而从医院运营管理的角度来看,成本和费用本质是一样的,都是医院的支出,因此本文讨论的成本是广义的成本,也就是成本和费用不加区分,统称为成本。

成本管控需要找到抓手,直接从财务核算的角度来提取成本管控项目,虽然技术上可行,但对于成本管控效果有限,比如人力资源成本,财务专业角度的人力成本,是根据员工工作岗位的不同,分为直接进入产品或服务的人力成本、进入营业费用的人力成本和进入管理费用的人力成本,这种分类对于会计核算是科学的,但从管控成本的角度却未必合适。因此需要在成本核算科目的基础上重新调整和分类,以形成可以直接管控的成本抓手,同时区分固定成本和变动成本(变动成本与使用量有关系,可以适当控制);可控成本和不可控成本(不可控成本应该在源头予以适当控制,比如租金,属于相对固定的且不可控成本,那就在租赁协议签署之前谈妥合适价格)。考虑到大多数民营医院都是租赁营业用房,因此不存在房屋建设成本的摊销,同时民营医院一般很少从银行贷款,涉外业务也少,几乎不存在汇兑损益,因此财务费用不大。基于这些因数,在民营医院的成本结构中,医疗费用、人力成本和营销费用这三者占据绝对的的大头,甚至占到80%以上,因此抓住这三项成本的管控就抓住了牛鼻子。基于这种思考,笔者构建了下表(表16-1)关于这三项成本的管控思路,仅供参考:

表 16-1:民营医院的成本管控思路

成本项目	二级明细	固定/变动	可控/不可控	管控策略
医疗费用	药品费	变动	可控	招标/长期合作/集中采购……
	材料费	变动	可控	招标/长期合作/集中采购……
	耗材费	变动	可控	招标/长期合作/集中采购/节约使用……
	设备仪器费	固定	可控	招标/长期合作/提高设备利用率/延长设备使用寿命……
	单病种成本	可变	可控	单病种绩效分析与考核,产品组合策略……
	……			

续表

成本项目	二级明细	固定/变动	可控/不可控	管控策略
人力成本	工资总额	变动	可控	定岗定编/人员编制计划/谈判薪资/社保筹划/税务筹划/劳务派遣……
	医师薪酬	变动	可控	谈判薪资/长期激励计划/社保、税务筹划……
	中高级经理薪酬	变动	可控	谈判薪资/长期激励计划/社保、税务筹划……
	核心骨干薪酬	变动	可控	谈判薪资/长期激励计划/社保、税务筹划……
	一般员工薪酬	变动	可控	岗位分析/定岗定编/严格编制/社保筹划/劳务派遣……
	……			
营销费用	广告费	变动	可控	投入产出分析/最佳推广组合/谈判价/长期合作/集中采购……
	竞价费	变动	可控	关键词精准策划/最佳时段选择/投入产出分析……
	活动推广费	变动	可控	投入产生分析/精准策划……
	渠道合作费	变动	可控	渠道议价/渠道组合/长期合作……
	电商平台费	变动	可控	投入产出分析/议价/长期合作……
	新媒体费	变动	可控	投入产出分析/议价/长期合作……
	……			
其他费用	业务招待费	变动	可控	必要性评判/分级定额，实报实销……
	会务费	变动	可控	必要性评判/节约……
	旅差费	变动	可控	必要性评判/分级待遇……
	通信费	变动	可控	分级定额，实报实销……
	……			
各部门成本管控	各部门人均成本	变动	可控	绩效考核，配套奖惩
……				

上述表格是成本管控的思路,在成本管理中,为了便于成本核算,还需要将一些直接构成成本的公用项目费用进行分摊,比如水、电、气、租金等分摊到各个业务部门以便于业务部门的成本核算,以确定各个业务部门的业绩贡献,从而确定各个业务部门的经营定位以及资源支持策略。同时,为了

便于单病种的绩效分析,还需要将相关成本费用明细到每个单病种名下,最终形成每个单病种的费用都能精确到门诊费,化验费,检查费,放射费,治疗费,手术费,麻醉费,材料费,护理费,床位费,药品费等(费用项目可选),这样就能开展单病种的绩效分析,从而可以进行单病种的产品定位和最佳产品组合。

成本管控是医院日常运营中的一项具体而细致的工作,成本每时每刻都在发生,如何控制好不必要的成本支出,需要全体员工的共同努力,所有员工都要有成本意识,从自我做起,从小事做起,"勿以恶小而为之,勿以善小而不为",尽可能的降低成本,节约费用。医院当然也可以用目标管理工具来进行成本管控:首先是成本目标的设定,然后是成本的日常监测,成本的分级预警,成本超标的分析及对策,启动奖惩机制,最后是成本管控的经验教训总结等。但要注意的是任何成本管控工具最终都要落实到人,变成每个员工的自觉的成本行为才可能有效,每个员工才是成本管控的最终责任者和践行者。

16.3 运营销售策略

前文在《民营医院的经营管理策略》曾经指出,医疗服务行业为客户提供的核心价值服务,从医疗服务角度叫"业务",从医院经营角度就是"产品",临床业务与产品其实是同一硬币的两面。同理,医院为客户提供的附加值服务之一的诊前咨询服务或者门诊挂号服务,从客户服务的角度叫"服务",从医院经营的角度就叫"销售",也是同一硬币的两面,"销售"的是医院"库存待售"的"医疗服务"这种"产品"。那么民营医院的销售有哪些途径呢?从客户就医的全过程来看,有诊前销售,诊中销售和诊后销售。诊前销售就是医院为客户提供的各种咨询服务中实现的销售,包括电话销售,网络销售(含商务通/快商通销售、电商平台销售、网络媒体销售等),自媒体销售(含微博、微信、QQ和医院APP销售等)以及现场销售;诊中销售就是运营销售;诊后销售就是会员销售。广义的运营销售是包含客户诊前、诊中、诊后的全流程销售,本节仅讨论狭义的运营销售,即诊中销售,至于诊前服务(销售)和诊后服务(销售)将在后文的《民营医院的客户服务策略》中详解。

运营销售体现的是客户价值,为客户指明其可能的潜在需求而客户本身并不自知,因而是为客户价值增值的附加值服务。运营销售一般是指客户就诊过程中新开发的关联销售和延伸销售,是将客户在就诊中不知觉的潜在需求转化为现实需求的销售。一般来说,客户是带着明确的服务需求上门就诊的,比如关节疼看骨科,单睑想做成重睑看医疗美容科。关节疼的病因很多,客户在主诊医师的专业检查和诊断中如果发现其病因是免疫系统缺陷导致的类风湿所致,那就要建议客户进一步检查免疫性缺陷可能会带来的其他潜在疾病,比如脊柱炎、干燥症等等,这种疾病潜在风险很大,而客户事先并不自知,需要医师的专业判断和提议,才会进行相关科目的检查,因此是为了客户的健康着想。从医院的角度来说,这就是关联服务(或者叫关联销售),将潜在需求变成现实需求;想做双眼皮的重睑客户在咨询师的审美帮助下发现,光做重睑,眼睛还不够美观,还需要开眼角,显得眼睛大(关联服务),同时还发现客户的眉毛比较浓厚,需要做个纹眉,或者鼻子不够挺拔,需要做个假体隆鼻等,这样整个面部就会显得立体生动而婉约柔美,这就是延伸服务(或者叫延伸销售),咨询师要善于发现客户不自知的潜在需求而要主动进行延伸服务,为客户增值的同时,医院的业务也能得到发展。可见,客户明确的可能仅仅是表象需求,而表象需求背后的潜在需求,客户一般是不明确或者不知觉的,需要专业人员的专业判断,才可能将潜在的需求变为现实需求,这就是以客户为中心的服务理念的体现,同时这也给关联销售和延伸销售带来了机会。

随着人们健康消费的升级,民营医院运营销售的潜力很大,只要真正贯彻以客户为中心、以客户增值才能带来医院增值的理念,无论是关联服务还是延伸服务都有巨大的商机。客户上门就医,其根本目的和真实需求就是想获得健康和生活品质的提升,很多潜在需求并不是客户不需要,而是由于专业知识的缺乏而不知道,因此作为专业提供健康服务的医疗机构有责任让客户明确自己的客观的、潜在的真实需求,防患于未然,全方位为客户的真实需求着想,不能仅仅局限于头疼医头、脚疼医脚的就事论事的被动思维,而要主动地有所作为,这样才是真正为客户的利益着想,也只有这样,民营医院才会有更多的发展机会。

因此民营医院要促进运营销售的开发,首先就是要打破部门分割的本位主义思想,思维再造,以客户为中心,围绕客户的真实需求,提供全方位的健康解决方案;其次民营医院中涉及运营销售的主要是医师和咨询师(当然也有可能涉及医技人员、护理人员以及其他客服人员)。所有这些都是专业人员,专业判断对于运营销售的开发至关重要。因此,提供核心价值服务的医务人员应该要加强临床病理病症的关联性识别,研究相关病案以及它们之间的内在关联性,提高相关疾病的识别诊断水平,倡导一专多能;同时要在经验医学的基础上,注重循证医学的数据积累,以发现关联疾病的蛛丝马迹,为客户发现潜在疾病的风险。提供附加值服务的客服人员也应该加强客服相关知识的学习,比如美学、社会学、心理学等,从而准确把握客户的真实需求,帮助客户发现其潜在需求,并将潜在需求转变成现实需求。另外要在机制的设置上进行引导,无论是关联销售还是延伸销售,所有涉及的贡献方都应该有相应的利益机制设计,来引导和促进运营销售的潜力开发,为客户增值服务。

16.4 信息管理策略

民营医院的信息管理一般分为两个维度,一个是信息的收集、分析和利用,初级的叫经营分析,高级的叫商业智能(BI);另一个是信息系统的建设,下文分别讨论。

16.4.1 经营分析与商业智能

在信息管理中,BI(Business Intelligence,商业智能)功能很重要,BI本质上就是基于医院运营数据的提取和分析,并提出建议,供管理层决策。

民营医院无论是否运用信息管理系统,各种经营管理数据的获取、归集和分析都是必需的,它是运营管理的重要功能之一。经营分析就是基于当前数据和历史数据进行相关分析、研判,并提供相关建议。在民营医院的日常运行中,经营分析可以从如下九个维度展开:

(1)目标完成情况的分析:根据实际完成情况与目标的偏离程度进行目标管理。

(2)产品分析:基于当前数据和历史数据,分析各种产品的收入、结构及其增长率,从而进行产品定位,确定产品组合策略。

(3)价格分析:分析单病种或者DRGs成本加成法的各项成本水平及结构是否科学、合理,定价是否适当;分析套餐产品竞争定价法的盈利空间以及价格的竞争力;基于单病种及套餐产品的价格分析,提出价格策略及价格修订建议。

(4)渠道分析:分析各项业务收入来源于何种渠道(包括各种线上线下渠道),以及各个渠道的收入、成本及盈利情况,从而确定最佳的渠道策略和渠道组合。

(5)推广分析:分析各种推广方式的投入产出比,以确定最佳的推广策略和推广方式组合。

(6)盈利分析,分析单病种或者DRGs、功能性产品(比如护肤品、药妆等,此项可选)、各业务科室以及全院的收入及成本、费用的水平、结构及其变动情况,以找出增收节支的途径和方法。

(7)客户分析:以客户为中心,基于当前数据和历史数据,分析客户的需求偏好、消费习惯及消费规律,进而分析客户的性别、年龄、职业及体征状况等特征对于相关产品、价格、渠道和推广方式的关联度和敏感性,找出其内在的关联规律,从而提出对于特定客群的产品策略、价格策略、渠道策略和推广策略,进而为发掘潜在客户、现有客户消费潜力开发、新业务的开发或引进以及医院的经营管理策略提供有价值的线索。

(8)竞争分析:与竞品对比,与行业平均水平对比,与标杆对比,以研判某个业务、项目或者整个医院在市场竞争中的位置,便于竞争策略的谋划。

(9)循证医学分析:以积累的大量病案数据库,来分析判断各种常见病、多发病的病理、病因、病症的内在逻辑关系,从而提高医师的诊断水平,为客户的核心价值服务;同样基于病案数据库,以常见病可能带来的关联病症的相关性分析,找出其内在的关联性因子,研判其致病的共因,从而能够从某种疾病的病理、症状研判其相关疾病的概率,为客户的潜在价值服务,也为医院的运营销售服务。

上述九个方面的分析基本覆盖了民营医院经营分析的主要内容,以数据说话,从数据中挖掘潜力,从信息中窥探商机,这是民营医院经营分析的使命所在,也是 BI 的本质特征。上述九个方面的经营分析可以运用四种常用的分析工具来展开:一是纵向分析法,即以当前数据与历史数据进行对比,分析其增长率及其增长的原因,进而提出相关建议;二是横向分析法,即横向与其他同类可比指标进行对比,分析其相对水平的高低,进而提出改进或者优化措施;三是结构分析法,分析同类指标中各种可比数据的占比,以确定重点所在,从而确定医院资源的投向;四是数理统计分析法,基于大数据的统计学特征,以均值分析、方差分析、相关度分析、回归分析等分析技术来洞察数据的内在规律及相互关系,从而发现有价值的线索。数理统计分析可以运用 SPSS(Statistical Product and Service Solutions)、SAS(Statistical Analysis System)等统计软件很方便地进行。另外,运营数据的收集、分析也为医院的绩效考核提供依据。因此,民营医院运营数据的收集、运用以及增值开发是运营管理功能中不可或缺的一环。

16.4.2 信息系统建设

众所周知,基于计算机网络信息系统之上的运营管理是现代化组织的典型标志,比如全功能管理的 ERP 系统(如 ERP,SAP 等);单功能的信息系统,比如办公自动化的 OA 系统、客户关系管理的 CRM 系统、财务管理的 FMS 系统、人力资源的 EHR 系统、仓储管理的 WMS 系统等。截至2016年底,我国企业信息化系统建设情况如下（图 16-1）[①]：

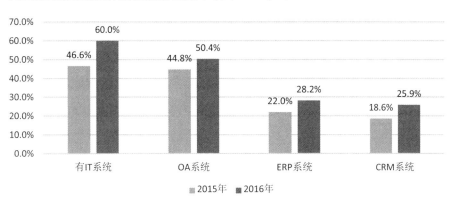

图 16-1：2015-2016 中国企业信息化系统建设情况

上图显示，我国大部分企业都有 IT 系统，但涉及高级信息系统的运用比重不高。

医院信息管理系统 HIS 系统，从广义上说，应该包括 CIS（Clinical Information System，临床系统）、LIS（Laboratory Information Management System 检验系统）、EMR（Electronic Medical Record，电子病历系统）、PACS（Picture Archiving and Communication Systems，影像系统）、RIS（Radiology Information System，放射系统）、CAD（Computer Aided Design，计算机辅助检测系统），以及最新型的人工智能辅助诊断系统（CDSS）等，但我国不少民营医院应用的 HIS 系统其实是侧重于药品和收费管理的前台信息系统，不是 HIS 系统的完整应用。理论上说，中国民营医院大部分是营利性的企业，因而仅有 HIS 系统，哪怕是广义的 HIS 系统也满足不了企业化运营的需求，还必须加载上诸如 CRM 系统，甚至 ERP 系统等，有的大型医疗集团甚至考虑引进 SAP 系统。因为 ERP 系统特别是 SAP 系统对于企业的运营管理有着巨大的便利性，能够科学地统筹和管控企业各方面的资源，使得企业的资源能够极大化运用，企业运转效率能够极大化提升，因此国际化大企业都在运用，

① 中国互联网络信息中心（CNNIC）. 中国互联网络发展状况统计报告 [R]. [EB/OL]，[2017-01-22].http://www.199it.com/archives/560209.html

比如世界 500 强企业。

虽然国际上运用 SAP 成功的大企业不少,但在中国的 ERP 或者 SAP 的应用实践中,成功的比例并不高,有的企业引进系统后无法有效运营,反而形成拖累。因为应用 ERP 或者 SAP 系统有着背后的管理思想、管理文化和管理制度的支撑,应用这些全功能的管理系统,必须要有明确的权责界定,明确的目标管理,明确的流程设计,明确的时间控制,明确的作业边界,明确的作业进程管控,还要有迅速、果断的执行力等。不仅管理层要有这些管理意识,而且几乎是全员都要有这样的职业素养和操作能力,才可能使得系统正常运行。这些关键要素哪一个环节出问题,系统都可能无法正常运行。说到底,这些先进的运营系统只是一堆计算机网络的硬件和软件的堆积,只是一个标准化的运行工具,这个工具一旦设定程序,几乎没有权变性,所有员工都必须要配合系统来运行,哪个环节掉链子,影响的有可能是全局。特别是对于那些有独特发展思想或者独特业务流程的企业来说,ERP 或者 SAP 系统都是套装软件,如果要进行二次开发,难度和费用都不菲。中国医疗产业发展的滞后性以及当前民营医院的管理水平,使得很少有医院能够达到 ERP/SAP 这样严苛的要求。

一般来说,应用 SAP 系统的都是跨地域的特大型企业,营业额百亿元以上,人员规模上万人,产品线复杂,管控难度大,通过 SAP 系统的标准化设置,能够按照统一的模式进行在线运行和管控,有规模经济效应,因而非常适用。而中国民营医院绝大部分都是中小型基层医院,业务模式简单,产品线也不复杂,单体医院营业额很少突破 10 亿元,一般也就数百人,因此不需要上诸如 SAP/ERP 这类高大上的管理系统,一般国产的信息管理系统,比如用友、金蝶等系统已经够用。对于地域分布广阔的民营医院集团来说,如果业务上需要,集团内的管理也能够达到上述 SAP 或 ERP 要求的,那不妨也可以引进。目前我国公立医院大都对 ERP 或者 SAP 系统不太关注,而对医疗专业的信息化系统更感兴趣,比如美国 HIIMSS(医疗卫生信息与管理协会)系统,不少大型公立医院都在申请 HIMSS 验证。截至 2017 年 4 月底,我国有北大人民医院等 4 家通过 HIMSS 7 验证,大陆通过 HIMSS 6 级验证医院有 20 家左右。目前大陆通过 HIMSS 验证的医院都是公立医院,相关信息参见前文的《民营医院的国际认证策略》。

第17章　民营医院的客户服务策略

本文讨论的客户服务是指客户诊前、诊中、诊后的附加值服务，不包含客户临床诊疗的核心价值服务，因为后者是医学专业的范畴，其服务水平的提高需要基础医学、临床医学、医学科技以及医师临床经验的积累才能得到提升，相关内容可以参考前文的《民营医院的医教研发展策略》。

根据卫计委发布的2016年1–11月份全国医疗服务量统计公告，在医院类的医疗服务量中，公立医院的诊疗人次数和出院人数分别占比为87.7%、85%[①]，可见公立医院占据绝对的优势，民营医院在核心价值服务上技不如人，只能在客户的附加值服务上深耕细作，远远超越公立医院，才可能赢得客户的青睐。本文讨论的客户服务策略绝大多数都是公立医院目前无法做到

---

①　卫计委,卫计委统计信息中心"2016 年 1–11 月全国医疗服务情况"，[EB/OL]，[2017–02–24]. http://www.nhfpc.gov.cn/mohwsbwstjxxzx/s7967/201702/79b6d9e3bf9e40e6a8efa1328b80ada9.shtml.

的,这正是民营医院的机会所在。因此民营医院必须要将这种深耕细作的附加值服务贯穿于客户诊前(咨询服务)、诊中(现场服务)、诊后(回访服务及会员服务)的全过程,而且还要在全流程服务上加载始终不断的客户关怀,让客户切身体验到尊敬、关爱与真诚,彻底贯彻以客户为中心的服务理念。

需要指出的是,目前民营医疗行业中,增值医疗类医院[①]的客户服务水平最高,也最为细致、周全和专业,因此本文的客户服务策略以此高标准来讨论,基础医疗类医院的客户服务要简单许多,可以本文做参考。民营医院的客户服务策略,从功能上可以分为客户咨询服务策略、客户现场服务策略、客户关怀策略、会员管理策略以及服务质量管控策略等。其中服务质量管控策略不仅内容丰富,而且还涵盖和贯穿于其他四项功能性服务,所以独立成篇,在《民营医院的服务质量管控策略》中详解,本章主要讨论其余四项策略,下文分别解析。

17.1 咨询服务策略

客户咨询服务是医院为客户提供的首个附加值服务,便于客户在就诊前了解相关情况。客户咨询服务对于解放医师的时间和精力具有重大意义,使得民营医院原本就不多的宝贵的医师资源能够充分运用于临床服务的诊断治疗上,以发挥主诊医师的核心价值服务功能。在这个环节,不同的咨询渠道、不同的咨询场景有不同的咨询服务策略,但目的都是相同的,就是以客户为中心,判断客户的真实需求,并且医院有能力满足这个需求的前提下,尽可能获得客户认同而提供预约就诊服务。目前民营医院的咨询服务按咨询渠道可以分为电话咨询、网络咨询、自媒体咨询和现场咨询;按咨询信息的表达方式有语音咨询、图文咨询、视频咨询、图文视频相结合的多媒体咨询以及现场咨询。不同的分类方式意味着有不同的咨询服务策略,因

---

① 增值医疗类医院,客户大都是健康人,其就医的目的是更为完美,医院为其增值医疗,锦上添花,如医疗美容、高端产科、口腔保健等。相对应的是基础医疗,客户大都是病人,医院为其治病救人,雪中送炭。

为咨询师与客户的互动交流过程其实是让客户心理上建立信任和认同的过程，也是一种基于双赢的合作博弈过程。除了咨询师个体的沟通能力之外，客观上，不同的渠道有不同的表达属性及不同的信息传递方式，进而有不同的影响力，这些客观因素叠加在一起，会对客户的心理产生微妙的影响，进而影响客户的决策。下面从咨询过程的服务策略和咨询结果的服务策略来详细展开。

17.1.1 咨询过程的服务策略

目前民营医院主要的咨询渠道及服务策略参见表 17-1：

表 17-1：客户咨询过程的服务策略

渠道类别	电话	网络			自媒体					现场
咨询渠道	固话手机	快商通商务通	电商平台	网络社区	微博	微信朋友圈/QQ空间	微信/QQ个人号	微信公众号/服务号/QQ企业号	医院APP	现场
信息表达方式	语音	文字图片	文字图片	文字图片语音	文字图片语音	文字	文字/图片/语音/视频	文字/图片/语音/视频	文字	现场全方位互动交流
咨询服务目标示例	从最低到最高： 1. 客户理解/客户同情/客户安慰，医院宣介/产品宣介； 2. 留下客户联系方式，便于未来沟通（QQ/微信/微博/Email/电话等，最好是移动电话/微信）； 3. 预约来院，来院诊断客户问题； 4. 预约专家，来院满足客户需求； 5. 在线下单（在线咨询）或者直接签约/下单（现场咨询），帮助客户解决问题。									
互动技巧示例	语音： 语言：一般用标准普通话，如果客户用方言，则尽量呼应客户，营造乡音亲切感； 语句：除了医用专业术语，尽量与客户的族群语言特征（年龄特征/职业特征/阶层特征/时代特征等）相呼应，营造共同语言感； 语速/音量：中等，以客户听懂为宜； 语调：舒缓/自信/有起伏/停顿，听起来不单调，有感染力和亲和力，让客户有舒适感和沟通欲望； 音色：甜美，悦耳； 其他：口齿清楚，咬字准确。 文字： 文字：标准简体字，如客户用繁体、外文、表情包甚至火星文，可以适当呼应，但要准确把握有度；									

续表

渠道类别	电话	网络			自媒体					现场
咨询渠道	固话手机	快商通商务通	电商平台	网络社区	微博	微信朋友圈/QQ空间	微信/QQ个人号	微信公众号/服务号/QQ企业号	医院APP	现场
信息表达方式	语音	文字图片	文字图片	文字图片语音	文字图片语音	文字	文字/图片/语音/视频	文字/图片/语音/视频	文字	现场全方位互动交流
互动技巧示例	用词：除了医用专业术语，尽量与客户的族群语言特征相呼应，营造共同语言感； 造句：少用长句，多用短句，便于理解； 结构：简练，准确，条理清楚； 文风：尽量呼应客户，如客户诙谐幽默，可以适当回应，但要明确目的，把握节奏，防止跑题； 其他：有些常用语，可以从模板复制，以提高效率。 图片和视频： 除非必须，否则尽量引导客户去官网浏览，让客户了解得更为全面细致，又可以提高沟通效率。 现场咨询： 语言交流：参照上述语音交流技巧； 亚语言交流：充分运用现场交流所特有的全方位信息交流方式：肢体语言/神态语言/形象语言等； 情感交流：对客户的礼仪/同情/理解/尊重/关爱/真诚等； 多媒体交流：成功案例分享。									
话术原则示例	1. 礼仪/尊重/亲切/友好，同情心/包容心/亲和力/感染力等； 2. 把客户当亲友，站在客户立场，换位思考，感同身受，营造共同语言，建立信任关系； 3. 尽早判别客户真实需求，向咨询服务目标引导； 4. 对涉及具体诊疗的专业性问题尽量引导面见专家详谈； 5. 不做过度承诺，不说绝对性语言，以免造成医客纠纷； 6. 除非症状确实严重，一般不用恐吓等负面语言让客户心理不适，而要设身处地为客户提供建设性意见； 7. 现场咨询要适当降低客户预期，引导客户理性、客观对待疗效。									
备用模板	产品简介模板/医师简介模板/医院简介模板/经典案例模板/常用语模板/话术模板/其他工具模板等									

17.1.2 咨询结果的服务策略

咨询人员与客户互动交流后,会有一个阶段性结果,针对不同的咨询结果应采用不同的服务策略,具体见下表(表17-2):

表 17-2：客户咨询结果的服务策略

咨询结果	服务策略示例
1. 咨询未留电（指未留下电话或任何联系方式）	咨询目的不明：1.1 自媒体/电商平台/网络社区咨询的，根据 IP 地址录入潜在客户档案，记录曾经咨询的问题，定期发送相关信息，定期联系。1.2 手机咨询的，根据手机号录入潜在客户档案，记录曾经咨询的问题，定期发送相关信息，定期联系。1.3 商务通/快商通/固定电话咨询的：这类联系方式，很难返回联系，可以放弃。
2. 留电未预约	表明客户有保持联系的愿望：2.1 录入潜在客户档案，记录曾经咨询的问题，定期发送相关信息，定期联系。
3. 留电预约	表明客户有消费的愿望：3.1 录入现实客户档案，记录曾经咨询的问题。3.2 预约登记并转达至现场咨询，准备按约接待。3.3 及时提醒对方预约时间、来院路径、注意事项以及当天的交通及天气状况等。3.4 定期发送相关信息，定期联系。
4. 预约未到院	表明客户消费意愿不确定，及时联系，问清原因，进行如下处理：4.1 如果确定本次无法到院，记录原因，再约下次时间，按留电预约处理。4.2 如果不再来院，记录原因，按留电未预约处理，同时将客户从现实客户转入潜在客户名单进行管理。
5. 预约到院并成交	表明客户消费意愿明确：5.1 保安人员/导医/现场咨询按礼仪规范接待。5.2 咨询师详细了解客户需求，提出初步解决方案，客户同意后，再约主诊医师确定具体方案；此过程可能有反复，准备多个备选解决方案或/和变更主诊医师参与接诊服务。5.3 客户同意医师的具体方案后，即可签约下单，诊疗协议书归档处理。5.4 下单后能当场进行诊疗或者手术的当场进行。5.5 下单后不能当场进行诊疗或者手术的，约定下次来院时间。期间保持联系，提醒注意事项。 5.6 现场咨询师填写《客户属性评估表》，据此录入医院信息管理系统，并存档。
6. 到院未成交	表明客户虽有明确消费意愿，但对医院或自己存有疑虑：6.1 记录未成交原因，存入该客户档案；6.2 将该客户从现实客户转入潜在客户名单进行管理；6.3 将该客户列为重点潜在客户进行管理：节假日、生日问候；定期联系；定期发送相关信息；如有与其需求吻合的信息，及时联系，及时发送；医院有相关活动，可以邀请其出席参加等。 6.4 现场咨询师填写《客户属性评估表》，据此录入医院信息管理系统，并存档。

17.2 现场服务策略

现场服务是所有服务类体验性产品最核心的服务环节，这个环节的服务质量直接决定客户对于医院附加值服务的满意度，从而影响客户的再次消费。现场服务包括现场核心服务和现场附加服务，这种服务不仅要注重客户就诊全流程的衔接与顺畅，执行流程每个环节的服务礼仪与服务规范，还要营造符合客户生理要求和心理要求的环境氛围，同时，还要满足不同服务进程中的各种诉求。下文以表格的形式展开分析，参见表 17-3：

表 17-3：客户现场咨询的服务策略

现场咨询服务进程	核心服务示例	附加服务示例	服务情感诉求点示例	主要服务流程示例	服务规范/制度示例
入院	安保人员代客泊车	可以代客洗车	尊贵/体贴/便利/安全感	代客泊车流程	安保人员着装规范安保人员礼仪规范代客泊车规范
进门	导医接客，问询需求，然后分诊至咨询师	必要时搀扶；必要时帮客户寄存贵重物品；导医妥善安顿随行人员就座，饮品/糖果/电视/报刊/上网等	尊敬/亲和/便利/亲友感	导医流程	导医人员着装规范导医人员礼仪规范导医人员接待规范
咨询	现场咨询师互动交流，准确把握客户需求，制订初步方案	导医为客户准备饮品；涉及隐私咨询的，应至私密室，同时提供可能的关联服务	同情/安慰/鼓励/信心/私密/信任	现场咨询流程	咨询人员着装规范咨询人员礼仪规范咨询人员咨询规范
主诊医师接诊	咨询师陪同客户面洽主诊医师，确定最终诊疗方案	医师可以研判，提醒客户注意其他潜在问题，潜在需求/关联需求/延伸需求，以及生理/心理的相关注意事项	专业/权威/亲和/安慰/信心/私密/信赖	医师接诊流程	医师着装规范医师礼仪规范临床诊疗指南医疗行业标准
签约	客户同意诊疗方案后签约	可以提供部分免费医疗项目	规范/安全/信心/信任	签约流程	医疗服务签约管理规定
办理会员卡	导医陪同客户办理会员卡	会员中心提供礼物/礼遇	温馨/信心/归属感	会员卡办理流程	会员中心着装规范会员中心礼仪规范会员卡管理制度

现场咨询服务进程	核心服务示例	附加服务示例	服务情感诉求点示例	主要服务流程示例	服务规范／制度示例
收费	收费，如有需要导医可以陪同	会员储值卡，银行自动柜员机等	规范／安全／便利	收费流程	收银员着装规范收银员礼仪规范收银管理规定
医技检查	各类所需的医技检查，如有需要导医可以陪同	可以提供部分免费检查项目	专业／规范／私密／信心	相关医技服务流程	医技人员着装规范医技人员礼仪规范医疗行业标准
治疗	主诊医师治疗，咨询师适时看望慰问	根据需要，护士陪同	安全／质量／专业／权威／私密／信心／安慰／鼓励	相关治疗流程	医师着装规范医师礼仪规范临床技术操作规程临床路径医疗行业标准
手术	主诊医师手术，术前术后咨询师适时看望慰问	家属等候区服务，饮品／糖果／电视／报刊／上网服务等		相关手术流程	
住院	住院服务，咨询师适时看望慰问	根据需要，免费提供色彩疗法，音乐疗法等辅助康复服务；根据需要，可以提供餐饮／可以代客购物／可以陪客聊天	安慰／鼓励／温馨／体贴／舒心／放心／信心	分级护理流程	护理人员着装规范护理人员礼仪规范护理技术操作规范护理服务规范医疗行业标准
取药	取药，如有需要可以陪同	根据需要，可以代为取药	尊敬／便利／体贴	药剂发放流程	药剂人员着装规范药剂人员礼仪规范医院药剂管理规定药剂服务规范医疗行业标准
出院	客户填写《客户满意度调查表》；客户出院，咨询师适时陪同，送客出门；咨询师填写《客户属性评估表》	根据需要，可以赠送公司专属礼物／可以赠送鲜花／可以代客叫车／可以专车送客	信任／温馨／便利／尊贵／关爱	客户出院流程	客户满意度调查管理规定客户属性评估管理规定客户出院管理规定

　　这里需要注意的是最后一个环节,填写两张表,一张是《客户满意度调查表》,由服务质量监管部门送至客户,由客户填写,并由监管人员收回,然后输入医院网络信息系统,有条件的民营医院可以让客户直接上网在线填写或者出院后上网填写,这样不仅私密,也更为方便和准确,医院可以给予客户适当奖励以回馈填写调查表;一张是《客户属性评估表》,无论是已成交客户还是未成交客户,都需要咨询师书面填写或者在线填写,录入医院网络信息系统。这两张表都非常重要:《客户满意度调查表》直接反映客户的满意程度和满意所在,为医院改进服务质量提供最直接、最准确的依据,也是部门和员工的绩效考核依据;《客户属性评估表》是记录客户的生理属性、评估客户的消费属性和社会属性,用以未来评估客户的潜在消费需求项目和潜在消费能力,它为客户的二次服务提供最直接的依据。《客户满意度调查表》业内外都非常成熟,这里不再展开,而《客户属性评估表》对于一些高端医疗服务项目,比如康复保健、口腔保健、医疗美容业等很有必要。本章以医疗美容业为例,简单列示该表的关键要素,仅供参考,参见表17-4:

表17-4：客户属性评估表

填表人：　　　　　　填表日期：　　　　　　编号：

生理属性				
客户姓名		性别	出生年月	联系方式
常住地		婚否	性格	内敛　偏内　适中　偏外　外向
颜值	下等　中下　中　中上　上		体型	苗条　适中　偏胖　肥胖
脸色	黑　偏黑　适中　偏白　白		胸围	平胸　偏小　适中　巨乳
肤质	干涩　较干　适中　滋润		臀围	扁平　微翘　适中　肥臀
皮肤	紧致　适中　较松　松垮		体毛	正常　微重　较重　浓重
眼睑	单睑　一单一重　重睑		眉毛	较淡　适中　较重　浓重
眼睛	小　较小　适中　大		鼻梁	塌　较塌　适中　较挺　挺拔
皱纹	无　轻微　较多　很多		纹身	未见　有1处　有2处以上
……				
生理特征	（比如雀斑、牙齿不整等）			

续表

既往病史				
消费属性				
消费项目	金额	消费日期	消费满意度	
爽快程度	纠结　谨慎　干脆　豪爽	消费不满意所在：		
理性程度	很理性　较理性　适中　较冲动　很冲动	消费决策	不独立　独立	
消费偏好	经济实用　轻奢　奢侈　重功能　重质地　重品牌　重时尚　重特色　重另类			
消费渠道	偏重网络　偏重线下　偏重O2O　无特定	本次消费信息来源		
网购渠道	淘宝　天猫　京东　一号店　当当　亚马逊　唯品会　聚划算　蘑菇街……			
……				
社会属性				
职业	学生　蓝领　白领　金领　公职　富太　阔少　富商　主妇　个体户　演艺特殊人群……			
交通方式	自行车　摩托车　公交　自驾车	私车档次	经济　中级　高档　豪华	
服饰质地	普通　名牌　奢侈	服饰风格	混搭　个性　时尚　奢华	
品味	有　无	气场　有　无	阶层特征	
触媒习惯	电视　广播　PC端　移动端　报纸　杂志……			
网络偏好	购物（是何），社区（是何），论坛（是何），游戏（是何），新闻（是何），视频（是何）			
联络方式偏好	固话　移动电话　短信　Email　微博　微信　QQ　陌陌……			
……				
潜在需求项目判断：				
潜在消费能力判断：				
其他判断：				

客户来院不仅带着医疗需求而来,更是满载着其个性化的各种信息标签而来,而这些信息标签可能就代表某种潜在的需求而客户不自知,作为专业的医疗服务机构,就应该要从各种信息标签上获得蛛丝马迹的线索而分析客户的理性需求和情感需求,潜在需求和现实需求,从而提供针对性的服务,帮助客户提升其价值。因此,需要尽可能详尽地记录下这些信息,以便未来为客户提供个性化的服务。上面的客户属性评估表就是基于以客户为中

心,实现客户增值的理念来设计的,上表只是个示例性的基础模板,可以进一步细化、优化和规范,咨询师在与客户的频繁接触中,尽可能地观察和感知客户的上述属性特征,将上述信息登记入表,为以后的关联服务、延伸服务等二次或多次服务提供依据。

17.3 客户关怀策略

客户关怀是客户服务的重要内容,而且贯穿于客户诊前、诊中、诊后以及平时服务的全过程。人都是感情动物,医院的每一份用心和付出,客户都会心知肚明,所以客户关怀就是医院以客为友、以客为尊、以情感人的用心付出,以关怀和情怀感动客户,赢得客户心动直至行动,所以客户关怀对于客户的满意度和忠诚度是不言而喻的。由于客户的属性和需求的不同,客户关怀需要分类进行,下表仅将客户分为三个类别来示范民营医院的客户关怀策略,并且所列策略均为示例,仅供参考,参见表17-5:

表 17-4:客户关怀策略

关怀进程	普通客户	重要客户	VIP 客户
诊前关怀	咨询师:短信,微信,电话,QQ1. 提醒预约日期 2. 提醒就诊准备及注意事项 3. 提醒来院交通状况及注意事项 4. 提醒当天天气状况及注意事项等安保人员可以代客泊车设置贵重物品自助保管箱等	除了普通客户的关怀项目外:1. 客服主管可以电话问候提醒 2. 到院时,客服主管接待问候,等	除了重要客户的关怀项目外:1. 根据需要,医师和咨询师可以上门预检 2. 可以上门专车接送 3. 安保人员可以代客泊车 / 代客洗车 4.VIP 专用通道 5. 医院管理层接待问候,等
诊中关怀	咨询师:1. 同情 / 安慰 / 鼓励,缓解客户紧张或不适心理 2. 根据需要,陪同办理术前检查等事项 3. 术前 / 治疗前看望,安慰 / 鼓励 4. 术后 / 治疗后及时看望,安慰 / 鼓励等医 / 技 / 药 / 护人员:从专业角度安慰 / 鼓励等	除了普通客户的关怀项目外:1. 客服主管术前术后看望 2. 主诊医师看望 3. 可以提供营养餐 4. 可以代客购物等	1. 医院管理层接待 2. 各项服务流程的绿色通道 3.VIP 咨询室 /VIP 病房 /VIP 换药室 4. 主诊医师定期看望 5. 专属护理 / 护工24 小时不间断服务 6. 优质餐饮 7. 病房花篮 8. 医院管理层术后看望,等

续表

关怀进程	普通客户	重要客户	VIP 客户
诊后关怀	1. 医助术后回访：手术效果 / 术后反应 / 注意事项 / 答疑 / 慰问等 2. 咨询师回访：慰问，关心康复进程，提醒到院复诊，询问有无其他相关需求等。3. 质控部门回访：有关客服人员关怀行为的实施情况及客户对其的满意度，以及客户问候等 4. 会员中心纳入会员管理	将普通客户关怀中的医助回访换为主诊医师亲自回访，其他相同	1. 咨询师定期回访 2. 主诊医师定期回访直至康复 3. 医院管理层适当回访关怀 4. 质控部门回访 5. 会员中心纳入 VIP 会员管理，等
平时关怀	会员中心：1. 生日祝福 2. 节假日祝福 3. 不良天气及季节变换等提醒 4. 有关客户消费项目的活动通知 5. 会员教育会员活动等	除了普通客户的关怀项目外：咨询师生日祝福 / 节假日祝福等	除了重要客户的关怀项目外：医院管理层生日祝福 / 节假日祝福等

17.4 会员管理策略

会员服务及管理是客户诊后服务的重要内容,也是客户服务策略中很重要的一环。据麦肯锡统计:保持一个客户的营销费用仅是吸引一个新客户的 1/5;向老客户销售的概率是 50%,而向一个新客户销售的概率仅有 15%;企业 60% 的新客户来自老客户的推荐。我们姑且不论麦肯锡数据的准确性,但相对于开发新客户,老客户的投入产出比高出许多,这是不争的事实。企业不可能无限制扩张,一个成熟的服务性企业,其业务收入应该有 60% 来自老客户,这是良好的收入结构的标志,否则意味着这个企业留客困难,业务良性循环存在问题。

就当前民营医院的经营环境来说,虽说国家大力支持社会办医加快发展,各路社会资本纷至沓来,民营医院数量上已经超过公立医院,但从提供给客户的医疗服务量来说,公立医院依然占据绝对的统治性份额(诊疗量和出院人数均占比 85% 以上),数量众多的民营医院一边在红海市场里竞争拼杀,一边想方设法突围寻找新的蓝海市场。蓝海有限,而一个很重要的已知市场,即会员市场,却往往未得到足够重视。本节基于会员生命周期理论,从会员的发展策略,会员的分级分类管理,会员的营销管理,会员的粘性管理四个进程来探讨民营医院的会员管理策略,下文分别展开。

17.4.1 会员的发展策略

如何扩大会员圈,如同现在网红、大 V 们的圈粉一样重要,其实"粉丝经济"效应也存在于民营医院的会员圈中,因此在会员发展策略上民营医院除了借鉴成熟的服务性行业(酒店业、餐饮业、银行业等)的成功经验外,还应该学习网红、大 V 们的圈粉经验,"不拘一格降'会员'"[①] 来拓展会员圈。

首先就是对新会员"跑马圈地"式拓展。无论餐饮酒店业,还是网红、大 V 们,对于新会员(新粉丝)的加盟门槛几乎为零,先圈进来,从 0 起点开始慢慢养客,通过不同层级会员不同的培养策略,总有收获的时候。对圈进来发展的新会员有范围、有目的的投入,比在市场上漫无边际的广告推销,投入产出比要高得多,也精准得多。民营医院还没有强势到挑选客户的时候,即使贵如奔驰、宝马的豪华品牌也做起经济型轿车的生意,客户为王的买方时代,顺势而为、与时俱进方为上策,因此对所有愿意加盟的潜在客户,都要敞开欢迎,只是在会员层级的设置上要区别对待,可以从 0 级的注册会员做起。

其次是会员合作。民营医院要与其他服务性行业的企业开展会员合作,彼此的积分可以互换,彼此的礼遇可以共享。这样才能迅速扩大会员圈,这是最经济实用的会员拓展方式。当然也可以针对某些拥有众多会员的大企业(比如银行等)进行定向渠道合作,对方的会员来院就诊可以享受某种优惠,通过这种方式可以将对方的会员也纳入己方的会员圈。

其三是来过本院的客户,无论是否成交,都应纳入会员管理体系。无消费的客户从 0 级开始养客,消费过的客户,按其消费额、消费频率等进入相

---

① 清代诗人龚自珍的名句"我劝天公重抖擞,不拘一格降人才",反映人才紧缺的晚清时代对人才的渴望,此处借用,以表达对发展新会员的倾向性态度。

应的会员级别。

17.4.2 会员的分级分类管理

会员的分级分类管理是基于会员会籍、会员档案基础上的进一步细分,分级分类完成后,要设定不同级别、不同类别客户的礼遇政策(权益政策),最后还要根据客户的消费或者活动情况等进行动态管理。根据这些事先的设定,提取相应的信息形成对外的《会员章程》和对内的《会员管理制度》,下文分解简析。

首先是会员会籍。会籍是依据《会员章程》经过一定手续而取得的作为会员的资格。会籍是会员档案的一部分。基于会员数据库建设,每一个会员都要有详尽的会员档案,以记录客户的相关信息。会员档案的记录项目非常重要,不仅要归档客户在医院消费所产生的各种文书影像资料,还要对客户的生理属性、消费属性、社会属性等进行记录。在上文中我们提到的两张表,即《客户满意度调查表》和《客户属性评估表》,这上面的信息要悉数进入会员档案系统。这是未来进行会员分析以及医院经营分析的重要原始数据。

其次是会员的分级分类。会员进入的途径不同,消费的金额不同,对医院也有不同的需求,因此必须对会员进行分级分类管理。分级意味着不同的礼遇和不同的潜在消费项目,分级的依据和礼遇需要在《会员章程》中对客户明示;分类是按照客户的特定属性进行归类,以判别同一类别的消费特征,进而进行有目的的推介或者服务,这是医院内部的会员分析策略。每个会员的分级分类信息都要记入会员档案。民营医院会员的分级可以从0级(即未消费的注册客户)开始,一般设置5-7级,至于对外的称呼可以个性化设计,诸如金卡、银卡、白金卡、钻石卡等等。分类一般直接以同类会员共同的属性特征名称,比如学生类,白领类,演艺类等等。同一个客户只有唯一的分级,但可以属于多个类别,比如既是学生类,又是阔少类等等。

其三礼遇政策。会员礼遇政策也叫会员权益政策,不同等级不同类别的会员应有不同的礼遇政策,包括消费积分政策、消费优惠政策、消费项目政策,会员活动政策,会员激励政策,会员关怀政策等。不同等级的会员权益应在《会员章程》中对外明示,不同类别的会员权益医院可以自己掌握即可。

最后就是分级分类的动态管理。要根据会员的消费情况和积分情况等,按照《会员章程》规定实时进行升降级管理;要根据客户消费属性、社会属性等的变化适时变更客户的类别。所有分级分类的变化都要录入会员档案,从而使得会员档案一直保持最新状态。

17.4.3 会员的营销管理

会员的营销管理是基于对会员的多维度分析,提取特定的消费信息,然后选用合适的营销手段进行定向精准推广,最后实现会员销售。因此,会员营销包括三个进程:会员分析、会员推广和会员销售。

首先是会员分析。基于会员数据库,运用大数据分析手段,分别从客户的生理属性、消费属性、社会属性的各个细分维度进行统计分析,以研判各个维度所分析的该类客户的消费特征,潜在需求项目和潜在需求能力,然后设计医院的相应产品,对该类人群进行定向精准推广。这时候,《客户属性评估表》就显得格外重要。现在很多民营医院对会员的营销还停留在会员的销售层面,很少能利用会员数据库进行精准的会员潜在需求分析,然后设计相应的产品进行对口推广和销售。

其次是会员推广。基于会员分析,得到某类人群的潜在消费项目,然后根据该项目的推广属性,以及客户的联系方式偏好,选用合适的推广渠道,向会员定向推广宣介该项目,或者有关的新品出现时,第一时间向他们宣介。有的项目适合现场演示,那么邀请相应会员来院现场观摩效果,有的适合图文展示,那就用微信、微博、QQ等手段定向推广等等。其实在分析该类人群的潜在需求项目时,依据《客户属性评估表》就能统计出该类客户的联系方式偏好,从而精准直击,有的放矢。当然,医院平时的促销优惠活动根据产品的特征可以在会员圈广而告之,也可以根据分级分类情况定向投放。

最后是会员销售。会员销售的特点是具有积分兑换功能和会员权益政策,这本身也是招徕客户的手段。会员积分有多种方式获取,包括注册积分、活动积分、消费积分、活跃度积分、会员关怀积分等。所有积分都可以按照《会员章程》的规定用以抵扣现金、换取相应项目或者礼物等。会员优惠政策基于分级分类原则，根据《会员章程》给以不同的折扣或者奖励。可以根据项目特征、消费次数或者消费金额达到相应规定的，不仅会员级别调升，还可以有更优惠的政策，比如折上折等。另外，根据不同等级的会员，可以提供分期付款、消费信贷的助医政策。

17.4.4 会员的粘性管理

会员粘性管理早期也叫客户忠诚度管理。随着时代的变迁，当代人们已经跨入互联网＋以及移动科技、智能科技的时代，海量的信息扑面而来，从需求端来说，客户的需求千变万化、千差万别，需求个性化、选择多元化、决策自主化、消费升级化，多元化的社会生态圈，多元化的生活方式已经成为新常态；从供给侧来说，各种创新的产品和服务层出不穷，企业的红海竞争已经导致产品和服务的同质化、同构化、雷同化。所有这些导致客户的忠诚度严重滑坡，医院对于忠诚度管理的投入产出比也严重下滑。所以与其谋求客户忠诚，还不如实实在在为客户多服务几次，保持一定的消费粘性，这才是理性的、客观的、与时俱进的选择。会员的粘性管理主要就是通过医院对于会员的各种福利活动，达到维持会员消费粘性的目的，它主要以会员的活动管理、会员的活跃度管理以及会员关怀等方式来开展。

首先是会员活动管理。会员活动管理一般都是线下活动，医院根据会员的不同等级、不同类别定期或者不定期组织相关会员参与该群体感兴趣的活动。比如针对高端会员的健康讲座，户外亲子活动等；针对学生会员，可以举办某个项目的比赛，邀请他们参与，并进行颁奖；针对职场白领举办情绪管理课程，远足旅游活动等。当然，会员活动时，可以加载一些医院新品信息或者营销信息，但不宜过多，以免冲淡主题；会员活动均由医院出资安排，活动还可以赠送礼品；在进行会员活动时，宣传工作一定要配套跟上，以弘扬医院对于会员的关怀回馈、医院文化以及医院品牌。

其次是会员活跃度管理。活跃度管理是为了促使会员持续关注医院，防止或者激活休眠会员。活跃度管理一般都是线上活动,通过微信群、QQ群、微信朋友圈、QQ空间以及微博、医院官网的论坛等在线方式开展。活跃度管理也可以分级分类进行,根据不同等级、不同类别的会员组建各种群落。活跃度管理常用的方式有:制造话题式,比如根据当前社会热点或者某个突发重大事件,制造与医院或医院产品相关的话题,吸引会员讨论,并通过积分形成进行奖励;有奖竞猜式,比如围绕医院的某个信息或者某个新品进行有奖竞猜活动,参与的会员设置各个奖项;签名报到式,比如会员定期登录官网或者微信公号进行签名或者留言,连续登录一定天数给予相应的积分或者礼物等;趣味游戏式,比如在全国性的重大节假日的时候,举办抢红包游戏等。会员活跃度管理方式很多,但需要注意的是,在进行群落集体活动时,要注意不良用心的会员散布不良消息,因此在进行此类活动时,对会员的资质要有所把关。

最后是会员关怀。从关怀的方式上,可以分为问候祝福,重大事项提醒,赠送积分、礼物、优惠券,参与会员活动等。从关怀的时间上分,可以分为日常关怀和重大节日关怀。日常关怀主要对所有会员在特定时候(比如天气变化、交通堵塞等)的嘘寒问暖、重要事项提醒等,根据需要还可以根据会员的分级分类情况给予特定的关怀,比如某个高级别的会员结婚,可以给予特定的关怀,送上医院的专门贺信或贺礼等。重大节日关怀,一个是全国性节假日的祝福,根据会员的分级分类,可以赠送相关假日的特定礼物或者特别积分,例如三八妇女节送女性美容券一份,五四青年节送学生积分,中秋节送月饼券,春节发红包等。另一个是对具体每个会员的节日祝福,比如生日,结婚纪念日等,送上特定的问候,同时根据分级分类,可以送上特定的礼物或者积分等。

第18章　民营医院的服务质量管控策略

　　本章的"服务质量管控"主要是以客户附加值服务的质量为管控对象，医疗质量和医疗安全的管理已经在《民营医院的医疗管理策略》中详解过，此处不再赘述，但本章关于服务质量管控的组织建设、制度建设、质控工具以及动态监管的思维逻辑、思路框架以及工具也同样适合于医疗质量管理。

　　民营医院的附加值服务对于客户的现场体验非常重要，它对客户满意度有直接的影响，因此服务质量的管控对于民营医院的可持续发展意义重大，也是民营医院跨越式发展的垫脚石。目前我国民营医院中90%都是一级或未定级的基层中小型医院，因此要充分发挥体量小、机制活的特点灵活机动，牢牢把控好服务质量这个关卡，以赢得竞争机会。因此民营医院不仅需要将"以人为本、以客为尊"的客户服务和客户关怀理念真正落地，变为每个员工的自觉行动，来赢得客户的回头率，还必须将服务质量的管控融入日常的客户服务活动中，变成其中的一部分，以便进行实时管理，实时把控。同时还要建立事前预防和事后补救措施,使得服务质量的管控全覆盖,无死角。民营医院服务质量的管控一般从四个方面来把握,首先是组织建设,二是制度建设,三是质控工具建设,四是动态监管,下面分别解析。

18.1　质控组织建设

民营医院的质控组织建设要从顶层设计开始,设立三级质控组织:首先要成立服务质量管理委员会(院级质控组织),医院的负责人总经理或者院长任主任委员,以统筹所有质控资源。与客户服务相关的各管理部门和业务部门的负责人是该委员会的当然委员,同时还要有一线客户服务的代表参与(至少有两位,一位是核心价值服务的代表,如主诊医师;一位是附加值服务的代表,如咨询师等)。该委员会的职能涵盖核心价值服务和附加值服务,其主要职责就是制定各类质量管理制度,讨论重大质控事项,并形成决议或者建议等。该委员会的常设办公室可以由运营管理部门兼任。其次是一线与客户直接接触的各业务部门(主要是各临床科室、客户服务部门、含电子商务的营销部门等)内部需要成立质控小组(科级质控组织),以负责本部门内的质量控制和质量改进事宜,部门负责人为质控小组组长。这两级组织都要有定期的以及临时的会议机制来讨论有关质控事项,总结质控经验教训,推进落实质改计划等。第三级就是质控岗位的设置,以对客户服务的重要环节进行把控,并提出合理化建议。民营医院附加值服务的客户接触点主要在诊前的咨询服务部门、诊中的现场服务部门和诊后的回访服务及会员管理部门,因此要在相关部门设立三个质控岗来对这三个重要环节进行质量把控,具体来说就是:诊前的咨询服务主要有电话咨询、网络咨询和自媒体咨询,需要针对这三个服务渠道设置一个质控岗,该岗位可以隶属相关服务部门,根据医院规模也可以兼任。诊中的现场服务是最重要的客户服务环节,涉及各客服部门和各临床业务科室,需要设立现场质控岗,而且该岗位应独立于利益相关方,从属于运营部门或者人事部门,以强化质量监控和协调质量管理事项,同时该岗位还要监管咨询师和医师的回访服务。

现场质控岗根据医院具体情况,可以专岗专人,也可以由运营经理或者运营助理兼任。诊后的会员服务环节需要设立质控岗,以检查会员服务岗位是否执行了医院关于客户关怀的相关规定,该质控岗隶属于相关服务部门,也可以兼任。在上述三个关键环节设立了三个质控岗以把控关键环节服务质量的同时,还要在运营管理部门设立质控主管,主要是监控客户服务全流程的客户满意度情况以及对质控岗的监管。当然上述三个质控岗可以设在一个部门,比如运营管理部门,但从医院日常运营的实务来说,分设在相关部门也许更为合适,因为他们对本部门的业务比较熟悉,也知道质控的关键点所在,同时可以兼职,节约成本。

通过上述三级质控组织的设置及其功能定位,民营医院的服务质量管控基本上有了组织保障。同时,三级组织的设置及其运作机制要用规章制度的形式予以明确,便于真正落地。

18.2 质控制度建设

民营医院的质控制度建设主要包括两块,一块是质控的实体性制度建设,一块是质控的程序性制度建设(类似于法律体系中的实体法和程序法)。前者是对客户服务的具体标准和规范做出规定,是以客户服务为中心的制度体系;后者是对质控组织的运营机制及质控事项的处理机制做出规定,是以质控体系有效运行为中心的制度体系。因此前者是基础,后者是保障。

首先是质量控制的实体性制度建设。民营医院可以依据客户服务诊前、诊中、诊后的全过程来设计,这种制度包括但不限于各种规范、规章、规定、办法、方案、手册、指南、措施、流程、表单、模板或者工具等。在上一章《民营医院的客服服务策略》中已经部分提及,现在其基础上适当补充,形成如下表(表18-1)所示的制度目录,下表的制度目录只是示例,体现制度设计的思路,民营医院在实际运行中要根据自身情况进行修订、补充、细化或完善:

表 18-1：民营医院实体性质量管控制度示例

诊　前	诊　中	诊　后
网电咨询人员礼仪规范	现场咨询人员着装规范	会员中心设置规范
网电咨询人员咨询规范	现场咨询人员礼仪规范	会员中心员工着装规范
安保人员着装规范	现场咨询人员咨询规范	会员中心员工礼仪规范
安保人员礼仪规范	医疗服务签约管理规定	会员卡管理规章
代客泊车规范	收银员着装规范	医师回访规定
导医人员着装规范	收银员礼仪规范	咨询师回访规定
导医人员礼仪规范	收银管理规定	医院管理层接待及回访规定
导医人员接待规范	医师着装规范	会员章程
客户随行人员现场服务规定	医师礼仪规范	新会员开发管理规定
……	医技人员着装规范	会籍管理规定
各种流程	医技人员礼仪规范	会员档案管理规定
各种表单 / 工具	护理人员着装规范	会员数据库管理规定
	护理人员礼仪规范	会员分析指南
	药剂人员着装规范	会员分级分类管理规定
	药剂人员礼仪规范	会员营销管理规定
	营养餐管理规定	会员粘性管理规定
	客户出院管理规定	会员活动指南
	客户满意度调查表管理规定	客户关怀规章
	客户属性评估表管理规定	VIP 会员管理规定
	……	……
	各种流程	各种流程
	各种表单 / 工具	各种表单 / 工具

其次是质量控制的程序性制度建设。该制度建设一般包括两个维度，一个维度是围绕质控组织有效运作的制度体系，一个维度是围绕质控事项处理的制度体系，下面列表（表 18-2）示例：

表 18-2: 民营医院程序性质量管控制度示例

质控组织运行	质控事项管理
医院服务质量管理制度	医院服务质量责任制管理办法
医院质控组织设置及其职责规定	客户投诉管理规定
医院质量管理委员会工作制度	客户表扬管理规定
部门质控小组工作规定	医客纠纷管理办法
服务质量合理化建议管理规定	客服人员与客户纠纷管理办法
服务质量典型案例研讨规定	医院服务质量问题的退赔款管理规定
服务质量检查管理规定	重大质量事件的汇报管理规定
服务质量考核及奖惩管理办法	重大质量事件现场处理预案
质控专员工作守则	重大质量事件补救措施
质控工具使用指南	重大质量风险管控预案
……	……
各种流程	各种流程
各种表单 / 工具	各种表单 / 工具

　　上文列示了客户服务质量管控方面的制度,只是示例,医院实际运行中可以借鉴制度设计背后的思路,然后结合医院的具体情况再行设计,最终建立健全客户服务质量管控的制度体系。在民营医院的客服质量管理实践中,有的医院采用各种国际认证的方式来建立质控体系,比如美国的 JCI 认证,侧重于医疗服务的安全性、连续性、可及性来建立质控体系;德国 KTQ 认证,侧重于医疗服务质量的持续改善与进阶来建立质控标准;德国的 TÜV 莱茵认证,侧重于服务安全和服务质量来建立质控体系,国际标准化组织的 ISO9000 系列认证侧重于组织和流程的规范化来建立质控体系等等(关于前三项国际认证的内容详见《民营医院的国际认证策略》)。其实在我国医疗行业的实践中,各类认证的目的更多的是"以评促建,以评促改",民营医院可以根据自身管理的现状和实际需要,既可以申请这些认证,也可以按照这些国际先进标准进行对标管理,对照标准进行自我整改、自我完善。对于中国绝大多数中小型民营医院来说,对标管理也许比申请认证更为重要。需要

强调的是,任何制度体系的最终落地都是靠人来执行和实施的,再完善的规章制度如果不能真正贯彻,落实到每个客服人员的日常服务行为中,那就形同虚设,因此必须强化全院员工的质量意识和服务意识,弘扬质量取胜的服务文化,才可能从根本上提升客户的服务质量。

18.3　质控工具建设

在本书前文的《民营医院的医疗管理策略》中,笔者曾分析过民营医院医疗质量的管理工具,除了疾病诊断相关组(DRGs)、单病种管理、临床路径管理等医疗质量的专业管控工具外,其他的质控工具也同样适用于客户附加值服务的管控,比如目标管理(MBO),质量环(PDCA 循环),客户满意度调查表,全面质量管理(TQC),品管圈(QCC),品控五种工具(统计过程控制 SPC、测量系统分析 MSA、失效模式和效果分析 FMEA、服务质量先期策划 ASQP、分步服务批准程序 SPAP),质管七大手法(控制图、因果图、相关图、排列图、统计分析表、数据分层法、散布图)等,这些业外非常成熟的质控工具都是经过实战检验的、行之有效的客服质量管控工具,民营医院完全可以充分利用。其中,客户满意度调查表、目标管理(MBO)和质量环(PDCA 循环)这三个工具是民营医院日常质控活动中经常用到的工具,客户满意度调查表最为成熟,民营医院大都在运用,而且很多医院根据其主营业务特色形成了个性化的满意度调查系统,因此此处不再赘述。而目标管理和 PDCA 质量环,虽然是非常有效的质控工具,但大多数民营医院没有充分利用,因此笔者准备重点分析目标管理(MBO)和 PDCA 质量环,并将两者结合起来,用案例的方法来介绍其实战用法。

笔者在本书前文的《民营医院的经营管理策略》中曾经总结过目标管理的九句话,就是"设定目标,确立标准,监测偏差,分级预警,找准原因,提出对策,启动奖惩,进行总结,培训共享",其中"找准原因,提出对策"后就可以运用 PDCA 质量环的工具来无缝嵌入,接轨质量改进计划。下面仍以医疗美容行业为例,以三个重要的服务接触点岗位:主诊医师、现场咨询师和导医的客户服务满意度指标为例来说明两者如何有机结合运用。

设定目标:假设导医、现场咨询师、主诊医师的客户满意度目标均为95%;

确立标准:假设分级预警标准如下(偏差范围 = 偏离值 / 目标值),参见表18-3:

表18-3:质量改进中的目标管理示例——确定标准

偏差范围	0-2%	3%-4%	4%-5%	大于5%
目标管理	正常范围	黄色提示	橙色预警	红色警报
采取措施	保持观察	注意提醒	责任人约谈	专案处理

检测偏差:假设2017年5月,根据《客户满意度调查表》统计显示,某导医、某现场咨询师、某主诊医师的客户满意度的实际值分别如下表(表18-4)所示:

表18-4:质量改进中的目标管理示例——检测偏差

岗位	某导医	某咨询师	某主诊医师
客户满意度目标值	95%	95%	95%
客户满意度实际值	99.81%	88.27%	93.74%
偏差范围	5.06%	-7.08%	-1.33%

分级预警:根据上表显示,导医和咨询师的客户满意度的偏差范围大于5%,达到红色警报级别,需要专案处理;主诊医师的偏差范围在2%以内,属于正常范围,保持观察即可。

找准原因:导医是正向超标,应该鼓励,但也要分析在哪个维度超标,比如是礼仪还是服务规范等方面,需要总结经验,进入"成功案例库",进行培训、推广。咨询师是负向超标,需要进一步找到原因。经分析,是由于服务态度、服务专业性失分所致。

提出对策:原因找到了,还要提出对策,如下表(表18-5)所示:

表 18-5：质量改进中的目标管理示例——找准原因，提出对策

失分项目	失分原因	对策方案
服务态度	服务态度不够热情、主动、友好	1. 进一步学习医院的《现场咨询人员礼仪服务规范》，并逐条对照检讨； 2. 模拟演练，资深咨询师现场示范，指导； 3. 即刻整改。
服务专业性	针对客户设计的初步解决方案无针对性，缺乏美学常识，客户不满	1. 进一步学习医院的《现场咨询人员咨询规范》； 2. 就本案例向资深咨询师学习如何设计更好的个性化解决方案，并举一反三，触类旁通； 3. 进一步学习话术技巧，可以模拟自我提问，自我回答，自我理解，自我说服； 4. 学习美学、心理学、社会学知识，积累审美基础和人际沟通能力。 5. 前两项即刻执行，后两项每个月与咨询主管交流一次学习心得，持续半年，或者获得咨询主管认可。

该案例进入"警示案例库"，用以总结教训，培训共享，目标管理至此告一段落，接下来就是接轨 PDCA 质量环，用该工具来推进服务态度和服务专业性上的质量改进。

PDCA 质量环：PDCA 质量环由计划（Plan）、执行（Do）、检查（Check）和处置（Action）四个步骤组成，并按顺序推进，直至完成一个循环，每一次循环都能得到一次质量改进，参见图 18-1。继续以上个案例为例就是：首先，咨询师与其主管根据上述对策，确定所要达到的阶段性目标，根据该目

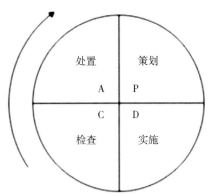

图 18-1：服务质量改进的 PDCA 循环

标，制定质量改进计划，如服务态度改进计划，服务专业性改进计划；其次是执行该计划，咨询师在执行过程中注意总结和反思，咨询主管注意辅助和指导；其三，计划执行完毕后，咨询主管与咨询师共同检查，以确定是否达到预定的阶段性目标，比如服务态度满意度有否提升，服务专业性有否提高；最后是结果处置和纠偏，根据上一步骤检查总结的结果进行处置：对成功的经

验加以肯定,并予以固化;对于失败的教训要进行分析总结,并予以纠偏,提交下一个 PDCA 循环去解决。

上文将 PDCA 质量环无缝嵌入 MBO 中,将质量改进计划完整纳入目标管理工具中,形成客户服务质量管控的 MBO—PDCA 的创新解决方案,民营医院可以参考借鉴。

18.4　质量动态监管

上文分别从组织准备、制度准备和工具准备三个角度为民营医院客户服务质量管控策略构筑了基础平台,接下来就是实施质量的动态监管。民营医院的动态质量监管可以从两个维度展开,一个是基于客户服务诊前、诊中、诊后全流程的动态质量监管,另一个是关键接触点的动态质量把控。

首先是客户服务全流程的动态质量监管。该动态监管由运营管理部门(或者是医院服务质量管理委员会的常设办公室)的质控主管运用客户满意度调查系统(医院网络信息系统 /CRM 客户关系管理系统等)或者客户满意度调查表(无网络系统)来进行。其动态管控手段就是上文提供的目标管理与 PDCA 质量环的结合运用。民营医院一般都有客户满意度目标,并且按时间(一般是月度、季度和年度)分解到客户服务全流程的每个接触点上,比如网电咨询、自媒体咨询、安保、导医、现场咨询、主诊医师、各医技环节、护理人员、药剂师、收银员、厨师、会员中心客服人员等,每个接触点都有满意度目标,而且通过客户满意度调查系统或者客户满意度调查表,能够定期或不定期对不同级别(会员)、不同类别的客户(比如学生类、白领类等)进行满意度监测和分析,对照每个接触点的满意度目标,运用目标管理(MBO)工具进行动态管控。同时,对于触及黄色预警和红色警报的未达标人员,除了按照目标管理进行相应处理外,质控主管应通知其所在部门负责人或者部门质控小组协助相关人员运用 PDCA 等相关质管工具进行质量整改。民营医院通过上述措施可以实现对整个客户服务流程全覆盖的动态质量监管。

其次是关键接触点的动态质量把控。该动态质量把控主要由分设在相关部门的各个质控岗以及运营管理部门的质控主管来负责实施。具体来说，主要是三个环节（诊前的咨询服务，诊中的现场服务，诊后的回访服务及会员服务）的客户接触点的服务质量监管，以及对质控岗的管理。监管的手段有查阅相关记录、客户反馈、监听电话录音及客户回访等。检查的频度有随机抽检和定期巡检。监管的具体内容可以参见下表所列的示例（表18-6）：

表18-6：客户服务关键接触点的动态质量管控策略示例

监管单位	诊前			诊中	诊后		
	电话咨询	网络咨询	自媒体咨询	现场服务各环节	医师回访	咨询师回访	会员服务专员
客服部门质控岗	监听电话录音审查是否符合相关流程/规范	商务通/快商通客户满意度反馈；抽检咨询记录，审查是否符合相关流程/规范	抽检咨询记录，审查是否符合相关流程/规范	/	/	/	/
运营部门现场质控岗	/	/	/	现场巡检各客服人员的客服行为是否符合相关流程/规范；客户满意度调查系统/客户满意度调查表上的项目监管	抽听回访电话录音，审查是否符合相关规范；抽查回访客户确定医师是否回访以及对回访的满意度	抽听回访电话录音，审查是否符合相关规范；抽查回访客户确定咨询师是否回访以及对回访的满意度	
会员部门质控岗	/	/	/	/	/	抽听电话录音及抽检会员关怀记录，审查是否执行会员关怀相关规定

监管单位	诊前			诊中	诊后		
	电话咨询	网络咨询	自媒体咨询	现场服务各环节	医师回访	咨询师回访	会员服务专员
运营部门质控主管	抽听电话录音；检查质控岗质控记录	抽查咨询记录；检查质控岗质控记录	抽查咨询记录；检查质控岗质控记录	抽查现场服务人员的服务质量；抽查现场质控岗是否巡检；检查现场质控岗质控记录	抽听回访电话录音；抽查回访客户确定医师是否回访以及对回访的满意度；检查质控岗对医生回访管理的质控记录	抽听回访电话录音；抽查回访客户确定咨询师是否回访以及对回访的满意度；检查质控岗对咨询师回访管理的质控记录	抽听电话录音及抽查会员关怀记录，审查是否执行会员关怀相关规定；抽查质控岗的质控记录

上表只是关键岗位服务质量动态监管办法的示例,民营医院在实际运行中可以借鉴本表的设计思想,结合医院的具体情况,来设计具体的监管方案。每个医院员工的职业素质不同,管理文化不同,员工的价值动机和行为文化也不尽相同,动态监管的策略也要与之适应,因此不存在统一的监管模式,应该因地制宜制订适合本院特点的服务质量动态监管方案,否则过犹不及,过严或者过宽都不利于客户服务质量的提高。

总之,客户服务质量管控策略是将以客户为中心的客户端思维真正落到实处,是民营医院客户服务质量超越公立医院的必备手段,不仅是民营医院获得竞争优势的基本保证,也是可持续发展、甚至跨越式发展的必备谋略。

第五篇 市场营销篇

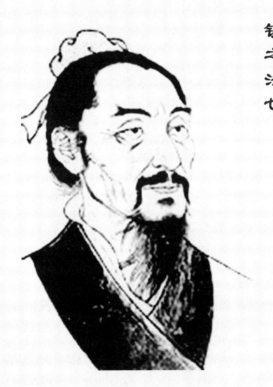

销之法也

者，视人若己，利人达己，是故营

非攻于九天之上而守于九地之下

第 19 章　民营医院的营销规划策略①

　　中国民营医院绝大部分是依据公司法组建的公司制医院,因而作为一个营利性的企业,营销管理是其必不可少的功能,也是中国民营医院与公立医院最大的不同所在。当前国家鼓励社会办医加快发展,但由于中国医疗改革的滞后,民营医疗行业还不成熟,营销策略还没有完全走出草莽时代,一年前个别不良医商的网络虚假广告导致全民公愤的"魏则西事件"就是一个典型,因此随着中国服务经济时代的来临,客户消费心理和消费行为的变迁,民营医院的营销管理到了该要彻底反思的时候了。

　　营销管理理论业外非常成熟,从 20 世纪 50 年代的罗瑟·里夫斯(Rosser Reeves)的 USP 理论(Unique Selling Proposition), 60 年代杰罗姆·麦卡锡(Jerome McCarthy)的"4P's 组合"以及 80 年代品牌专家大卫·艾克(David

---

　　①　根据本文主要内容改写的论文已被《当代经济》杂志社审核通过,笔者已经收到用稿通知。

A. Aaker）的"整合营销"（Integrated Marketing）理念，发展到当代的菲利普·科特勒（Philip Kotler）*MARKETING MANAGMENT*（V15），唐 E. 舒尔茨（Don E Schultz）*COMMUNICATING GLOBALLY*，直到现代 Harvard Business Review 提出的"大数据时代的营销变革"，可以说营销理论半个多世纪的变迁不仅是全球经济高速发展的剪影，也是营销重心从供给侧逐步移向客户端的真实写照，更是消费者从没有选择的短缺经济时代发展到现在不知如何选择的数字经济时代的心路历程，市场已经彻底地从供不应求的卖方市场转变为供过于求的买方市场。客户为王的语境下，所有的营销理论和营销手段无不围绕着客户做足了文章。因此民营医院如何转换供给侧的营销思维，塑造以"客户为中心"的客户端思维（思维重塑）；面对层出不穷、变幻莫测的营销新思维新概念，如何突破迷雾把握精髓，构建与时俱进的营销新策略（价值重估）；如何将这些营销新理论新套路，结合医疗行业的特征进行有效整合，最终成为招徕客户、实现消费、推动医院可持续发展的制胜秘籍（通路重整），这些才是当代民营医院营销管理的重点所在。因此本文拟从营销规划入手，基于现代最前沿的营销理论和工具，结合信息化时代客户多元化的服务升级需求以及中国民营医院潜在的服务供给，删繁就简，重点突破，打造四篇关于民营医院营销管理的谋略：以营销规划为统领，以活动营销、网络营销以及大数据营销为重点推进，来探讨当代民营医院的营销之路，它们分别有所侧重而独立成篇，下文分篇展开讨论，本篇首先讨论民营医院的营销规划策略。

兵法云：上兵伐谋，谋定而后动。这个"谋"在营销管理中就是谋篇布局，谋划大的格局和基本套路，然后才能驱兵奋进，渐次展开。因此在民营医院的营销规划策略中，笔者首先分析民营医院的特点，然后基于信息化时代客户多元化的服务需求以及中国民营医院潜在的服务供给能力，重点讨论四个具有战略性的营销规划命题，即营销思维的重构，营销价值的重估，营销通路的重整和营销执行力的重塑，下面分别解析。

19.1 营销基础的分析："体质"诊断与营销环境

在分析民营医院的营销规划策略之前,需要对中国民营医院目前发展到何种程度,其营销"体质"到底如何,其面临的营销环境是什么,需要有个清晰的把握,方能对症下药,提供针对性的解决方案。

19.1.1 "体质"诊断

中国民营医院具有下述特征(相关数据参见前文,此处不再重复引用):

从数量上来说,民营医院数量众多,已经达到 16000 多家,超过公立医院,但二三级医院占比只有一成, 90% 都是基层中小医院,而公立医院二三级医院占比高达 62%,因此医院规模和诊疗技术水平的差距一目了然。而医疗服务量,无论是诊疗人次数还是出院人数,民营医院都不足公立医院的两成,可见民营医院在当前中国的医疗市场上只是辅助补充的角色。

从医疗服务产品来说,高技术含量的疑难杂症是公立医院的强项,大多数民营医院从事的都是技术含量不高,但市场需求不小的边缘性学科,比如男科、妇科、皮肤科、儿科、医疗美容科等等,以错位竞争。医院最核心的资源,即医疗人才队伍,中国年富力强的高水平医师大多为公立医院垄断,民营医院医师队伍的主力是"一老一小",退休的老医生和新毕业的生手居多,从公立医院挖来的高水平医师只占极少比重。因此,技不如人的民营医院在核心价值服务水平上根本无法与公立医院相比,但在附加值服务上,比如服务环境、服务礼仪和规范、客户的现场体验感等方面,民营医院大都超越公立医院。而从产品的研发能力来看,少数二三级民营医院的研发投入不逊于公立医院,但绝大多数民营医院,特别是基层小医院研发能力极其薄弱,研发投入聊胜于无,乏善可陈。

从民营医院的营销特质来说,首先是营销思维,大部分民营医院依然是"以我为主"的供给侧思维,少数甚至还残留草莽时代的营销遗迹。其次是医疗服务的品类,两极分化明显,从事基础医疗的较多,低端刚需客户是其主力;从事增值医疗的数量不多,中高端客户是其主力。当然现在不少从事基础医疗的民营医院也纷纷开办增值医疗项目。再次从营销侧重点来说，大多数民营医院重产品营销，轻品牌推广，依然处于产品经营时代，品牌意识不足。最后从营销手段来说，基础医疗类医院对于医保客户重视平面媒介、户外或者传单推广，对于自费客户除了上述手段外更侧重于网络营销；对于增值医疗类医院来说，线上推广的比重逐步上升，甚至超过线下推广，同时能够注重品牌推广。

19.1.2　营销环境

民营医院的营销环境，可以从政策环境和客户环境两个角度来管窥。首先是政策环境。在产业政策方面，国家鼓励社会办医加快发展，各路社会资本跑步进场，民营医院的队伍不断壮大，但民营医院的政策待遇并没有完全落实到位，不少政策、国家规定应该公立民营一视同仁，但在政策的具体落地过程中往往悬空，总有"最后一公里"，看不见的"玻璃门"、"弹簧门"门门是坎。在营销政策方面，2015 年全国人大新出台的《广告法》修订案，以及国家工商总局 2016 年出台的《互联网信息搜索服务管理规定》《互联网广告管理暂行办法》是对医疗机构规范广告行为的最主要法规，直接针对医疗行业的《医疗广告管理办法》，工商总局在 2015 年新《广告法》出台后不久就发布了为期三个月的征求意稿[①]，但现在截至本文写作时都过去了接近两年时间，依然难产，可见管理层对医疗广告管理的审慎态度，因为从发布的征求意见稿来看，比早前的《医疗广告管理办法》（2006 版）[②] 大为松绑，立法思路都发生了变更，原来是规定"只能这么做"，而新的征求意见稿则是传承新《广告法》的立法精神，规定"哪些不能做"，完全遵循"公法必须遵守，私法不得违反"的立法精神和法治文明。上述法规对之前民营医院草莽时代不规范的医疗广告行为进行了相当大的规范和约束。

其次是客户环境。早期少数民营医院不规范的广告行为甚至虚假广

---

①　国家工商总局 . 医疗广告管理办法（征求意见稿）[EB/OL]，[2015-07-09].http://www.saic.gov.cn/zwgk/zyfb/qt/ggjdgls/201507/t20150709_158741.html.

②　国家工商总局 , 卫生部 . 医疗广告管理办法 . [EB/OL]，[2006-11-10].http://gkml.saic.gov.cn/auto3743/auto3753/200807/t20080716_112450.htm.

告,对老百姓造成的伤害至今犹存,王海打假是民营医院发展史上难以抹去的创伤,民众对待民营医院的心理戒备依然存在,而"魏则西事件"更是将不良医商和广告商推至社会舆论的风口浪尖,引起国人的集体愤慨和声讨,这可能也是《医疗广告管理办法》迟迟难产的原因之一。另外,因为公立医院没有营销功能,老百姓所见到的医疗广告都是民营医院所为,基于对民营医院的信任度不足,对医疗广告的敏感度已经下降,医疗广告的边际效应已经大为降低,这是不争的事实。但对于确实有医疗服务需求的客户来说,医疗广告的信息传递作用依然存在,这也是客观事实。

19.2 营销思维的重塑:战略性营销模型的反思及重构

基于上述分析,特别是民营医院要重建民众的信心,以及信息化时代客户消费需求、消费心理和消费行为的变化,民营医院的营销思维必须要彻底反思和重塑,重新建构一个真正以客户为中心的营销战略新构架。

19.2.1 营销思维重塑的理论依据

从 2015 年开始,中国服务业的产值已经超过 GDP 的一半,产业结构的升级已经使得中国进入服务经济时代,"以客为主,视客为尊"是服务经济的基本特征。医疗产业作为国计民生最基础的服务性产业,它所提供的医疗产品是典型的体验性产品,而且与人们生活品质的最底线——生命健康直接关联,客户更为敏感,因此,"以客户为中心"应该是医疗产业的属性特征。从博弈论的角度来看,医客之间的关系是一种合作博弈,也叫正和博弈,这种博弈有三种结果:首先是双方共赢,这是最优,医客都获得增值;其次是客户获得增值,而医院利益不变,这种情况下,客户由于增值对医院形成品牌好感,医院获得品牌占位,有利于可持续发展;其三是医院获得增值,而客户利益未变,这种情况下,客户很难二次消费,医院获得了暂时的利益,但不利于长期发展。也就是说,即使是合作博弈,民营医院也要能充分考虑客户利益,使得客户增值,才能有利于医院长期发展。而以往民营医院基于供给侧思维和短期行为,其营销思维是以自我为中心,医客之间实际上是非合作博弈的关系,这种非合作博弈的结果形成纳什均衡(Nash Equilibrium)[①],而纳什均衡对于医客双方都不是最优解(最优解存在于合作博弈中),而且更多的情况是零和博弈,医院获得的利益就是客户减少的利益,这种情况下,医院获得了一时的利益,但损人利己终究不能赢得客户,无法持续发展。而极端的情况,比如魏则西事件,是负和博弈,没有赢家,双方皆输。因此基于上述分析,民营医院要想长期可持续发展,唯有医客之间的合作博弈才可能获得双赢的最优解,才是其营销思维再造的指导思想,其供给侧的、非合作博弈的营销思维必须要重塑。

19.2.2 科特勒战略性营销模型的反思

营销大师P·科特勒在21世纪初曾经从营销的角度提出"战略业务三角模型",如下图(图19-1)所示,该模型由三个维度构成:公司战略(通过

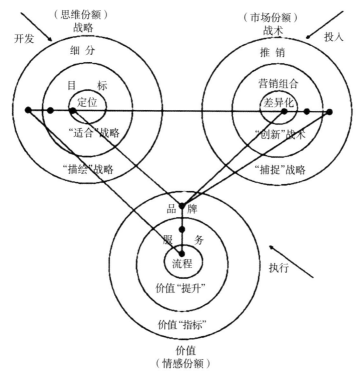

图 19-1:科特勒的战略业务三角模型

① John F.Nash 纳什博弈论论文集 [M]. 张良桥 等译 . 北京 : 首都经济贸易大学出版社 . 2015.

"定位"以获得客户的"思维份额":市场细分—目标市场—市场定位)、公司战术(通过"差异化"获得"市场份额":差异化—营销组合—销售)和公司价值(通过"品牌"获得客户的"情感份额":品牌—服务—流程)[①]。这个理论其实是对早期战略"4P'S"和战术"4P'S"的融合和升华,其升华的部分正是加入了客户的元素。笔者 20 年前就曾撰文分析并指出 8P'S 甚至后来的"11P'S"理论中对客户的漠视[②]。科氏新理论中终于出现了客户的身影,但体现的还不够,主基调依然还是供给侧思维,没有完全体现出以客户为中心、体现客户价值的意图。并且,这个模型还有个适用范围的局限:该模型对于制造业来说或许够用,因为厂商生产产品、客户购买产品和消费产品一般是在不同的时间和不同空间中分别进行的,客户很少上门购买并当场消费,大部分是通过逐级代理或者电商渠道最后落至客户端,换言之,客户的消费体验是滞后的,并且是与厂家相互分离的,厂家得知客户的消费体验感也是滞后的,甚至都很难获知。但对服务业特别是体验性服务业来说情况显然不同,比如医疗产业,其提供的是体验性产品,也就是说客户购买服务和消费服务几乎是在同一时间同一空间进行的,比如病人去医院看病,现场挂号现场门诊,客户是在商家的"家里"当场购买并现场消费,其消费体验当场就能感觉到,商家当场也能感知到客户的消费体验感,因此体验性服务业对于客户的敏感度更高,营销谋略需要及时对此进行关联和响应,但科氏的模型中很难看出这种关系。因此,科氏的战略性营销模型无法应用到体验性服务业中,需要修订。

19.2.3 民营医院战略性营销模型的重构

基于上述分析,笔者结合医疗行业的属性以及民营医院的上述特点,对该模型进行大修,构建了如下图(图 19-2)所示的民营医院营销思维重构的"3+1"模型。图 19-2 的民营医院战略性营销思维模型,不仅增加一个"客户"维度,更主要的是该模型的其他三个维度也是围绕客户运行的,它

① Philip Kotler, Hermawan Kartajava. 重塑亚洲:从经济泡沫到持续发展(Repositioning Asia: From Bubble to Sustainable Economy)[M]. 段盛华、王寅 译, 上海:上海远东出版社, 2001.

② 张明, 蒋建业, 张世君. 试论营销再造 [J]. 生产力研究. 1997(5):94—96.

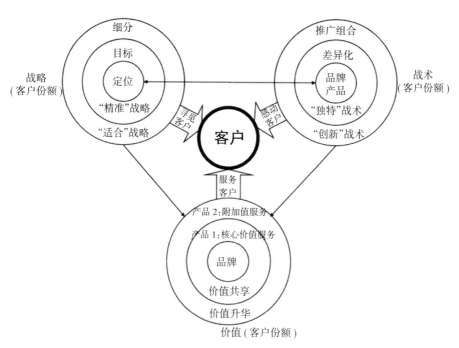

图 19-2：民营医院战略性营销思维模型

们分别承担"寻觅客户、感动客户、服务客户"的使命,真正构建了以客户为中心的基于客户价值的营销思维模式。该模型同时摒弃了科氏比较牵强的"思维份额"、"市场份额"和"情感份额"之说,医疗服务业的全部价值都是"客户份额",只有客户获得价值了,作为医疗服务提供商的民营医院才有价值,否则这家医院很难可持续发展。同时,基于医疗行业的属性,医疗的临床诊疗服务是核心产品(产品 1),也是客户的核心价值,这是中国公立医院的强项,而医疗的附加值服务也就是附加值产品(产品 2),是中国民营医院的强项。客户通过核心价值服务和附加值服务的完美体验,重建对于民营医疗的信心,民营医院的品牌才可能确立,因此在模型的"价值维度",其核心不是科氏的技术性的"流程",而是战略性的"品牌",民营医院通过为客户提供完整的、满意的医疗服务所重建的在客户心目中的品牌,这才是真正的价值所在,这种价值既是客户的消费价值,也是医院的品牌价值,而这种品牌价值是通过客户对消费"产品 1"而获得的"价值共享"以及消费"产品 2"获得的"价值升华"来实现的。同理,在模型的"战术"维度,不是基于"差异化"思维的 4P'S 策略就能打动客户获得市场份额,而是基于"产品和品牌"的服务性营销组合来感动客户从而才可能招徕客户,同时将这种服务性思维映射到模型的"价值"维度,形成以品牌为中心,以产品 1 和产品 2 为组合来现场实现对客户价值的承诺,从而将模型的"战术"营销与模型的"价值"实现紧密地捆绑在一起,不仅体现出医疗服务的行业属性,也反映了民营医院的以"客户为中心"的价值取向。而模型战略维度的核心:定位,其目的也是为了寻找客户所在,进而为其提供服务。因此,整个模型彻底建构了以客户为中心的营销思维,为民营医院的营销管理提供了一种创新的战略性营销新思维。

19.3 营销价值的重估:客户增值与品牌占位

基于上述营销思维的重塑,民营医院还要真正树立起以客户为中心的营销价值体系,营销的本质是使得客户增值,只有在客户获得增值的时候,医院的品牌方能深入人心,才能实现品牌占位,医院才能最终获利,唯有品牌才是民营医院长期可持续发展的根基和保证,国家甚至于 2016 年出台《关于发挥品牌引领作用推动供需结构升级的意见》来强调品牌建设的重要性[①]。从央视 2016 年的大型社会调查也可以看出,客户的性价比、消费体验和品牌偏好这三个因素对其消费决策有 71% 影响力,圈子文化和朋友推荐是 25%,而像明星代言等对客户没有增值的纯推广活动的影响力只有 2%[②],由此可见客户增值的重要性。因此民营医院不仅需要对营销思维进行重塑,还需要对常用的、经典的营销策略的价值取向进行反思,结合医疗服务业的特征以及信息化时代客户消费价值的变化进行重新定义,以赋予新时代的内涵。

---

① 国务院办公厅 . 关于发挥品牌引领作用推动供需结构升级的意见 . 国办发〔2016〕44 号 . [EB/OL], [2016–06–20]. http://www.gov.cn/zhengce/content/2016–06/20/content_5083778.htm.

② 中央电视台 . 中国经济生活大调查 2016–2017. [EB/OL], [2017–03–07].http://tv.cctv.com/2017/03/07/VIDEMxhcnFQSVICynUISsP37170307.shtml.

民营医院常用的经典的营销策略莫过于11P's、4C、4R及4I策略。11P's策略包括战术性4P's即:"产品"(Product)、"价格"(Price)、"渠道"(Place)和"促销"(Promotion);战略性4P's:"探查"(Probing)、"细分"(partitioning)、"优先"(Prioritizing)和定位(Positioning);大市场营销的2P's即:"政治力量"(Political Power)和"公共关系"(Public Relations);最后一个是企业的员工(People)。这11P's都是基于供给侧的思维设计,没有考虑客户的价值。20世纪90年代美国学者劳特朋(Lauteborn)教授提出了与4P's相对应的4C's理论,正是基于4P's对于客户的忽视而针对性提出的以客户为基点的营销策略,即:客户需求(Customer's Needs)、客户成本(Cost)、客户便利(Convenience)和客户沟通(Communication)。不仅如此,21世纪初,舒尔茨(Don E Schultz)又提出了4R策略,即从客户关系(Relationship)、客户节约(Retrenchment)、产品关联(Relevancy)和客户回馈(Rewards)的角度更加周密地为客户着想。而随着互联网+时代的来临,知名广告商奥美公司又提出了网络整合营销4I策略:趣味(Interesting)、利益(Interests)、互动(Interaction)和个性(Individuality),彻底地展示了"客户是上帝"的营销本质。

基于上述经典营销策略,笔者结合时代要求以及民营医疗的行业特点构建了如下图(图19-3)所示的营销策略组合模型。图19-3清晰地展示了民营医院营销策略的最终目的是为了客户增值:医院的临床诊疗服务(上文的产品1)为客户提供核心价值,满足了客户的理性需求(医疗),客户获得健康(理性价值)和自信(情感价值);医院的附加值服务(产品2)满足了客户的情感需求(尊敬、温馨等),直接提升客户的情感价值;医院的产品价值与客户的理性价值互动,双方都会增值。同时,医院通过战术性4P's、4C's、4R's、4I's营销策略组合感召客户,目的是为了客户获得理性价值和情感价值;客户对于核心价值的满意必然会对医院的品牌予以认可,同时还会提升情感价值,而这种情感价值最终会转换成对医院的品牌粘性,从而形成品牌占位;医院产品价值的提升也会带动品牌价值的提升,而且品牌价值也会通

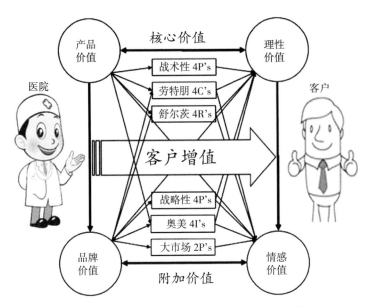

图 19-3：民营医院基于客户增值的营销策略组合模型

过战略性 4P's、4I's、2P's、4R's、4C's 传递给客户,让客户感知医院的真诚和温暖,这些附加价值会使得客户情感受益,增进客户情感价值;而品牌价值和情感价值的互动,会使得客户产生品牌忠诚度,甚至会有以接受某某品牌的医疗服务为荣。所有这些营销策略的实施最终结果就是医院和客户双方共赢,医院实现了品牌占位,客户获得了价值增值。

19.4 营销通路的重整:媒介重组、活动整合与渠道开发

基于上述营销思维的重构和营销价值的重估,民营医院对各种营销策略的本质有了更进一步的认知,而落实到医院的日常营销行为中,就需要对既有的营销通路进行反思和重组,以匹配再造后的营销思维和营销策略。民营医院的营销通路主要包括媒介推广、活动推广以及渠道推广等,从客户价值的角度来看,这些营销通路都是客户增值的工具,因此要基于上述营销新思维对这些工具的属性特征进行分析和重新定位,以使得营销通路的运行更符客户增值的目的。

19.4.1 媒介重组

数字化生存时代,信息裂变式增长,各种创新的信息传播手段也层出不穷,相比于传统媒体的单向直线传播,网络化时代的信息流都是全向式的即时多维的互动交流;同时与此相呼应的是,客户需求的千变万化、千差万别,需求个性化、选择多元化、决策自主化、消费升级化,多元化的生活方式已经成为新常态;不仅如此,客户对于传统的广告信任度已经下降,特别是医疗了广告,更是疲态尽显。

上述时代特点本身已经要求民营医院需要对媒介资源进行重组整合,而重组的原则就是基于"以客户为中心"的营销思维和"客户增值"的营销策略,结合民营医院的产品推广和品牌推广的媒介特征来进行。同时需要注意的是,随着人们网络化生活方式的转变,传统媒体的影响力已经下降(这也是本书关于民营医院的营销策略中,只讨论传统营销策略中尚还有效的活动营销方式,而对其他传统营销媒介,比如电视、广播、各种平面媒体、各种户外媒介等等不再予以讨论的原因,另外这些传统营销方式也非常成熟,探讨的必要性不足,所以予以省略),而网络化的新媒体的影响力正在与日俱增,这是大势所趋。

首先是传统媒介的重组,民营医院应该根据产品和品牌的属性特征,基于客户的价值来重新整合传统媒介的组合策略,下面用表格的形式来示例式简析,参见表 19-1:

表 19-1: 民营医院传统媒介组合的重新整合策略

客户价值	产品推广		品牌推广
	基础医疗产品	增值医疗产品	
客户理性价值	大众报刊,海报,传单,邮品,手机短信等	精美报刊,户外,电梯,院线,邮品,手机短信等	/
客户情感价值	自编杂志,专业学术报刊,相关产品的关怀式短信等		电视,广播,纸媒,户外,院线,关怀式短信等

其次是新媒体的重组,也是基于客户价值,结合民营医院的产品和品牌的属性特征来示例式简析,见下表(表 19-2):

表 19-2：民营医院新媒体的重新整合策略

客户价值	产品推广		品牌推广
	基础医疗产品	增值医疗产品	
客户理性价值	官网及其优化（SEO），微信等 IM，微博，博客，社区，论坛，电邮，竞价等	官网及其 SEO，微信等 IM，竞价，微博，博客，电商，社区，论坛，电邮，网红，大 V，意见领袖（KOL）等	/
客户情感价值	官网及其 SEO，Newsletter 订阅，相关产品的关怀式 IM 等	官网及其 SEO，Newsletter 订阅，相关产品的关怀式 IM，在线模拟，视频分享，KOL 等	官网及其 SEO，门户网站，视频贴片，官微，官博，微信公号，社交网络，短视频及微电影等

19.4.2 活动营销整合

传统营销活动的推广都是线下活动推广,但随着网络技术、移动通信技术和智能科技的发展,现在的活动推广可以同步到线上,形成线下线上双线的同步运作,下面用表格的形式示例式简析,参见表 19-3:

表 19-3：民营医院的活动营销整合策略

客户价值	产品推广		品牌推广
	基础医疗产品	增值医疗产品	
客户理性价值	学术活动，成功案例类的事件活动等	学术活动，成功案例的事件活动，现场体验等	学术活动，会议活动，公益医疗等
客户情感价值	会议活动，代言人活动等	会议活动，真人秀，代言人活动，各类主题的评比 Show，免费体验等	大型公众类活动，各类慈善公益活动，代言人活动，新闻、奖项类的事件活动等

19.4.3 渠道开发

渠道开发与渠道合作是民营医院重要的客户来源,比起战略性 4P's 对客户的细分、定位和寻觅,渠道来客更为直接精准,成本更小,更有利于客户增值。但由于各个渠道所拥有的客源属性不同,需求不同,其理性价值和情感价值的诉求点也不相同,所以民营医院在渠道开发前,需要对渠道进行评估,以确定医院有能力满足渠道来客的需求,能够为客户增值,然后再开始渠道投入。渠道的有效性评估要素包括渠道客源的属性、结构和规模,这种客源是否符合医院的目标客群定位;渠道客源的理性需求和情感诉求,医院是否有能力提供匹配性的服务等,这些考量都是基于客户价值,防止能力不足或者过度承诺而损害客户利益。因此,渠道评估应该根据不同的渠道分类进行。民营医院的渠道一般有两类,一类是同行业医疗机构的转诊渠道,一类是非医疗机构的合作渠道,下面分别讨论。

首先是医疗机构的转诊类渠道,包括医疗机构的门急诊病人或住院病人的转诊,保健院客户的转诊等等,这类渠道来客的属性、理性需求和情感需求,简要示例性分析如下,参见表19-4:

表19-4:民营医院医疗机构转诊渠道的开发策略

客户价值	医院		保健院	其他医疗机构
客源属性	门诊/急诊病人	住院病人	无自理能力者	/
理性需求	诊疗疾病	康复照护	保姆式照护	/
情感需求	就医环境/客户关怀	康复环境/客户关怀	居家式关怀	/
客户规模	/	/	/	/
客户结构	/	/	/	/

表中的"/"表示需要具体情况具体分析,下同。这类渠道转诊过来的客户都是老弱病残者,民营医院应该根据自身的服务能力,能否满足这类客户的理性需求和情感需求,本着对客户负责的客户价值原则来考量。我国民营医院中,有近一成的二三级医院,特别是三级民营医院接收的门急诊转诊病人较多,而近九成的基层民营医院的转诊渠道主要是承接高等级医院转院过来的住院病人。当前我国的医改正在大力推进中,根据2015年9月国家出台的《关于推进分级诊疗制度建设的指导意见》[①],要求到2020年基本建立符合我国国情的"基层首诊、双向转诊、急慢分治、上下联动"的分级诊疗制

---

① 国务院办公厅,关于推进分级诊疗制度建设的指导意见(国办发〔2015〕70号). [EB/OL],[2015-09-11].http://www.gov.cn/zhengce/content/2015-09/11/content_10158.htm.

度,未来将会有大量的住院病人通过"双向转诊"渠道转院至基层医院进行康复治疗,这是民营医院可持续发展的一大契机。因此,民营医院尤其是基层民营医院要重视转诊渠道的建设。

其次是非医疗机构的合作渠道(异业联盟),主要有会员合作渠道,各类机构(企事业单位,社团等)渠道以及网红粉丝渠道等。这类合作机构所属的会员或者客户都是健康人,他们有潜在的医疗需求,对于这类渠道的评估,示例性简析如下,参见表19-5:

表 19-5: 民营医院异业联盟的开发策略

客户价值	基础医疗	增值医疗		
		高端产科	医疗美容	其他增值医疗
客户属性	病人	健康人	健康人	健康人
理性需求	诊疗疾病	安全生产,母子安康	美化身体某个细部	/
情感需求	就医环境和客户关怀	尊贵,礼遇,人性化服务,人文关怀	自信,美丽,生活品质提升	/
客户规模	/	/	/	/
客户结构	/	/	/	/

这类合作渠道推荐过来的客户,对于基础医疗类的需求者,无论是医保客户还是自费客户,民营医院都要通过高效优质的临床服务和就医现场的附加值服务,为客户增加价值。而对于增值医疗类客户,都是自我要求较高的自费客户,民营医院要基于优质的临床服务提高客户理性价值外,更要提供远远超越公立医院的附加值服务,增加客户的情感价值,这样才能增加这类客户的消费粘性,形成品牌占位。

19.5 营销执行力的重塑:营销组织与营销计划

上文营销思维的重构,营销价值的重估,营销通路的重整,这些变革都需要强有力的执行力来保证,而塑造这种执行力的关键点在于营销组织的再造和营销计划的重整。营销组织的同步调整,方能配套营销新模式的落地和运作;营销计划的配套才能将变革措施变成可以执行的行动计划。

19.5.1 营销组织的再造

目前民营医院绝大部分都是基层中小医院,二三级医院只占一成,医院规模的不同,营销组织的再造也就不存在统一模式,但无论何种组织再造都要贯彻上文的变革思想,即以客户为中心,以客户增值为出发点,以营销通路的顺利运作为依据,来再造民营医院的营销组织框架。因此,在再造民营医院的营销组织框架时,笔者暂不考虑医院规模、发展战略以及人才结构等对营销组织设计的影响,而建立比较理想的营销组织架构,民营医院可以根据自身的具体情况在此架构的基础上进行修订和完善,以适合每家医院不同阶段的发展要求,具体方案见下图(图19-4)和下表(表19-6):

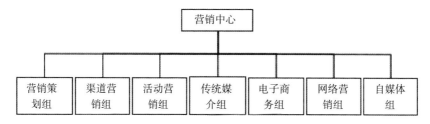

图 19-4:民营医院营销组织的基础架构

表 19-6:民营医院基础营销组织的功能定位及主要职责

部门	功能定位及主要职责
营销策划组	营销中心的大脑,主要负责战略性事项以及方案策划: 1.营销战略的制订;2.营销计划及预算;3.市场调研;4.品牌策划和产品策划;5.营销数据的统计和分析;6.营销通路的采购管理等。
渠道营销组	渠道营销,主要负责渠道(同业转诊和异业合作)建设和渠道管理: 1.参与渠道营销的策划;2.渠道建设与渠道管理;3.渠道效果的评估等。
活动营销组	活动营销,主要负责各类营销活动的组织和管理: 1.参与各类营销活动的策划;2.组织各类营销活动的具体实施;3.营销活动结束后的总结和效果评估等。
传统媒介组	传统媒介的推广,主要负责各类传统媒介的创意、设计和实施: 1.参与各类传统媒介营销的策划;2.组织各类传统媒介营销的具体实施;3.传统媒介营销的效果评估等。

续表

部门	功能定位及主要职责
电子商务组	电子商务，主要负责电商平台（综合电商／垂直电商／平台电商等）的构建及产品销售： 1.参与电商平台的营销策划；2.电商平台的合作与医院电商平台的搭建；3.组织实施电商平台的品牌推广和产品推广；4.电商平台的销售；5.电商平台的效果评估等。
网络营销组	网络推广，主要负责网络媒介的创意、设计和实施： 1.参与各类网络营销的策划；2.组织各类网络营销的具体实施；3.网络营销的效果评估等。
自媒体组	自媒体推广，负责自媒体的创意、设计和实施： 1.参与各类自媒体营销的策划；2.组织各类自媒体营销的具体实施；3.自媒体营销的效果评估等。

19.5.2 营销计划的编制

营销再造后的执行力保障除了强有力的组织措施外,还要有营销计划的配套设计。民营医院的营销计划来自医院的经营计划,营销计划是经营计划的组分之一,但在经营计划中,营销计划比较粗略、概括,不具备操作性,因此还需要进一步细化,细分落实到营销组织的每个功能模块,形成季度和年度的营销计划进程表。然后基于该进程表,再明确每一进程的时间节点,完成标准,具体的责任人、配合人和督导人,形成营销部门的行动计划(Action Plan)。按照这个思路,民营医院就可以编制出一个兼具科学性和操作性的营销计划。

总之,营销管理是绝大多数民营医院作为营利性医疗机构的最大特点,由于时代的变迁,民营医院的经营环境已经发生了深刻变化,传统的供给侧的营销思想必须要再造,客户为王的时代,必须建立以客户为中心的营销思维,以及基于客户增值为出发点的营销价值重构,同时据此调整相应的营销通路组合,这些再造工程与民营医院的等级规模无关,任何民营医院都应该进行反思和检讨。而营销组织和营销计划的重建则与每家民营医院的具体院情相关,应结合自身的具体情况,因地制宜地进行适配性调整。只有这样,民营医院才能适应新时代营销的客观要求,才能更好地与时俱进,才能为跨越式发展打下良好的基础。

第 20 章　民营医院的活动营销策略

民营医院的活动营销是指举办各种线下线上的营销活动来进行品牌推广或者产品推广。活动营销是民营医院传统营销中比较有效的营销方式，相比于其他传统推广方式，活动营销具有客户参与度高、抵触性低、互动性强、冲击力大、投入产出比高的特点。活动营销以其生动活泼的形式，多种多样的表现手法，让客户在宽松、愉快、互动的场景中，不知不觉中接受和认可医院的品牌或产品，容易对广大受众或者特定群体产生感染力，因而广受欢迎。活动营销有多种方式，从活动的性质来说，有公益慈善性活动和营利性活动；从活动的目的来说，有品牌推广活动和产品推广活动；从活动的方式上来说，有线下活动和线上活动；从活动的适合对象来说，有针对特定人群的活动（产品推广活动）和社会公众的活动（品牌推广活动）；从活动主办方来说，有医院自办的活动，有参与协办的活动等等。随着时代的发展，民营医院各种创新的活动营销层出不穷，本文仅分析六类常见的、具有代表性的活动营销:公益慈善类活动、学术会议类活动、真人达人类活动、话题事件类活动、文体评比类活动和喜庆回馈类活动,来探索民营医院丰富多彩的活动营销策略。

20.1　公益慈善类活动

公益慈善类活动对于提升民营医院形象,增进品牌知名度、美誉度,增进客户好感度具有重要意义。公益慈善类活动包括但不限于:社区服务,环境保护,生物保护,公益医疗,公共福利,志愿者活动,社会援助,慈善募捐,慈善捐款等。这类活动可以主办,也可以参与,根据投入规模确定。

典型案例:重庆华美公益援助"无鼻女孩"徐琴琴活动 ①

2017 年 3 月 13 日,由重庆华美整形美容医院发起的"无鼻女孩"徐琴琴爱心公益援助活动新闻沟通会在重庆华美整形美容医院召开,该院院长潘宝华、皮肤院长王继文、整形美容科主任汪灏等以及数十家媒体记者出席了新闻沟通会。出生仅 29 天的徐琴琴因意外被老鼠咬掉了整个鼻子,右眼也严重受伤,整张脸血肉模糊。这突如其来的一场横祸不仅在徐琴琴的脸上留下了伤疤,更在她的心里烙下了抹不去的创伤。受伤的容貌让徐琴琴饱受旁人无休止的嘲笑以及异样冷漠的眼光,工作、感情更是一团糟。新闻沟通会上,重庆华美整形美容科汪灏主任介绍,整个治疗过程面临的不只是单纯的鼻子再造问题,还涉及眼睛、上唇瘢痕的牵拉,因徐琴琴额部受伤,导致额部供区无法使用,所以专家组一致决定通过上臂皮管、皮瓣法进行全鼻再造,又因徐琴琴骨感缺损,对于再造后支撑组织的植入问题,将采用肋软骨作为支架植入。整个手术难度相当大,需要整形科和皮肤科的联合治疗,且治疗持续时间较长,整个治疗至少需要五期。

案例点评:该案例是民营医院典型的公益活动案例。关于"无鼻女孩"徐琴琴的新闻报道乍一出现,该院在第一时间主动出击,迅速联络该媒体,

---

① 网易重庆,重庆华美公益援助"无鼻女孩"徐琴琴 . [EB/OL]. [2017–03–13]. http://chongqing.163.com/17/0313/18/CFE65L5A02330O3N.html.

表达愿意帮助该女孩进行相关整形美容手术。该案例不仅树立了民营医院勇于履行社会责任的高尚形象,也切切实实为患者带来一生的福利。该案例中,迅速果断地捕捉稍瞬即逝的商机,是其成功的关键,无鼻女孩的新闻报道刚一出现,迅即成为社会热点和大众话题,该医院在第一时间迅速反应,立即跟进,让医院也成了热点之一,这样的借势传播,事半功倍。该案例通过各大媒体转播后,社会反响热烈,都对该民营医院的公益行为予以肯定和褒扬,该院的品牌知名度、美誉度进一步提升,达到预期目的。

活动诉求:医院社会责任。

活动目的:以品牌推广为主,产品推广为辅。

适合对象:社会大众。

适合场所:院内院外均可,根据投入规模确定。

适合时间:无特定时间要求,可以根据医院品牌推广节奏开展,也可以根据社会重大热点事件适时展开。

宣传策略:新闻媒体,医院合作伙伴(各类线下合作机构,各类线上合作机构,网络大咖等等),医院官网,医院自媒体,员工自媒体:直播、报道、评论、转发、链接等,线上线下总动员。

20.2 学术会议类活动

学术会议类活动一般都围绕某个主题来开展,并且针对特定人群,这类活动的规模一般不大,影响范围有限。该类活动主要包括学术活动和会议活动。

学术活动主要在医院同行之间开展,与客户没有直接关系,但可以在业界提升或者树立学术地位,从而提升品牌影响力。同时,主办学术会议或者发表会议论文,能够提升客户对于医院专业水平的认可度,在客户心目中形成一定的品牌占位或产品占位,从而获得竞争先机。这类活动首先争取在医院举办,其次是协办或者参与。

会议活动一般是针对特定的客群举办的迎合该类客户潜在需求的专项活动,比如针对糖尿病患者举办一场糖尿病知识普及、预防和日常生活注意事项的主题会议,然后介绍该院在这方面的特长或者优势,以教育方式促产品推广,既能普及相关知识、让客户受益,使得客户增值,客户也就更容易接受医院及该项产品,所以会议营销也叫教育营销。这类活动一般在医院举办,或者在社区就近客户的场所举办。

典型案例(学术活动):爱尔眼科连续五年承办科技部"白内障国际培训班"①

2016年10月18日,由国家科技部主办、爱尔眼科医院集团承办的第五届国际合作项目"白内障防治技术国际培训班"开班,来自巴基斯坦、印度尼西亚、阿尔及利亚、朝鲜等8个国家的学员参加培训,共同学习与探讨白内障防治及超声乳化手术技术。据悉,此项目是我国为发展中国家举办的唯一眼科类援外培训项目,旨在帮助发展中国家提高白内障与可避免盲防治水平,推进我国与其他发展中国家在眼科行业临床技术、学术科教、医疗管理的交流和合作。爱尔眼科在全国有160余家眼科医院,拥有丰富的临床资源及经验,积极参与国家白内障防盲治盲工作,在白内障项目管理上积累了大量经验,为成千上万眼疾患者恢复了光明,也因此深受广大患者和业界同道的信任,连续5年承担国家科技部"白内障防治技术国际培训班"项目。与会嘉宾表示,此次培训班将继续秉承"一带一路"精神,将我国科技交流培训项目办出特色和成效,促进各国眼科医疗技术的交流与合作,为更多的眼疾患者带去光明。

案例点评:爱尔眼科以其强大的眼科专业的医教研能力为行业乃至全世界做出贡献,不仅树立了白内障专家的专业形象,也提升了爱尔品牌的国际形象,赢得国际级的尊重。该案例由国家科技部主办,爱尔眼科连续协办,后者充分运用政府的平台,政府为其背书,可见爱尔眼科已经获得中央政府的认可,这对社会公众以及眼科潜在客户形成巨大的公信力和美誉度,对爱尔眼科白内障产品的推广以及品牌宣传非常有利。从学术营销的角

---

① 爱尔眼科. 爱尔眼科连续五年承办科技部"白内障国际培训班". [EB/OL]. [2016-10-20].http://www.aierchina.com/technical/xshd/bnz/4069.html.

度来看,爱尔眼科一举多得,多方共赢,因而该案例非常成功。

活动诉求:专业能力的认可

活动目的:以产品推广为主,品牌推广为辅。

适合对象:学术活动:同行专家;会议活动:特定客群或者会员。

适合场所:首选院内,次选院外。

适合时间:学术活动:主办:根据产品季节性特征开展;承办/协办:根据合作者要求。

会议活动:根据产品季节性特征开展,也可根据社会重大热点事件适时展开。

宣传策略:学术活动:专业媒体或者专业频道,医院官网,医院自媒体,员工自媒体:直播、报道、评论、转发、链接等。

会议活动:社区媒体,社区公告,邮品递送,医院官网,医院自媒体,员工自媒体:直播、报道、评论、转发、链接等。

20.3 真人达人类活动

真人秀、达人秀等各类秀场活动,一般是医院搭台,真人达人唱戏,观众一般根据活动的目的来确定。真人秀一般是接受某项医疗服务的真实客户来现身说法,此类活动偏重产品推广,因而观众主要是有此类潜在需求的特定观众;社会名流的达人秀、代言人等活动一般侧重品牌推广,这类活动可以是社会公众,也可以是特定人群。真人达人类活动形式多样,不拘一格,生动活泼,丰富多彩,线上线下均可。其宗旨是以真人真事的真实案例来展现医疗服务的效果或者品牌形象,说服力强,感染力大,可信度高,观众接受度高,效果明显。

典型案例(真人秀):天津美莱医院打造真人秀——房梓琦的美丽日记[1]

---

[1] 房梓琦,天津美莱医院打造真人秀. [EB/OL]. [2016-11-08]. http://mt.sohu. com/20161108/n472595084.shtml.

日期:2016-11-08

我叫房梓琦,是一名教师。我对自己的鼻子非常不满意,鼻头大、鼻梁低,看上去肉乎乎的,再配上我的圆脸,让我看起来要比体重和我相同的闺蜜胖很多,我和她一起逛街总是很没有自信……为了解决鼻子不挺、脸上肉多的问题,我来到了天津美莱,参加了《美莱整形·美动亚洲》第二季真人秀的海选,并成功晋级。我看到美莱之前打造的真人案例都很成功,我对美莱十分有信心。天津美莱鼻部专业中心的吴胜主任为我进行了一次详细的面诊。针对我的大鼻头、低鼻梁和胖脸,他为我设计了综合隆鼻和光纤溶脂的手术方案。

案例点评:该案例由一名真实客户通过真人秀海选晋级,最终接受天津美莱医院的免费医美。她通过写日记的形式展示自己接受该院鼻部和面部医美服务全过程的生理及心理感受,图文并茂,生动真实,特别是图片展示医美前后的对比,视觉冲击力强,医美效果明显,因而对有此类需求的潜在客户有很强的说服力和可信度。而且,该案例是通过海选来产生晋级人选,海选本身就是医院的宣传过程,而免费医疗也展示了医院的慈善性,晋级真人的职业特性也代表此类年轻时尚的白领丽人的客群是此项医美的主力人群,目标明确,定位精准,用记日记的方式在搜狐这个公众熟知的大流量门户网站进行真人真事的娓娓道来,手法巧妙,传播面广,真实可信。

活动诉求:真人秀:特定产品的可信度;达人秀:品牌的属性定位。

活动目的:真人秀:产品推广;达人秀:品牌推广。

适合对象:真人秀:特定人群;达人秀:社会大众。

适合场所:院内院外均可,根据投入规模确定。

适合时间:真人秀:可根据产品的季节特征开展,也可根据社会重大热点事件适时展开。

达人秀:根据品牌推广计划,也可根据社会重大热点事件适时展开。

宣传策略:新闻媒体,医院合作伙伴(各类线下合作机构,各类线上合作机构,网络大咖等等),医院官网,医院自媒体,员工自媒体:直播、报道、评论、转发、链接等,线上线下总动员。

20.4　话题事件类活动

话题事件类活动是通过制造或者捕捉某类容易引起热议或者传播的"话题"或"事件",以此为包装和载体,恰当地或者隐秘地植入"标的信息"(产品或者品牌信息),来吸引特定客户或者社会公众的注意力,并引发热议和转播,从而间接地达成标的的推广。这类活动营销有三个特点:首先是隐秘性,表面看起来是某种话题或者事件在热议和传播,其实挟带的标的信息也在传播,而且比起直白式的广告推广,受众抵触度低,甚至没有感觉到这是隐秘推广而没有抵触度;其次是推广效果的爆发性、短暂性,信息时代的大众都有一种娱乐精神,公众好奇心会使得传播具有爆发性,但不会关注太久;其三是投入产出比高,制造话题事件类活动,不是做广告,只是一种有预谋的策划和组织,因此投入小,产出大。但在开展这类活动营销时,活动的选材很重要,选材恰当的话,事半功倍;但选材不合适的话,效果难测,甚至具有负面效果。例如,某民营医院通过在楼顶树石膏像制造跳楼假象,引起多人报警来吸引公众注意力,就是一个失败案例。不过这个失败案例影响不大,而更大的一个轰动性、引发全民热议的炒作案例,从事件营销的专业角度来看是取得了当时的成功,但从事件最终的影响效果来看,却极具争议性,作为事件营销难以回避的典型案例,不妨简析如下:

典型案例:优衣库"试衣门"事件(内容从略)。

案例点评:优衣库是日本在华经营的一家服装连锁商,2015年7月发生的该事件的确引起社会轰动,备受广泛而高度的热议,并一度成为当年最为轰动的热点事件之一,优衣库的品牌得到广泛传播,甚至有不少客户以娱乐的心态专门去优衣库购物,优衣库销量火爆,一度成为大众娱乐消费的高能话题。但笔者以为,这种有违公序良俗的事件营销,在大众热情退却后的冷静反思中,会对这个品牌有积极评价吗?从可持续发展的角度来看,这类事件营销应需要反思。通过这个案例,民营医院吸取的教训就是话题或者事件的"选材"非常重要,某些话题或事件可能有一时的效果,但长期来说,对医院的产品或者品牌未必有利;而选择某种积极、阳光、符合社会主流价值观的话题或者事件,不仅有利于产品或者品牌的推广,更有利于医院的可持续发展。

活动诉求:隐秘传递产品信息或者品牌信息。

活动目的:产品推广或者品牌推广。

适合对象:特定人群或者社会大众。

适合场所:院外。

适合时间:可根据产品的季节特征或者品牌推广计划开展,也可根据社会重大热点事件适时展开。

宣传策略:各种新闻媒体,各种自媒体:直播、报道、评论、转发、链接等,线上线下总动员。

20.5 文体评比类活动

文体评比类活动包括主持或参与各种文艺、体育类的表演活动,主持或参与设有医院主题的各种评比活动,来推广医院的产品或者品牌。文体类活动一般以品牌推广为主,参与或者协办大型公众性的活动来宣传品牌,主持或者承办某类中小型的文体演出或者体育比赛来推广品牌。评比类活动一般是指针对特定客群来进行产品推广为主、品牌推广为辅的活动,比如医疗美容类的"最美胸模""明眸亮眼"等评比活动来推广产品,也可以针对学生群体的"校园天使"评比来推广学生群体的需求产品等。

典型案例:2017 重庆华美医院第十届"校园天使"大赛 ①

自去年 "2016 第九届华美洛可可校园天使"决赛落幕至今,有不少的童鞋带着期待的小眼神询问校园天使的工作人员 :"2017 年的校园天使什么时候开始呢?"作为史上最高端大气上档次,低调奢华有内涵的重庆华美

---

① 重庆华美,2017 重庆华美第十届校园天使开始报名啦! [EB/OL]. [2017–04–12]. http://www.rococoshow.com/articleShow/120.

洛可可校园天使大赛,自 2007 年第一届开始至今,得到了无数有才艺有颜值的大学生的支持和参与,而重庆华美也为无数同学实现自己的梦想提供了广阔的平台。Now, 2017 第十届华美洛可可校园天使在万众期待中重磅回归,同学们,还不燥起来？本届校园天使在形式及赛制上将沿用第九届的比赛模式,无论你是天生具备高亢美妙的歌声,还是天生擅长激情动感的舞蹈;无论你是天生精通各种各样的乐器,还是天生演技派钟爱表演,抑或是天生丽质拥有高颜值;不管你天生就拥有哪一种料,这个舞台一定能刮起一场属于你的风暴,我们也期待无数个天生有料的你踊跃参加!

案例点评:华美医院连续多年度的"校园天使"活动已经成为该院的一个经典的"品牌"项目,相关群体已经构成了集体预期,可见其品牌占位之深刻,推广活动之深入人心。该活动也是从海选开始,给学生群体展示才华和青春的舞台,通过层层选拔,品牌持续高强度得以宣传,而海选的结果也使得学生获得实实在在的利益,实现客户价值增值,医院的公益性服务资助也履行了医院的社会责任,树立了品牌的良好形象,实现了双赢,该类活动营销值得褒扬和推广。

活动诉求:品牌认可或产品认可。

活动目的:品牌推广或产品推广。

适合对象:社会大众或者特定人群。

适合场所:院外。

适合时间:可根据品牌推广计划或者产品的季节特征开展,也可根据社会重大热点事件适时展开。

宣传策略:新闻媒体,医院合作伙伴(各类线下合作机构,各类线上合作机构,网络大咖等等),医院官网,医院自媒体,员工自媒体:直播、报道、评论、转发、链接等,线上线下总动员。

20.6 喜庆回馈类活动

喜庆回馈类活动一般都是医院在某个特定的日期开展的送温暖活动,

是对特定群体或者医院的会员等进行的感恩、回馈,表达了医客之间的温情、友爱及和谐关系。喜庆类活动一般是在国家法定的节日、民俗节日、在中国有影响力的西方节日,以及某类客群的特别节日里举办;回馈类活动一般是在医院周年庆或者院方某个特定的日子里举办。举办的方式有线下和线上两种:线下的一般采用茶话会、联欢会等形式;线上的活动一般采用在线抢红包或者有奖问答等形式。回馈的礼物、奖品、红包等可以是实物,也可以是各种体验券、优惠券、免费项目或者现金等。

典型案例:和睦家亮马诊所举办"感恩有你"答谢会 ①

2016 年 12 月 23 日,和睦家亮马诊所举办以"关爱相伴·健康同行"为主题的"感恩有你"圣诞 & 新年答谢会,用专场形式零距离感恩回馈患者家庭。在答谢会上,北京和睦家医院院长盘院长和杨杰总经理为嘉宾们介绍了和睦家社区医疗"全方位医疗呵护"的理念和"ICARE"的服务宗旨。在"明星医生见面会"环节,儿科蓬蕊医生、全科 Dr. Krippner 医生、骨科任钢医生等都现场与患者家属们分享了自己在从医过程中与患者的感人故事以及一些健康的医疗小知识等内容,让在座各位嘉宾都能够看到、感受到每位医生作为一名医学工作者的理念。到场的患者家属们也分享了他们的感受,他们更多想要表达的是感谢之情,感谢医生团队为他们治疗疾病,为他们解除痛苦,甚至是挽救了他们的家庭。除了感谢,不少患者还送上了鲜花、手工胸针、小朋友的画、孩子姥姥给烙的糖饼等珍贵的礼物。在"和睦家人"的心中,好的医疗、好的医生一定是坚守循证医学的、将患者体验放到第一位的。医生愿意用他们的专业知识、经验、自信、关爱,来帮助每一个患者。

案例点评:和睦家作为最早来华行医的外国人所创的品牌,现在虽然被复星集团收购,但其创始人、董事长美国人李碧菁(Roberta Lipson)女士在中国 30 年的从医经历中一直贯穿着"一切以病人为中心"的经营理念。她在 20 世纪九十年代就提出:"改进中国医疗服务,光靠硬件和科技的更新是远

---

① 健康一线,和睦家亮马诊所举办"感恩有你"答谢会 . [EB/OL]. [2016–12–25]. http://www.vodjk.com/news/161225/964020.shtml.

远不够的,先进的管理方法和服务,一切以病人为中心的理念才是升级医院服务的关键所在。"① 现在和睦家医疗体系的所有医疗机构一直都在贯彻这个理念。本案例中,一个和睦家的社区诊所都在践行着这个对客户的承诺,他们通过圣诞节和新年的感恩活动,不仅介绍了相关专家,宣传了医院的理念和品牌,也得到了客户的真诚回应,医客一家,其乐融融。朴实无华的回馈,没有大投入,但却能展现和睦家的真诚和厚爱,也得到客户的认可,投入产出比极高,值得推广。

活动诉求:感恩,回馈,品牌忠诚度。

活动目的:产品推广或品牌推广。

适合对象:特定人群或者社会大众。

适合场所:线下活动首选院内,然后院外;线上活动:院内线上。

适合时间:重要节日(医院周年庆,国家法定节日,民俗节日,在中国有影响力的西方节日,社会某个群体的特别节日等),也可根据社会重大热点事件适时展开。

宣传策略:新闻媒体,医院合作伙伴(各类线下合作机构,各类线上合作机构,网络大咖等等),医院官网,医院自媒体,员工自媒体:直播、报道、评论、转发、链接等,线上线下总动员。

---

① 李碧菁,我的中国梦——站在创业的风口,深耕中国医疗服务行业 30 年. [EB/OL]. [2016–12–25].http://health.sohu.com/20151014/n423258360.shtml.

第21章 民营医院的网络营销策略——规划篇①

自从1969年美国军方内部的阿帕网诞生开始,互联网经过近半个世纪的发展,特别是进入21世纪以来,信息产业的摩尔定律驱使互联网的发展呈几何级数一路狂飙,人类已经进入互联互通的网络化生存时代,互联网已经极大地改变了人类的生产生活方式,基于互联网的网络营销几乎已经成为商家的必备选择,民营医院也不例外。由于中国医疗改革的滞后,不少民营医院的经营管理依然不够科学和规范,表现在互联网营销上,不少民营医院的网络营销并没有经过科学的调研和数据分析,缺乏分析客户的互联网属性以及互联网上各种营销渠道的推广属性和发展潜力,也没有分析医院本

---

① 根据本文主要内容改写的论文已被《中国市场》杂志社审核通过,笔者已经收到用稿通知。

身医疗服务产品的网络推广属性,而是盲目地跟风操作,且营销渠道比较单一,网络营销预算大都集中在搜索引擎营销上,即时通信营销和电商平台的营销涉及较少,对于快速发展的其他网络营销渠道,比如网络各种自媒体、网络社区、网络新闻、网络视频以及网络直播等等,大都缺乏足够的重视。另外,少数民营医院没能遵守国家关于互联网信息发布的相关规定进行网络营销,个别医商甚至虚假宣传以致发生谋财害命事件。因此,总的来说,我国民营医院的网络营销基本上还处于比较粗放的经验管理时代。本文基于科学和规范的角度来探索民营医院的网络营销策略,拟分为上下两章来详解,本章为网络营销的总体策划,下章为网络营销的具体操作,下文分章展开。

21.1　中国互联网及其营销发展状况简析

21.1.1　中国互联网现状简析

首先从网民总量来看,据统计,截至 2016 年底我国(指中国大陆,下同)网民总量情况如表 21-1 所示 [①]:

表 21-1: 中国网民的总规模

网民数量	同比增长	互联网普及率	同期增长百分点	手机网民	手机网民占比	手机网民同期增长百分点	网民日均上网时间
7.31 亿	6.25%	53.20%	2.9	6.95 亿	95.08%	5	3.77 小时

由上表数据可知,中国网民的规模已经相当于欧洲人口的总量,但互联网普及率只有 53.2%,距离欧美发达国家 75% 以上的普及率还相差甚远,甚至还不如独联体国家的 66.6%[②],因此中国互联网还有很大潜力。目前中国的

---

①　中国互联网络信息中心(CNNIC).中国互联网络发展状况统计报告 [R]. [EB/OL], [2017-01-22].http://www.199it.com/archives/560209.html(注:本文数据除注明引用其他文献外,均来自于此)。

②　ITU(International Telecommunication Union), ICT Facts and Figures 2016[R]. [EB/OL], [2017-01-22].http://www.itu.int/en/ITU-D/Statistics/Documents/facts/ICTFactsFigures2016.pdf.

移动上网已经成为主流,网民每天上网接近四个小时,是电视时长的三倍,可见互联网时代已经来临,网络生活已经成为人们日常生活中重要的组成部分,而且从增长率数据可以看出,中国互联网的渗透将越发深入。

其次从网民结构来看,截至 2016 年底我国 7 亿多网民具有如表 21-2 所示的分布结构:

表 21-2:中国网民的结构

城乡结构		年龄结构（岁）			教育结构		收入结构（月收入:元）		
城镇	农村	20 以下	20-49	50 以上	中等教育	高等教育	3K 以下	3K-8K	8K 以上
72.60%	27.40%	23.40%	67.20%	9.40%	63.50%	20.60%	60.20%	32.90%	6.90%

从上表可以看出,中国城镇人口是上网的主力人群,拥有巨大消费潜力的青壮年人口占据三分之二,普遍都接受中等以上教育,以工薪阶层为主。民营医院可以根据自己的客群定位不难找到对应的潜在客户所在。

最后,从个人应用来看,截至 2016 年底我国网民互联网前十大应用如下(表 21-3):

表 21-3:中国网民的互联网十大应用

网络应用	即时通信	网络新闻	搜索引擎	网络视频	网络音乐	网上支付	网络购物	地图查询	网络游戏	网上银行
网民数量（亿）	6.66	6.14	6.02	5.45	5.03	4.75	4.67	4.62	4.17	3.66
同比增长	6.8%	8.8%	6.40%	8.1%	0.35%	14%	12.9%	21.5%	6.53%	8.7%
网民占比	91.1%	84.0%	82.4%	74.6%	68.8%	65.0%	63.9%	63.2%	57.0%	50%

由上表可知,即时通信(微信、QQ、陌陌等)位居我国网民个人应用的榜首,91.1% 的网民都在使用,可见用户量之大,网络新闻及搜索引擎都有八成以上的使用率,可见普及之广,从这里可以发现民营医院网络营销的重点渠道所在。

基于上述数据,笔者认为,网络化生存的时代,网络营销必定会成为民营医院的营销主战场,民营医院如果不重视网络营销,甚至营销预算还在网下纠结,这种思想注定无法与时俱进。当前网络营销的投入产出比高于网下营销,这是不争的事实,随着网络竞争的加剧,网络营销的投产比终究会下降,那么在这个过渡的窗口期,那些先入为主的医商们就会获得先机,当站稳了脚跟后,对于后来的竞争者,无疑竖起极高的网络门槛。

21.1.2 中国互联网营销发展情况简析

互联网营销已经不是新概念,虽然发展的历史只有十多年,但发展势头之迅猛,大有碾压半个多世纪传统营销之势,从图 21-1 和图 21-2 可见一斑:

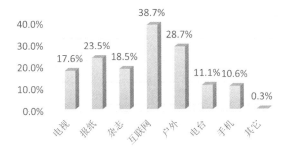

图 21-1:2016 年企业营销推广渠道分布

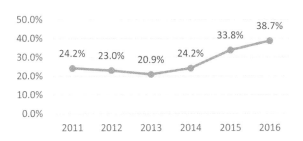

图 21-2:2011-2016 年企业网络营销开展比例

从图 21-1 和图 21-2 可见,企业在推广渠道的选择中,网络营销的比重最高,而且还在上升中,可见网络营销已经成为多数企业的选项。再从 2010-2015 年中国五大媒体的广告收入中更可以直观看出互联网广告的发展势头, 2015 年,网络广告收入占据五大广告媒介总额的 59.2%,可见线上推广已经超越传统媒介的推广,参见下图 21-3[①]:

---

① 　艾瑞咨询 . 2017 中国网络广告市场年度监测报告 [R].[2017-05-12].

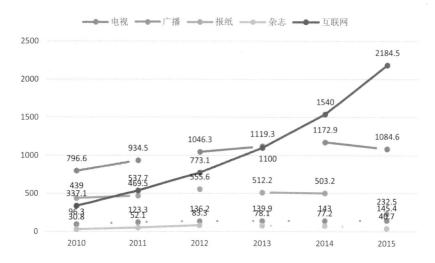

图21-3：2010-2015年中国五大媒体广告收入（亿元）

网络营销有多种方式,哪种方式更受企业青睐呢? 参见下图(图21-4)：

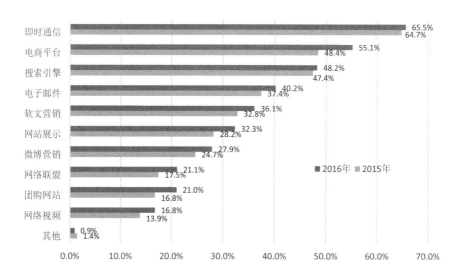

图21-4：2015-2016年网络营销渠道分布

图21-4 显示,很多企业的网络营销偏向于采用即时通信工具,其次是电商平台,搜索引擎等,而且2015 年与2016 年的排序是一样的,只是增长率

略有差别,电商平台增长稍快,即时通信基本平衡,其他方式都略有增长,可见网络营销的结构基本稳定,即时通信稳居首位,而即时通信中,移动端的即时通信占据主流。2016 年中国网络广告收入已达 2902.7 亿元,而移动端贡献了 60% 的份额,从 2012–2016 年网络广告收入中更能直观看出移动端广告收入呈迅猛发展之势,参见下图(图 21–5):

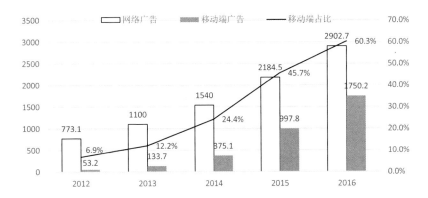

图 21–5:2012–2016 年中国网络广告及移动广告收入(亿元)

再看企业在移动端的网络营销渠道分布,参见下图(图 21–6):

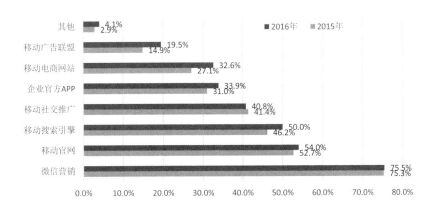

图 21–6:2015–2016 年移动互联网营销渠道分布

上图可见,在移动端,微信营销一马当先,而且近两年比较稳定,这与上文整个网络营销的即时通信排在首位有一定的相似之处,也就是说微信、QQ 等即时通信工具是企业网络营销的首选;但与上文不同的是,在移动端的电商渠道不是企业的次选,而且排名靠后,而不少企业选择在自己的移动官网上进行营销。移动端的营销结构也基本稳定,2015 年与 2016 年的排序相同,说明企业对移动端的营销方式的选择比较稳定。

21.2 互联网发展新特点对网络营销的启发

上文是从企业端的角度来分析企业互联网营销的发展趋势以及企业网络营销方式的选择偏好。对于医疗服务业来说,医院服务的对象直接是终端的客户,以客户为中心是医疗服务业的属性,因此分析客户端网民的互联网属性及其行为对于民营医院的网络营销更有针对性。不仅如此,近几年互联网的发展呈现新的趋势,这些新趋势将对民营医院的网络营销具有重要影响,下面简析。

首先是移动终端的迅猛发展。现在手机已经普及,"低头族"已经成为中国网民的新常态,网民中 95% 以上都是手机网民,2016 年新增的 4299 万网民中使用手机上网的占比 80.7%,同比增长近 10%,而用台式电脑上网的大降 16.5%,只有 22.7%,如图 21–7 所示。医疗服务业本身就是 B2C 的服务模式,面对如此海量的手机网民,重视移动端的网络营销对于民营医院的重要性不言而喻。

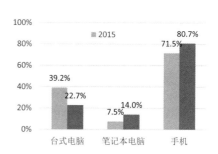

图 21–7:新网民上网设备

其次是中国网民职业结构的变化。2015–2016 年中国网民的职业结构如图 21–8 所示:

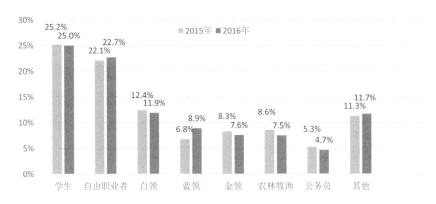

图 21-8：2015-2016 中国网民职业结构

上图显示,中国网民中,学生群体、自由职业者和白领分居前三位,而且合计占比近六成,且近两年前三名排序相同,且每个群体波动不大,比较稳定;近两年有明显变化的是:蓝领网民增多,而金领、公务员以及农林牧渔业的网民减少,这个特征需要重视,民营医院应结合自身目标客群的定位,采取相应的网络推广对策。

其三是网络营销渠道的变化。先看总体网民互联网应用的使用情况,与网络营销有关的互联网 12 大应用中,从用户绝对使用量来说,即时通信、网络新闻、搜索引擎、网络视频和网络购物分列前五名,但从增长率来说,互联网医疗、地图查询、微博、网络购物和网络文学分列前五位,增长率靠后的论坛 /BBS 只有 1.5% 的增长,而电子邮件使用率甚至出现负增长(-4%),如图 21-9 所示。因此,民营医院在选择网络营销渠道时,既要考虑绝对量,也要考虑增长率。

再看手机网民的互联网应用的使用情况,参见图 21-10。由下图可知,从互联网应用的结构来说,与总体网民相比,手机网民除了网络新闻和网络搜索用户数量略有差异而位置对调外,其他排序一致(手机端的互联网医疗缺乏数据无法排序);但从用户增长率来看,互联网应用的结构和增长速度均存在显著差异,手段端用户增长最快的前五名应用分别是:网络购物、手机微博、手机地图 / 导航、网络游戏和网络视频,而且增长率都在 20% 以上,比

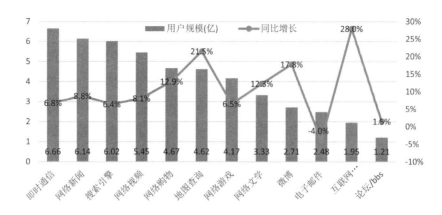

图21-9：中国网民互联网应用使用情况

总体网民前五名应用的增长率大都快 0.5-1 倍左右,连增长率最低的网络论坛 /BBS 也录得 13.2% 的增长,高于总体网民的第四名网络购物 12.9% 的增速,由此可见手机端客户对于互联网应用的发展势头和选择偏好,给民营医院的网络营销指明了方向。

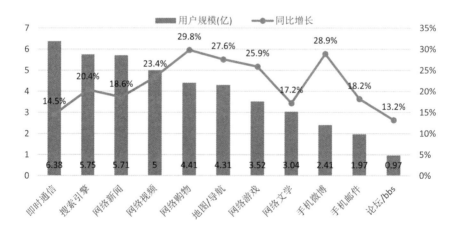

图21-10：中国手机网民互联网应用使用情况

上述两份统计数据都显示,即时通信都是首选,可见即时通信这个网络渠道的重要性,进一步分析可知,2016 年手机端最常用的 5 个 APP 的网民规模如表 21-4 所示:

表 21-4：手机网民的五大 APP 应用

APP 名称	微信	QQ	淘宝	手机百度	支付宝
最常使用网民占比	79.6%	60.0%	24.1%	15.3%	14.4%

上表显示，这 5 大应用均属于 BAT（百度、阿里、腾讯）三家公司。据统计，2016 年中国互联网广告收入中，BAT 三家的比重超过 60%，其中，阿里巴巴（含大文娱）广告营收达 852.5 亿元，位居第一，百度居第二（数据来源：艾瑞咨询，2017）。

第四，互联网医疗发展迅猛。截至 2016 年 12 底，我国互联网医疗用户已达 1.95 亿人，网民占比达 26.6%，同比增长 28%，参见图 21-11：

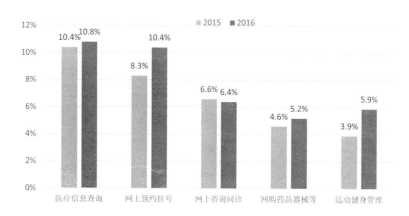

图 21-11：2015-2016 互联网医疗用户使用率

当前互联网医疗的应用还处于查询和预约挂号的初级阶段，而对人们就医模式产生深刻影响的在线问诊领域，目前已经形成像春雨医生、微医集团（挂号网）、丁香园、平安好医生、杏仁医生等上规模的互联网平台，它们在做大互联网品牌后，有的已经开始开设线下诊疗服务，这种线上线下双线融合发展的创新模式将给民营医院的业务模式和网络营销带来启发。

最后是网民上网时段的变化。从网民常用的与网络营销有关的五大 APP，即即时通信、微博社交、综合资讯、综合电商和网络直播来看，分别具有下述不同的时段特点，参见图 21-12：

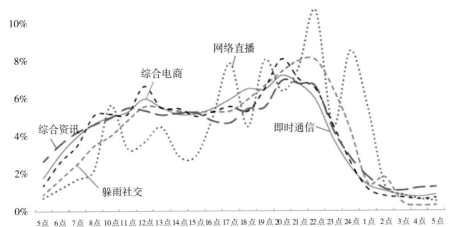

图 21-12：中国网民五大应用的使用时段特点

上图显示，微博社交类 APP 用户数从早上五点后逐步攀升至 12 点左右，之后均衡使用直至傍晚时分又开始爬升直到晚上 10-11 点出现峰值，然后随着睡眠时间而陡然下降，不过在凌晨 2-3 点之间有个明显的反复后趋于平静；综合资讯类 APP 网民阅读新闻资讯时间比较有规律，与作息时间近似，其高峰出现在晚上 8-10 点；综合电商类 APP 网民在中午有个小高峰，晚上 8 点 -9 点左右出现峰值；即时通信类 APP 网民在 12 点 -13 点出现小高峰，至晚上 8 点 -9 点出现高峰；网络直播在 10 点、17 点、22 点和凌晨 1 点左右用户集中，其中 22 点出现峰值，达到网民总数的 12% 左右，然后陡然下降，至凌晨一点出现次高峰 8.5% 左右。民营医院在运用上述渠道进行网络营销时，要根据网民的使用时段规律，制定针对性的投放时间，精准投放，方可能取得较好的推广效果。

21.3 网络营销渠道的模型建构及选择策略

根据上述分析可知，首先，中国网民已经达到 7.31 亿规模，并且还在增长，网络化生存时代已经来临；其次，互联网营销已经超越传统的线下营销，成为现代商战的必备选择；其三，互联网医疗异军突起，拥有近 2 亿网民，并且还以 28% 的速度在发展，可见民营医院在业务模式和营销模式上必须要与时俱进；其四,移动终端的快速普及,已经使得手机客户的争夺成为网络营销的焦点,谁占领了移动端客户,谁将占领市场制高点；其五,在移动端,客户基数最大的互联网应用前五名分别是手机即时通信、手机搜索、手机新闻、手机视频和手机网络购物,而倒数前三名分别是手机论坛/BBS、手机邮件和手机微博；其六,在移动端,增长率最快的互联网应用前五名分别是网络购物、手机微博、手机地图/导航、网络游戏和网络视频,而倒数前三名分别是手机论坛/BBS、手机即时通信和手机网络文学。

基于上述总结,笔者以用户规模为主要分析因素,参考增长率；以手机网民为主,参考总体网民,建立如下分析模型：

假设：手机网民规模 5 亿以上为大，3-5 亿为中，3 亿以下为小；互联网应用的增长率：25% 以上为高，18%-25% 为中，18% 以下为低，构建如图 21-13 所示的"网络营销九象限分析定位模型",将上文 11 大互联网应用按照假设条件代入相关象限,就能明确这些互联网应用在模型中的定位。

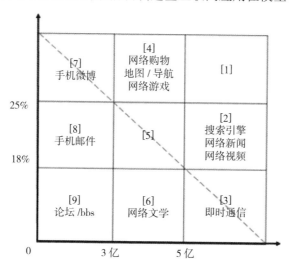

图 21-13：网络营销九象限分析定位模型

按照用户基数优先的原则,象限 [1] 大基数、高增长率,是最理想的定位,但目前空缺；象限 [2] 中的互联网应用基础大,增长率中,比较理想；象限 [3] 基数大,增长率低,说明已经稳定成熟,因此这两个象限 [2] 和 [3] 应是重点投放渠道;象限[4]基数适中,但增长率高,说明潜力大;象限[5]空缺,象限[6]基数适中,增长率低,基数不小还缓慢增长,说明仍然有投放价值,因此象限[4]和[6]是次优投放渠道;象限[7]基数小,但增长率高,潜力大,需要培育,因此象限[7]是第三优先投放渠道;象限[8]基数低,但增长率适中,有一定潜力,可以作为第四优选投放渠道;象限[9]基数小、增长低,虽然有潜力,可以保持观察,暂不宜投入。

上述分析是针对手机网民进行的,同理,对于总体网民参照上述模型,适当调整模型参数(本案中只需调整增长率参数即可,可以设定增长率参数分别为5%和10%两个节点),也可以得出其网络营销的优先顺序。经建模分析,发现两种网民的网络渠道优先排序有所不同,但没有本质不同。笔者将两者的优先投放顺序综合列表,得出如下结果,参见表21-5:

表 21-5:民营医院网络营销策略的理论选择

理论排序	手机网民	总体网民	投放策略
1	搜索引擎	即时通信	
2	网络新闻	网络新闻	第一优先渠道
3	网络视频	搜索引擎	
4	即时通信	网络视频	
5	网络购物	网络购物	
6	地图/导航	地图导航	第二优先渠道
7	网络游戏	网络文学	
8	网络文学	网络游戏	
9	手机微博	微博/博客	第三优先渠道
10	手机邮件	电子邮件	第四优先渠道
11	论坛/BBS	论坛/BBS	待观察渠道

上述列表是根据理论模型推导出的结果,还需要进行实证论证,以确定该结果是否可以采信。据统计,2012-2016年中国不同形式的网络广告市场份额如下图(图21-14)所示(数据来源:艾瑞咨询,2017):

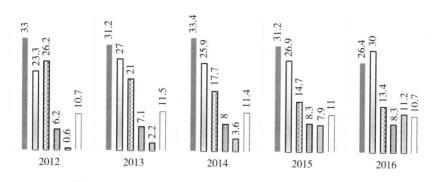

■搜索广告 ■电商广告 ■品牌图形 ■视频贴片 ■信息流 □其它形式

图21–14：2012–2016各类网络广告形式市场份额（％）

说明：上图中"品牌图形广告"是指包括按钮广告、鼠标感应广告、浮动标识、流媒体广告、画中画，摩天柱广告、通栏广告、全屏广告、对联广告、视窗广告、导航条广告、焦点图广告、弹出广告和背投广告等形式，这些形式主要分布在社交、资讯和视频网站中；"信息流广告"是指社交、新闻资讯、视频网站中的信息流效果广告等。

由上图可见，搜索广告、电商广告、社交广告、新闻资讯广告、视频广告是当前主要的广告形式，与上文模型推导的结果基本相似，吻合度较高，因此上述模型得出的民营医院网络营销渠道策略可以采信。这里需要注意的是，根据上图（图21–14），搜索引擎广告虽然市场份额依然很高，但下降趋势明显，2016年只有占有26.4%，应该说与2016年工商总局出台的《互联网广告管理暂行办法》有直接关系，而电商广告已达30%份额，同时新闻资讯类广告上升很快，视频贴片相对稳定，因此，网络营销要注意这个趋势。

21.4 网络营销渠道的推广属性及业务架构

21.4.1 网络营销渠道的推广属性

上文的民营医院网络营销策略选择在实际应用时，必须要考虑医疗行业的属性，同时结合互联网渠道的推广特征来综合考量，才能构建最佳的网络营销渠道组合。一般来说，民营医院的网络营销有两个目的，一是医院品牌的推广，二是医疗服务项目（即医疗产品）的推广。而医疗产品分为两类，一类是基础医疗类产品,另一类是增值医疗产品。民营医院在网络营销中,必须要以客户为中心,其医疗产品是为了客户增值,因此既要满足客户的理性诉求(治愈率、好转率等健康诉求),也要能满足客户的感性诉求(尊敬、自信、生活品质提升等情感诉求),因此在互联网营销中,无论是品牌推广还是产品推广,都要考虑客户的感受。很明显,医院品牌的推广对网络渠道无特别禁忌,具有一定的广谱性;病症类的基础医疗产品对于互联网的推广渠道具有一定的敏感性,渠道选择不当,推广效果难以预期,甚至会产生反作用;增值医疗类产品的渠道敏感性要钝些,但精准投放会事半功倍,获得较高的投入产出比。因此,分析上述互联网渠道对于医院品牌推广和医疗产品推广的特征具有必要性,参见下表(表21-6):

表21-6:网络营销渠道的推广属性

网络渠道	品牌推广	基础医疗产品	增值医疗产品
即时通信	部分适合	适合	适合
网络新闻	适合	部分适合	适合
搜索引擎	适合	适合	适合
网络视频	适合	部分适合	部分适合
网络购物	适合	部分适合	适合
地图导航	适合	部分适合	适合
网络文学	适合	部分适合	适合
网络游戏	适合	不适合	部分适合
微博/博客	适合	适合	适合
电子邮件	不太适合	适合	适合
论坛/BBS	适合	适合	适合

上文分析了民营医院网络营销的策略选择,当然在医院的实际运营中,还要遵循国家相关法规的要求,涉及互联网营销的国家法规有2015年

新修订的《广告法》①以及 2016 年出台的《互联网信息搜索服务管理规定》②《互联网广告管理暂行办法》③等,这些法规都对互联网营销做了相应的规范,民营医院在不违反国家相关政策的前提下,才能进行合适的网络营销活动。

21.4.2 民营医院网络营销的业务架构

民营医院互联网营销的预期结果有两个,一个是导流,将流量导入到医院的相关平台,比如医院的官网、各类咨询平台(商务通、快商通;官方微博、微信、QQ、博客;各类电商平台的咨询等)、医院现场等;另一个是在线销售,也就是电子商务。它们之间的业务架构如图 21-15 所示:

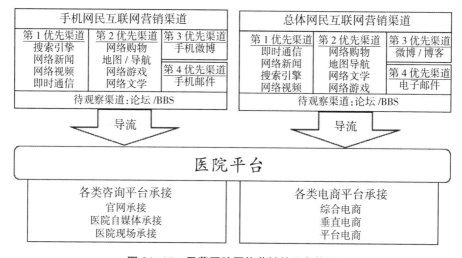

图 21-15：民营医院网络营销的业务构架

上图将民营医院的网络营销策略的选择与落地衔接整合在一起,由此形成完整的网络营销业务构架,该架构可以为民营医院日常开展网络营销业务提供基本参考。

---

① 全国人大.中华人民共和国广告法.[EB/OL],[2015-04-24]. http://www.npc.gov.cn/npc/cwhhy/12jcwh/2015-04/25/content_1934594.htm.

② 国家网信办.互联网信息搜索服务管理规定.[EB/OL],[2016-06-25].http://www.cac.gov.cn/2016-06/25/c_1119109085.htm.

③ 国家工商总局.互联网广告管理暂行办法(总局令第 87 号).[EB/OL],[2016-07-08].http://www.saic.gov.cn/zw/zcfg/gzjwj/201607/t20160708_216964.html.

本章分析了民营医院网络营销渠道的选择策略，上述各渠道优选策略是基于近年来互联网发展趋势以及网民的网络化生活场景做出的判断，但需要注意的是，互联网营销的发展历史很短，只有十来年时间，随着互联网技术以及移动终端智能技术的飞速发展，上述优选策略需要与时俱进的调整。网络化生活时代，客户的消费心理和消费行为的变化很大，比如前几年的搜索引擎营销占据绝对的大头，而2016年以来，网络购物平台的广告投放已经跃居第一，这与电子商务的飞速发展直接相关，消费者网络购物的热情与日俱增，使得广告投放渠道也要随之因应。不仅如此，国家对于互联网管理的规范也在逐步探索和完善中，互联网管理政策对于民营医院的网络营销无疑具有重大影响，因此，民营医院的网络营销不仅要关注网民网络化生活的偏好，也要关注国家关于互联网管理的相关政策。总之，这是个变化的时代，基于电子技术和智能科技日新月异的发展，无论是互联网生态还是消费者的消费行为，其变化的速度远远超过前十年，因此，民营医院互联网营销必须要适应，而且要主动紧随这种变化的潮流，方可能与时俱进地占领网络营销的制高点，成为互联网营销的弄潮儿。

第22章 民营医院的网络营销策略 ——操作篇

在上一章《网络营销策略——规划篇》中，笔者将十一大互联网应用根据"网络营销九象限分析定位模型"进行了定位分析和优选顺序的排列，其中即时通信、搜索引擎、网络新闻和网络视频是第一优先渠道，而电子商务是民营医院网络营销无缝对接的自然结果，因此本文拟进一步分析这五大互联网营销渠道的具体操作策略：即时通信与社交网络，搜索引擎，网络新闻，网络视频与网络直播，电子商务。至于其他渠道，限于篇幅，本文从略。

在正式展开讨论前，先看五大营销渠道 2013-2016 年广告收入环比增长率的一组数据（数据来源：艾瑞咨询，2017），参见下图 22-1：

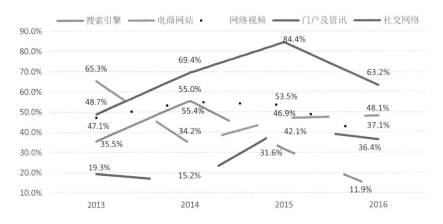

图 22-1：2013-2016 年五大互联网营销渠道广告收入环比增长率

由上图可见，搜索引擎的广告收入环比增长率自 2014 年达到顶峰后逐年下降至 2016 年最低谷的 11.9%，电商网站则相反，从 2014 年增长率低谷走出来后一路攀升之 2016 年的 48.1%，网络视频基本都保持每年 35% 以上的增长率，资讯网站从前两年百分之十几的增速发展到近两年的 35% 以上的增速，社交网站则一路高歌猛进，发展势头迅猛，几乎都在 50% 以上的增速。再看五大渠道广告收入的绝对数，参见下图 22-2：

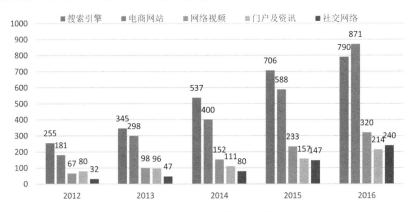

图 22-2：2012-2016 年中国五大互联网渠道广告收入（亿元）

由上图可见，从绝对量来说，搜索引擎和电商平台是两个最大的广告投放平台，特别是电商平台，2012 年以来，其广告收入一路稳步上扬，2016 年一举超越搜索引擎，占据网络广告的最大份额，搜索引擎广告收入的增长明显放缓,但其绝对量依然庞大。网路视频、资讯平台和社交网络的广告收入基数较小,但发展迅速,特别是社交网络,势头迅猛。从 2012 年以来,互联网五大渠道的广告收入从 614 亿元增长至 2016 年的 2434 亿元,递增速度高达 31.7%,可见线上营销已经成为现代企业营销的主战场。下文分别探讨民营医院五个主要的互联网渠道的营销策略。

22.1 即时通信与社交网络

截至 2016 年底,我国网民中即时通信用户已达 6.66 亿人,占总体网民的 91.1%,手机即时通信用户达 6.35 亿人,占手机网民的 91.8%,可见即时通信已经成为网民日常生活的新常态。在即时通信应用中,微信、QQ 和陌陌是三个最主要的即时通信应用,微信用户占据手机网民的 79.6%,高达 5.53 亿人, QQ 也占 60%[①]。而据腾讯公司的年报显示, 2016 年底微信的活跃用户(账户)数高达 8.89 亿,同比增长 28%,公众平台超过 1000 万公众号,可见微信营销已经是商家必选的渠道。

目前,微信和 QQ 的功能差异已经十分明显,微信把满足用户购物、出行等生活服务需求作为主要发展方向, QQ 用户平均年龄较低,其功能偏向于年轻用户的阅读和音乐等娱乐需求;而陌陌通过引入视频直播服务重构了其社交属性,其直播收入已经超过七成。下文简析这三种网络渠道对于民营医院的推广策略,参见表 22-1:

表 22-1:三种主要即时通信工具的推广特征及策略实施点

网络营销	微信			QQ			陌陌	
	个人号	朋友圈	公众号 / 服务号 / 订阅号	个人号	企业号	QQ 空间	个人号	视频直播
品牌推广	不适合	适合	适合	不适合	适合	适合	不适合	合适
基础医疗产品推广	适合	部分适合	适合	适合	适合	部分适合	适合	部分适合

---

① 中国互联网络信息中心(CNNIC). 中国互联网络发展状况统计报告 [R]. [EB/OL], [2017-01-22].http://www.199it.com/archives/560209.html.

网络营销	微信			QQ			陌陌	
	个人号	朋友圈	公众号/服务号/订阅号	个人号	企业号	QQ空间	个人号	视频直播
增值医疗产品推广	适合	适合	适合	适合	适合	适合	适合	部分适合
策略实施点	背景/签名/日志/相册/短视频/微信群/摇一摇/漂流瓶/订阅等			背景/签名/说说/标签/日志/相册/群组/兴趣部落/QQ游戏/直播/邮件订阅/漂流瓶等			背景/签名/标签/说明/日志/相册/视频公告板/群组/订阅等	

另外,上述三类即时通信工具都有地理位置功能,因此基于该功能,可以分门别类进行"圈粉",以扩大潜在客户群。

上述三种即时通信应用本质上都是一种社交工具,通过社交进行网络联系和网络传播。在综合性社交应用中,微信朋友圈(85.8%用户使用率)、QQ空间(67.8%)以及微博(37.1%)分列前三,它们在社交关系亲密度、用户属性以及地域特征上各具不同特点:从交流属性来说,微信朋友圈是相对封闭的个人社区,分享的信息偏向于朋友之间的相互交流;微博是基于社交关系来进行信息传播的公共平台,用户关注的内容越来越倾向于基于兴趣的垂直细分领域;而QQ空间介于两者之间。从用户特征来看,微信朋友圈用户渗透率高,除低龄、低学历人群外,各群体网民对微信朋友圈的使用率无显著差异;而小城市网民、学生群体对QQ空间的使用率明显较高;微博的主力用户为一线城市网民、女性网民、20–29岁网民和高学历人群。因此三种社交工具社交属性不同,民营医院应该根据自己的品牌定位、产品定位和客群定位等结合它们不同的社交属性进行相应的推广策略设计,例如小米手机与QQ空间合作就是基于社交人群属性的经典案例。

这里需要突出的是,2016年在所有的移动互联网营销渠道中,微信营销以75.5%的用户发布率独占鳌头,具有重要的启示:首先微信的激活用户数(账户数)达8.89亿,有79.6%网民使用微信;每天使用微信达4小时及以上的用户占34.6%,2小时–4小时的达18.4%,1小时–2小时的达21.4%,三者合计达74.4%,可见微信用户的粘度;微信好友规模平均已达到

194 人,突破了魔咒"邓巴数"150 人的规律,45% 的用户微信好友数超过
200 人;多数用户已将微信朋友圈视作日常生活的重要场景;在即时通信应
用中,微信以绝对优势领先电话、短信、传真、QQ、电邮等;在微信公众号中
销售商品的占 30%,有 10.4% 的公号运营方产生 10% 以上的销售量①。从上
述数据可以看出,微信已经深度渗透进人们的日常生活中,不仅如此,微信的
支付功能、小程序功能,其实已经构建了一个完整的生态圈,具有强大的自我
生存和可持续发展能力。民营医院对于微信营销必须要给予足够的重视。

另外,除了上述三大综合性社交应用外,近年来,针对不同场景、不同垂
直人群、不同信息承载方式的细分社交平台也颇为引人注目,流量较大,用
户属性明确,比如豆瓣网、知乎、天涯社区、领英等,民营医院可以根据需要
在这些细分领域内深耕细作,参见下表(表 22-2):

表 22-2:互联网四大主要垂直社交平台的社区特征及推广属性

细分社区名称	2016 年底网民规模（万）	网民使用率	社区特征	用户属性	品牌推广	基础医疗推广	增值医疗推广
豆瓣网	5921.1	8.1%	读书,音乐,电影	都市青年,白领,大学生	适合	部分适合	适合
知乎	5555.6	7.6%	问答社区,专业知识分享	各类专业人士,行业精英	适合	部分适合	适合
天涯	5117.0	7.0%	以人文情感为核心的综合性社区、网络社交平台,网络事件与网络名人聚焦平台	全球华人网上家园	适合	部分适合	适合
领英	2046.8	2.8%	职场关系维护,聚集人脉,职业机会	美国人创办的 LINKIN,在华分支机构,职场人士	适合	部分适合	适合

① 企鹅智酷. 微信 2017 用户研究和商业机会洞察 [R]. [EB/OL]. [2017-02-09].
http://tech.qq.com/a/20170424/004233.htm?pgv_ref=aio2015&ptlang=2052#p=1.

22.2　搜索引擎营销

1990 年,加拿大 University of McGill 的三名学生开发出的 Archie 作为搜索引擎的鼻祖,正式开启人类信息搜索的新纪元,而 1998 年美国人 Bill Gross 申请的"点击付费,竞价排名"的搜索服务专利,则开创了搜索服务价值实现的新模式。互联网时代,网站的流量就是网站的命脉,有了流量才可能带来消费,网络流量来源有二:一是自然流量,在互联网海量的网站中,单个网站的自然流量非常有限;二是通过有目的的推广引导广大网民登录网站,这可以带来大量客流。搜索引擎营销(SEM)的任务就是在这两个方面发力以增加流量。

截至 2016 年底,我国网民中搜索引擎用户已达 6.02 亿人,占总体网民的 82.4%,手机搜索引擎用户达 5.75 亿人,占手机网民的 82.7%,如何将海量的网民引导登录到医院相关着陆页,目前采用的方法主要有四种:搜索引擎优化(SEO)、付费排名、精准广告以及付费收录等。而目前中国搜索服务市场上,百度一家独大,占据六成以上的市场,其他诸如 360 搜索和搜狐的搜狗均不到两成,腾讯的 SOSO(已与搜狗合并)、Google、微软的 BING、雅虎搜索、网易的有道等都不足一成。现在以百度为主的搜索服务商其搜索引擎的算法都进行了升级,偏向于客户体验,因此民营医院在关键词、长尾词、创意词以及网站的优化、网页标题(Title)标签(Tag)以及内容创意等设计上要立足于这个客观现实,方能有较好的导流效果。

民营医院的 SEO 一方面要对网站进行优化,善于利用相关服务商的排名规则,对网页进行科学设计和优化,尽量减少重复,以方便"网络蜘蛛(Web Crawler)"程序爬行时的抓取和检测,提升录入数据库的机会;另一方面要多做网址的外挂链接(比如软文嵌入、跟帖嵌入、回复嵌入等等),以提升被蜘蛛软件发现和收录的机会(外挂链接本身就可以带来流量)。网站和网页优化的目的首先就是要提升网页的搜索引擎可见性,这是搜索引擎营销的第一层,也叫收录层,没有收录,后续营销也就无从谈起;仅有收录还不够,还要尽可能获得好的排名,在搜索结果中有良好的表现,这就是表现层。表现层的关键在于关键词的创意和设计,对不同网页的 Title、Tag 的关键词进行精心设计和内容创意,以使其达到搜索引擎的首页位置,同时也能提高网站的权重,并带动更多长尾关键词自然排名的提升。竞价排名、精准广告以及付费收录等手段都是为了使得医院能够获得较好的排名。通过优化手段和付费方式获得好的排名后,能否吸引眼球并获得客户的点击,这是关键的一步,也叫关注层。能否获得客户关注,取决于"标题"和"描述"能否打动客户,在既定的字数内,不仅能够保证关键词"飘红",还要能吸引客户点击,就要从客户角度来换位思考,在医院或者产品能给客户带来独特价值上进行创意,同时注意通配符、断句符等运用技巧。另外还要充分运用百度蹊径的推广技巧,在子链的设置条目上精心策划。成功获得用户点击进入医院着陆页后,就是网站及网页的内容能否获得客户认同,优质内容才是王道。客户最终能否进行咨询或者甚至直接在线购买,这就是转化层,客户在网站或者网页上的逗留时间以及阅读进程的记录可以在一定程度上反映 SEO 的效果,而客户咨询或者在线购买就是最直接的成果体现。

近几年搜索引擎营销的市场份额有下降趋势,从之前的龙头老大已经跌落至老二,2016 年市场份额只录得 26.4%,已经被电商广告超越(30%)。当前民营医院的搜索引擎营销大部分都在百度上开展,其实搜索引擎推广(包含标准推广、图片凤巢、蹊径、优惠推广等)只是百度推广的一种方式,百度推广还有其他方式,如信息流推广、移动推广、网盟推广、品牌推广等,不仅如此,百度的贴吧、知道、地图、国学、百科、文库、学术、视频、博客等相关产品,也是网民的聚集地,民营医院的网络营销也要予以适当的关注。

22.3 网络新闻

截至 2016 年底,我国网民中网络新闻用户已达 6.14 亿人,占总体网民的 84%,手机网络新闻用户达 5.71 亿人,占手机网民的 82.2%,可见网络新闻已经成为用户获取资讯信息的主要方式,其发展已经进入成熟阶段,网络新闻纷纷开展短视频以及直播业务的同时,也与各类社交平台深度合作,社交平台成为新闻传播及素材收集的重要途径:一方面新闻客户端开通了微信、QQ 和微博的转发分享功能,极大地提升新闻传播的速度和范围;另一方面,基于社交的各自媒体应用具有用户规模的优势和自媒体本身的发声功能,为新闻客户端提供大量的新闻素材和新闻来源,两者相互借势,协同发展,这会给网络新闻客户端的营销推广带来一定的倍增效应。

目前网络新闻主要来源于四大商业门户网站以及它们的产品,这四大门户网站即腾讯、网易、搜狐和新浪,它们的经营规模和侧重点各有所不同,从规模来说,根据它们发布的 2016 年年报显示,营业额及同比增长率这两个数据分别是(单位:亿元),腾讯(1519.4,48%)、网易(381.8,67.4%)、搜狐(113.7,-15%,)和新浪(71,17%),可见腾讯是一家独大,它营业额的零头都相当于其他三家的总和,而且腾讯的新闻产品多种多样,它有效利用其微信、QQ 中的新闻插件功能带动了新闻业务的发展,2016 年腾讯借助其自媒体平台、天天快报等新产品,进一步将所有新闻资讯类产品打通,因此对于民营医院基于网络新闻的网络营销来说,腾讯的新闻产品是必须要重视的渠道。从业务侧重点来说,腾讯新闻的发展方向是通过巩固社交平台和利用社交流量来促进其业务增长并继续执行其"连接"策略;网易则是从游戏、音乐、电商(跨境电商和精品电商)等三大领域来布局;搜狐在错失搜索和社交两大机会后,现在集中精力打造搜狐新闻客户端和搜狐视频;新浪则以移动端为流量入口,打造以微博为中心的基于内容的社交媒体生态。上述四家网络媒体的侧重点各不相同,民营医院在网络营销时,应根据它们的业务侧重点,结合医院自身的品牌属性和产品属性,来选择合适的网络新闻推广渠道。

在目前手机端的网络新闻应用中,今日头条、腾讯等商业媒体平台投入重金来补贴自媒体,今日头条、天天快报、一点资讯、搜狐新闻等新闻客户端与上游手机厂商开展预装合作,并加大广告力度,提高了产品的使用率和品牌知名度。因此,民营医院可以在上述网络新闻媒体中进行相关推广,具体来说,医院品牌和增值医疗产品的推广基本适合于所有网络新闻,至于基础医疗产品则需要根据具体的产品属性和这类新闻媒介的相关内容特征进行有选择的推广。

这里需要注意的是,在网络新闻客户端进行推广只是其基本功能,民营医院还可以通过对热点事件的评论、回复等功能进行软文植入,这种植入不仅能在网络新闻媒体中展现,更有可能随着自媒体强大的转发转播功能而实现广覆盖,从而实现倍增效应。

另外,民营医院在网络新闻客户端进行产品推广时,可以直接开展在线销售功能,这种销售功能与电商平台的销售最大的不同是,没有同类产品的干扰,没有选择恐惧症,没有信息杂波。信息冗余和感性消费的时代,只要策划得当,聚焦精准,很容易引起客户心动而变为在线下单的行动。

22.4　网络视频与网络直播

截至 2016 年底,我国网民中网络视频用户已达 5.45 亿人,占总体网民的 74.5%,手机网络视频使用率为 71.9%,网络直播用户达 3.44 亿人,占比 47.1%,随着 4G 网络的进一步完善和手机资费的下调,网络视频和网络直播将会变得更为广泛,更加普遍。目前比较主流的视频网站有:腾讯、优酷、爱奇艺、芒果、乐视、搜狐等,他们都推出了官方 TV 正式版,与高清智能电视对接,具有更高的视觉体验和视频广告效果。另外手机端的视频 APP 应用,除了上述六大视频媒体之外,暴风影音,聚力视频也有不错的活跃度。

民营医院在网络视频上推广的机会主要为视频贴片,包括视频片头、片尾或插片播放的广告,以及背景广告等。视频贴片带有一定的收视强制性,容易引起用户不适或者反感,因此视频贴片以品牌推广为主,且时间不宜过长,现在有的视频网站设置成用户可选模式,用户可以跳过片头广告,这将大大降低推广效果。当然民营医院也可以与视频网站合作,在制作视频内容时,植入医院品牌或者产品的相关信息,或者自制视频故事进行传播。

2016 年以来,视频广告出现一些新变化,信息流广告大热,视频和短视频信息流广告突然爆发,这种广告模式为广告内容的展现提供了更大的创意空间,还能促进广告主与平台及观众的互动,目前已经成为 QQ 空间、微信、微博等社交平台的标配,而今日头条等新闻资讯客户端也纷纷跟进,民营医院需要关注。

网络直播主要包括体育直播(网民使用率 20.7%)、游戏直播(20%)、演唱会直播(15.1%)和真人秀直播(19.8%)等,对于前三者的直播,民营医院可以进行视频贴片进行品牌推广;对于真人秀直播主要适合产品推广,通过真人有意识的演示、宣传以及场景展示等进行产品宣介。当然这类真人如果是网红或者意见领袖(KOL)等社会名流,效果自然会更好。目前比较流行的直播平台有 YY(含虎牙)直播、斗鱼、熊猫、六间房、战旗 TV 等,手机端的风云、KK、直播吧、秀色秀场等也都有不俗表现,民营医院可以根据自身的品牌和产品特征与这些直播平台探讨合作的可能性。

22.5 电子商务

网络经济时代,电子商务成为潮流,从供给侧来看,近几年企业在线销售的开展比例逐年递增,且有加速势头,参见下图(图 22-3):

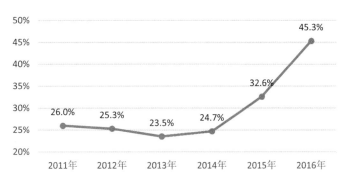

图 22-3:2011-2016 年企业在线销售开展比例

从客户端来看,截至 2016 年底,我国网络购物用户规模已达 4.67 亿人,占总体网民的 63.8%,同比增长 12.9%,其中手机网络购物用户达 4.41

亿人,占手机网民的63.4%,同比增长近30%,可见发展迅速;从销售额来说,2016年中国网络零售交易额达5.16万亿元,同比增长26.2%,是同期中国社会消费品零售总额增速的两倍有余,远高于百货店、超市和购物中心等其他零售业态的增速,网络零售已成为带动中国零售业增长的主要动力①。

在网络购物已经成为时代潮流的背景下,民营医院开展电商平台的营销也是大势所趋,正如本章开篇所述,电商平台的广告收入已经取代搜索引擎成为互联网广告的领头羊,民营医院除了在电商平台进行品牌推广和产品推广外,还可以直接在电商平台上开展销售,下文详述。

民营医院可以将医疗服务产品在电商平台上上柜,进行线上下单、线下服务的O2O模式的业务创新,而这种线上线下双线融合运营的成功可能性已经为互联网医疗的发展路径所证实,上文中曾分析中国互联网医疗用户已达1.95亿人,同比增长28%,以春雨医生为代表的线上互联网医疗平台已经开始开设线下诊疗服务,可见互联网医疗必须与线下的实体医院相结合,双线互动才能取得更大的发展机会,而民营医院本身就已经存在线下实体医院,只需要反向操作,将线下的医疗服务产品同步到线上,在一定程度上突破了服务半径的限制,为民营医院的业务发展带来新的机会。据调查,现在不少医美诊所的业务,越来越依赖于线上接客,以深圳某医美门诊部为例,2014年其线上销售仅占全年销售总额的0.31%,到2016年线上销售已经达到全年销售总额的40%。2016年门诊部销售总额较2014年增长了299%②。

目前民营医院在互联网上从事电子商务有三种类型,一种是以春雨医生等为代表的互联网医疗,它们提供平台,医生进驻,客户线上问诊,线上结算,平台商抽取佣金,做响品牌后开始向线下发展,春雨医生在宁夏银川的

---

① 李晓喻. 2016年中国网络零售交易额超5万亿元 同比增26.2%[N]. 中国新闻网. [EB/OL]. [2017-02-09].http://www.chinanews.com/cj/2017/02-09/8145277.shtml.

② 途小萌. 市场占有率达70%,新氧正在引导中国年轻人的医美消费. [EB/OL]. [2017-04-18].http://www.pintu360.com/article/141274.html.

实体医院正在开建中^①;阿里开通的"阿里健康"平台其实也有这种让医、客进驻的中介服务功能,只不过阿里集成了网上药店(天猫医药馆),还有线下配送药品的"叮当快药",客户问诊后可以直接在线购药,线下配送。第二种是实体医院走向互联网,通过官网或者官方 APP,提供预约挂号功能等初级服务功能,少数民营医院能够借助第三方平台和第三方支付,开展网上问诊、网上结算等高级服务功能:比如医院进驻阿里健康平台开展网上业务,阿里健康平台现在正在招商中;医美类医院可以进驻京东网上的"医美汇"进行在线咨询和销售服务;而微信已经推出"智慧医疗"项目,在客户端公众号平台上,医院、客户与微信通过电子签约三方绑定,就可开通附加了预约挂号、医患沟通、电子报告、支付账单等功能的医疗服务。截至 2016 年 4 月份,全国已有超过 100 家医院通过微信公众号实现移动化的就诊过程和快捷支付等功能^②。第三种就是医院将自己的标准化产品在电商平台上上柜出售,客户在线下单后,再去线下实体医院接受现场服务,这就是 O2O 模式,这种模式的好处是客户可以在线比价,而且线上的价格一般比线下有所优惠。这第三种模式其实就是我们通常意义上所说的电子商务。

目前适用于民营医院从事电子商务的平台主要有三类,即综合电商,垂直电商及平台电商,这三类电商中也分 B2B、B2C 和 C2C 的,民营医院属于 B2C 特征,因而应该在 B2C 为主的电商平台上开展电子商务。综合电商平台有天猫、京东、苏宁易购等等,民营医院可以在网上开店,销售医疗服务产品。这类电商平台客流量大,民营医院可以一边做品牌或者产品推广,一边销售。现在综合电商也逐步向细分市场渗透,形成相关专业模块,类似于垂直电商功能,比如京东开设了"医美汇"就是一例,这样的好处是既有大量的客流基础,也有垂直细分的小众社区。垂直电商也就是专业化电商,比如携程、途牛、驴妈妈等就是专业于旅游服务垂直电商,而专门做医疗服务的

---

① 春雨医生. 春雨医生将建银川互联网医院. [EB/OL]. [2017-03-19]. http://www.chunyuyisheng.com/api/news/chunyu/9/detail/.

② 邓琳碧. 移动医疗健康 App 业务发展与策略研究[J]. 现代电信科技. 2016.46(2):39.

垂直电商,比如医美类的新氧、更美、悦美、美黛拉等,都是用户数上百万的社区电商平台,而新氧在医美O2O的市场占有率达到70%,这类垂直电商人气虽然比不上综合电商,但因为专业化服务,目标客群明确,因而也很受欢迎。平台电商主要是提供各种分类服务,比如58同城、百姓网等各类家政服务网,美团、拉手等各类团购网,这类分类服务型平台电商客流量不小,民营医院可以根据自身的品牌属性以及产品属性,可以定向推广,或者与平台电商深度合作,挖掘相关客户资源。总之,民营医院的互联网营销,不仅要善于利用各种互联网渠道进行品牌推广和产品推广,还要能够利用各种电商平台实现在线销售,两者相互配合,互为促进,才能发挥网络营销的最大价值。

上文探讨了民营医院五大互联网营销渠道及相应营销策略,除了上述主流的互联网营销渠道外,民营医院也要注意一些小型的网络营销渠道,这类渠道往往投产比比较高,比如各种网盟的推广作用,当然这种小渠道推广,必须要结合医院的品牌定位、产品属性及定位以及客户属性及定位来进行精选和匹配性合作,这种推广往往也会带来不错的效果。

第 23 章　民营医院的大数据营销策略

传统意义上的大数据,各行各业一直以来都客观存在,只是随着计算技术及互联网的发展,数据呈爆炸式增长,海量的数据被发掘出来并不断产生新的数据,而现有的技术条件也能够对这些海量数据进行处理,并能提取出对人类生产生活具有重要价值的信息,才引起人们的重视。本文拟从大数据发展及其在我国医疗行业的应用,大数据营销的条件及大数据服务商简析,民营医院大数据营销的策略等方面来解析。

23.1　大数据的发展及在我国医疗行业的应用

23.1.1　大数据是什么

现代人们所称的"大数据"不仅是指海量数据,还包括处理这种数据的技术,也就是海量数据(至少 PB 级别, 1PB=100 万 GB)的冗余和不断产生新的海量数据,以及能够处理这些海量数据的计算技术的总称。IBM 提出大数据的 5V 特点:Volume(大量)、Velocity(高速)、Variety(多样)、Value(低价值密度)、Veracity(真实性),而美国学者舍恩伯格认为大数据不用随机分析(抽样调查)的方法,而采用所有数据进行分析处理。笔者认为,将这两者叠加,就能够比较全面地概述了大数据的特征。我国有学者认为:大数据首先是互联网发展到今天的一种表象或特征,在以云计算为代表的技术创新大幕的衬托下,这些原本很难收集和使用的数据开始比较容易被利用起来;其次,系统地认知大数据可以从三个层面展开:理论层(特征定义,价值探讨,现在和未来,大数据隐私)、实践层(个人大数据,企业大数据,政府大数据,互联网大数据)以及技术层(云计算,分布式处理平台Hadoop,存储技术,感知技术)[①]。笔者认为这三层结构基本上概括了大数据整体的、战略性的构架。

其实,真正意义上的大数据思想肇始于 21 世纪初,2001 年美国高德纳咨询公司分析师道格·兰尼提出"大数据"概念,并指出大数据"大、杂、快"三大特征,随后詹姆斯·格雷将数据探索确立为科学研究中除了实验、理论、模拟之后的第四范式,2008 年后,《自然》《经济学人》《科学》等全球顶级期刊先后推出以大数据为主题的特刊,2011 年麦肯锡的《大数据:创新、竞争和生产力的下一个前沿》、2012 年达沃斯论坛的《大数据,大影响:全球发展的新可能》、奥巴马政府的《大数据研发计划》以及年底维克托·迈尔·舍恩伯格的《大数据时代》终于将大数据热潮推至全球的高峰。

23.1.2 我国大数据发展现状简析

我国从 2012 年跟进,涂子沛的《大数据》[②]一书,分析了美国政府的数据信仰、政策和实践,让中国的意见领袖和知识精英接受了一次大数据思想的洗礼,获得了国务院副总理汪洋的推荐,2012 年也被称作中国的大数据元年。2014 年 5 月涂子沛的第二部大数据杰作《数据之巅》[③],被列为中央

---

① 中文互联网数据资讯中心.大数据究竟是什么? [EB/OL].[2017-04-12].http://www.199it.com/archives/167397.html.

② 涂子沛.大数据 [M].桂林:广西师范大学出版社.2012.

③ 涂子沛.数据之巅 [M].北京:中信出版社.2014.

国家机关党员干部"强素质,作表率"读书活动推荐书目。2015 年是我国大数据政策的顶层设计年,该年 9 月国务院发布了《关于印发促进大数据发展行动纲要的通知》(国发〔2015〕50 号)①,纲要指出"大数据成为推动经济转型发展的新动力,成为重塑国家竞争优势的新机遇",这是我国第一次把发展大数据上升为国家战略,并以强国新机遇的战略高度来看待。2016 年是我国大数据政策细化落地年,国家有关部门纷纷出台十多项关于大数据方面的政策,如工信部 2016 年年底出台的《大数据产业发展规划(2016–2020)》②,国务院办公厅出台的《关于促进和规范健康医疗大数据应用发展的指导意见》③ 等等。2017 年 2 月,《中国大数据发展报告(2017)》④ 发布,该报告指出 2016 年我国大数据发展指数平均仅为 47.15(满分 100),总体仍处于起步阶段,从地域看,北京、广东、上海、江苏、浙江位列第一梯队。2017 年 4 月全国信息安全标准化技术委员会发布《大数据安全标准化白皮书》⑤,就我国大数据的安全标准化工作提出建议。

23.1.3 大数据在我国医疗行业的应用

医疗行业是大数据集中的行业之一,医疗过程中产生的海量数据,具有巨大潜在价值。中国作为全球病例数最多的国家,利用大数据对各种疾病都可以有效延展其研究的范围和深度,对各类人群的病因、病理以及疾病谱的大数据分析,可以预测未来疾病发生率、疾病的人群特征、职业特征、地理特

---

① 国务院 . 关于印发促进大数据发展行动纲要的通知(国发〔2015〕50 号). [EB/OL]. [2015–09–15].http://www.gov.cn/zhengce/content/2015–09/05/content_10137.htm.

② 工信部 . 大数据产业发展规划(2016–2020)工信部规〔2016〕412 号 . [EB/OL]. [2016–12–30].http://www.miit.gov.cn/n1146295/n1652858/n1652930/n3757016/c5464999/content.html.

③ 国务院办公厅 . 关于促进和规范健康医疗大数据应用发展的指导意见 . 国办发〔2016〕47 号 . [EB/OL]. [2016–06–21].http://www.gov.cn/zhengce/content/2016–06/24/content_5085091.htm.

④ 国家信息中心 . 中国大数据发展报告(2017)[R]. [EB/OL]. [2017–02–26].http://www.199it.com/archives/568646.html.

⑤ 全国信息安全标准化技术委员会 . 2017 大数据安全标准化白皮书 [R] [EB/OL]. [2017–04–12].http://www.199it.com/archives/581648.html.

征等等,开展早期预防保健,防病于未然;基于大数据分析处理,还可以形成临床辅助决策服务(CDSS)、精准保险服务、药品开发等。医疗大数据主要包括人们的日常健康体征数据、体检数据、病例数据、处方数据、用药数据、基因数据等围绕着人体各项健康指标以及与健康行为相关的数据。但目前我国对医疗大数据尚没有统一的定义标准,各地区和医疗机构在进行信息化建设时大都根据自身需要建立独立的信息系统,这些信息系统架构各异、数据格式不同,导致数据安全共享、交换和处理时的复杂度大为增加。不仅如此,当前医疗大数据的权属不清,医疗大数据中包含的个人隐私信息如何清洗以及如何保护等都是亟待解决的问题。2016年6月,国务院办公厅出台的《关于促进和规范健康医疗大数据应用发展的指导意见》虽然提出了"消除数据壁垒,畅通部门、区域、行业之间的数据共享通道","鼓励各类医疗卫生机构推进健康医疗大数据采集、存储,加强应用支撑和运维技术保障,打通数据资源共享通道"。但很明显,这只是原则和方向,具体操作措施需要后续跟进。

目前,我国互联网、移动互联网用户规模居全球第一,拥有丰富的数据资源和应用市场优势,大数据部分关键技术研发取得突破,涌现出一批互联网医疗的创新企业和创新应用,比如春雨医生2011年推出互联网医疗APP,目前拥有近1亿激活用户,已沉淀了上亿量级的医患问答数据,用户在提出问题后,后台用大数据自动匹配类似的历史问题及相关症状的信息呈现给用户,给出诊断相似度比例由高到低排列的医生回复,可以帮助客户了解病症以及选择合适的医生。百度2014年7月与北京市政府联合推出了北京健康云平台,通过智能设备来搜集用户的身体数据,进行大数据分析后将结果同步推荐给线下医疗服务机构和专家,为用户提供个性化的健康服务等等。可以说医疗大数据的运用已经为上亿国人的健康带来了福祉。

当前我国主要通过医院外和医院内两部分数据获取医疗大数据。医院外的数据主要来自于个人的线上健康咨询行为、网络问诊平台以及可穿戴设备对于体征数据的采集;医院内的数据主要包括体检数据、电子病历数据、电子处方数据等。未来可以建立个人数据中心，将每个人的日常生活习惯，身体体征，基因数据，饮食嗜好，情绪波动，体检情况，就诊情况等等记录并储存下来，医疗机构可以实时地监测用户的身体健康状况，并提供个性化的健康指导和诊疗方案，无疑将极大地提升人们的健康保健水平。

23.2 大数据营销的条件及大数据服务商简析

据《中国大数据发展报告 2017》统计，当前大数据价值变现有八种商业模式，其中大数据营销的关注度排名第二，仅次于大数据交易，而大数据营销的满意度排名第五，说明人们对大数据营销还不太满意。这与人们对大数据营销还不太了解或者期望值过高有一定关系。从上述大数据的特征以及医疗行业的应用可知，进行大数据营销需要具备一定的条件。

首先是海量的数据，至少达到 PB 级别。我国民营医院虽然数量众多，达到 16000 多家，是公立医院的 1.26 倍，但医疗服务量还不足公立医院的两成，从门诊人次数和出院人数来说，2016 年 1–11 月份的统计数据可知，平均分摊下来，每家民营医院平均日诊疗人次数为 66.33 人次，平均日出院人数 4.31 人[1]，如果基于就诊人群的营销特征来进行大数据分析和营销，这样的单体医院的诊疗服务数量级别距离"海量"简直可以忽略不计，以这样的数据规模根本无法也无须进行大数据分析，医院内部网络的经营分析足够支撑，更何况中国民营医院近九成都是基层中小医院，其医疗服务量更为稀少。因此民营医院如果开展大数据营销的话，必须基于互联网营销基础之上，才可能产生稍具规模的可以记录、查询、追溯和统计分析的数据源，线下的营销推广也许受众面也比较广，但无法获得及时、准确的相关数据，无法进行准确的客户画像。据 IDC 预测，到 2020 年全球将总共拥有 35ZB（1ZB=100 万 PB）的数据量，而互联网是大数据发展的前沿阵地。

其次是 IT 技术储备，从数据的收集、存储到清洗，再到脱敏，归类，标签

① 卫计委，2016 年 11 月底全国医疗卫生机构数及 1–11 月全国医疗服务情况 . [EB/OL]，[2017–02–24]. http://www.nhfpc.gov.cn/mohwsbwstjxxzx/s8208/new_list.shtml.

化、结构化，以及最后的建模分析、挖掘利用，涉及检索、存储、计算、分析和安全等核心技术，以淘宝为例，参见图 23-1。

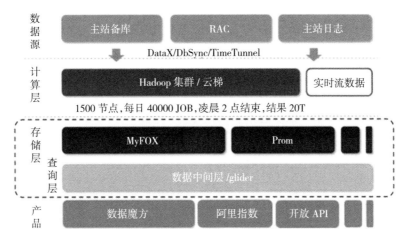

图 23-1：淘宝的大数据处理技术架构

图 23-1 是淘宝的海量数据处理技术架构，国内拥有这样的数据源以及数据处理技术的公司不多。对于民营医院来说没有必要拥有这样的技术，民营医院的大数据营销可以通过某些应用软件，或者与相关机构合作，获得数据源以及现成的数据处理框架，即可开展接近于大数据的统计分析，以及基于大数据的精准推广。目前国内基于互联网的大数据服务提供商主要是BAT（百度、阿里和腾讯）三家，他们基于互联网的数据采集和处理，将云计算和大数据技术结合在一起，最终提供终端的数据服务，但三家的数据特点各不相同：百度优势在全网信息、消费者行为和主动需求数据；阿里巴巴优势在商品和交易数据；腾讯优势在社交数据，下面分别简述。

百度拥有两种类型的大数据：一是用户搜索产生的表征需求数据，依据该数据，百度推出了众所周知的"百度指数"服务，就是通过对广大用户搜索产生的海量关键词进行分析分类处理，最终形成基于人群、区域、时间等等特征维度的需求指数产品，是大数据时代的典型产物，也是民营医院在进行大数据营销时分析客户属性特征时的客观参考；二是爬虫和阿拉丁获取的各类网站的海量数据，通过大数据处理，为客户提供搜索回应。百度在山西阳泉设立的百度云计算中心,该中心在数据存储规模、计算能力和环保节能三方面都处于亚洲一流水平。百度基于全网信息的海量数据,依托强大的云计算能力,为客户提供包括搜索推广 API、搜索 Referer API、Cloud DSP、Cloud ADN 等数字营销产品,能够实现基于搜索推广(SEM)场景、展示广告(RTB)场景和数据管理(DMP)场景的三种数字营销云解决方案,这些场景化应用为民营医院进行大数据营销提供了标准化接口。

阿里拥有海量的交易数据和信用数据,而且还通过投资方式掌握了部分社交数据(参股新浪的微博)和移动数据(私有化高德地图)。阿里将上述大数据与阿里云(数加)进行整合,不仅提供了包括互联网医疗、云医院、云 HIS、云 PACS 等大健康解决方案,也能提供与百度一样的 DSP/ADN/DMP 广告展示实时竞价交易系统,而且淘宝流量竞价平台(TANX)是我国最早引进的西方先进广告交易模式的系统。基于 DPS/SSP/DMP 的 RTB(Real Time Bidding,实时竞价)广告交易系统是西方发达国家近年来大数据精准营销的重要组成部分,我国互联网业引入不久,这个市场正在快速成长。不仅如此,阿里也同时提供垂直细分行业的深耕推广平台以及客户从线下非程序性推广转移到线上程序性推广的解决方案。另外,阿里也基于客户在电商平台上的海量搜索数据,构建了"阿里指数"(类似于百度指数)来为客户提供基于买家和卖家的区域指数和行业指数,为客户的精准营销提供参考。

腾讯拥有海量的用户关系数据及其产生的社交数据,以及地理数据,其微信(主力人群为 20 岁以上年龄段)和 QQ(20 岁以下年龄段)已经成为人们日常生活的一部分。虽然腾讯在开放云服务和大数据方面发力较晚,但发展迅速,目前主打人工智能云,2016 年年中腾讯发布的大数据服务平台"数智方略",以机器学习引擎来进行数据提取分析、客户画像等,然后提供包含用户洞察分析、区域人流分析、云搜等服务。腾讯的数字营销特点是基于其 20 亿用户账号的无缝对接,不仅打通了其海量用户的链接渠道,而且能从多个维度来精确描绘各个群体的用户画像,还能为客户提供包括广告点击率预估 pCTR,广告转化率预估 pCVR、流量优选及广告优选的 PaaS 服务(Platform as a Service,平台即服务)。这些服务都为民营医院大数据营销提供了重要参考。

上文简析了大数据营销所需的条件以及国内基于互联网的大数据服务商 BAT 的简析,通过分析可知,大数据营销的精髓就是基于目标客群的画像分析,然后进行精准推广,精准营销是大数据营销的特征,否则就与一般的网络营销没什么差别。因此,从严格意义上来说,无论从数据保有量和数据处理技术来说,民营医院自身进行大数据营销不具可行性,所以民营医院要开展大数据营销,必须与外界数据商进行合作,或者基于自身拥有的小数据,运用大数据思维来进行数据提取、数据分析,然后进行客户画像描述,最后来精准投放,这也是可行的方案。因此,民营医院的大数据营销可以从下述四个层面进行谋划设计。

23.3　大数据营销策略之一:基于医院自有数据库

医院在日常运营中一般积累不少病案库、会员数据库,在进行客户满意度调查或者客户属性调查的时候(相关内容参见《民营医院的客户服务策略》),也都会积累一定的客户数据资源。这些数据虽然不够大数据级别,但也可以运用大数据思维来挖掘其中的价值。民营医院可以基于上述数据资源,根据客户的生理属性、社会属性、消费属性、诉求特征、推广特征等进行多维度画像,分层分类进行描述,然后运用 EXCEL 或者 SPSS 统计软件进行关联性分析,包括分类、聚类、关联、回归、预测等,来洞察各种属性特征之间的内在关联或者内在规律,从而提取出有价值的线索,再结合医院自身的品牌定位和产品定位,选用合适的媒介组合和推广渠道组合,进行有针对性的推广。这种分析不仅能提取出针对特定客群、在特定场景的营销策略,还能有利于医院业务的拓展,本质上也是一种经营分析。

目前我国绝大部分民营医院都是一级医院和未定级的基层医院,单体医院的年诊疗人数或会员数很少超过 10 万级,二级三级医院也很少超过百万级,虽然相对大数据动辄 PB 级的体量来说相差甚远,但这些成千上万的数据也足以展开经营分析,能够提取出很多有价值的信息,来对医院的业务开拓和营销策略的选择提供指导,可现实情况并非如此。很多民营医院的营销策略的制订很少基于已消费客户的数据分析,而是根据经营计划所定的目标,大体估算营销预算,然后分解到相应的推广渠道以及相应的时间、相应的产品或品牌,这种经验主义的营销策略,缺乏科学的分析,精准度必然存在偏差,投入产出比低,而且浪费的营销预算都不知道浪费在哪里。不少民营医院既存的会员信息数据库或者诊疗病案库闲置,没有进行有效的数据挖掘和增值开发,实在可惜。

23.4 大数据营销策略之二:基于医院官网、自媒体及电商专柜

民营医院所做的各种营销推广活动,最终都将客流导入到医院官网、自媒体、医院电商平台以及医院现场。因此医院官网、自媒体以及电商专柜都会有大量的客流经过或者驻足,经过营销漏斗,最后变成医院服务的消费者。能够登录医院官网、自媒体或者电商专柜的客流一般都是对医院产品或品牌感兴趣的客户,因而都是医院的目标客户。这类来自互联网的目标客户带来的信息量比较大,数据比较充分,虽然称不上是大数据,可以运用大数据思维来进行精准营销。医院官网是医院自己管理的网站,因此客流数据以及信息的提取和分析,医院自己可以进行,而自媒体及电商专柜的数据及其格式、呈现、分析工具及模板等一般由运营方提供,下面分别解析。

首先是医院官网的数据分析及营销策略。比起医院各类自媒体和电商专柜,医院官网目前是接受互联网访客最大的落地点,民营医院无论做线上推广还是线下推广时,官网一般都会提供给客户,以便于客户在网上很方便地全方位了解医院。目标客户使用浏览器访问医院官网时就会留下 cookie,cookie 是记录客户上网行为的记事本,根据 cookie 就能够知道客户在什么时间,在哪里上网,打开什么网页,在每个网页上停留多久,输入什么文字

等等,也就是说客户浏览官网的所有时间、路径、动作及相关信息都能保存下来,而且通过特定的算法,还能够判断客户的属性特征。因此, cookie 的背后就是一个个鲜活的目标客户,民营医院通过对 cookies 信息的提取、分析,就能对目标客户进行定义和画像,判断出其真实需求,从而将相关产品信息精准地展现给相应的客户,达到精准营销。另外,通过 cookie 还可以分析统计网站及网页的 PV(Page View,页面浏览量)、UV(Unique Visitor,独立访客)、平均访问时长和跳出率等指标,可以进行网站和网页优化,以提升转化率;通过分析客流的来源(直接访问、外链、搜索引擎和社交媒体等)可以优化网络推广的渠道组合。另外有的数据服务商可以直接提供此类服务,比如阿里提供的"Quick BI",就能提供网站的客户访问行为,包括客户来自哪里,网站流量趋势,还有一站式的网站日志分析等;百度提供的"百度统计"也能提供官网的流量分析、来源分析、网站分析等多种统计分析服务。

其次是自媒体及电商专柜的数据分析及营销策略。医院的自媒体一般包括官方微博、官方博客、微信公号、QQ 企业号、QQ 空间等;医院的电商专柜包括设立在各种综合电商、垂直电商和平台电商的专柜。医院自媒体和电商专柜的共同特点就是都由第三方运营平台提供数据源和数据分析的工具。由于第三方平台一般都有强大的数据库和大数据处理能力,可以提供很多有关客户属性特征的信息,从而为精确的客户画像提供可能。以医美垂直电商新氧社区为例,通过其医院客户端,能够实时了解和检测客户的访问动态,并且能够提取客户的昵称、性别、年龄、地区、IP 地址、上网的操作系统,浏览网页的名称及次数、私信等等,这些都为客户的精确画像提供了真实的依据。而一旦确定了客户画像,那么医院的品牌推广和产品推广就能够精准地实施。现在包括腾讯、新浪等主流自媒体运营商以及天猫、京东、58 同城、新氧等主流电商平台都有海量的客户数据源以及大数据处理能力,他们都能为用户提供标准版本和个性化定制版本的数据服务工具或者 API(Application Programming Interface,

应用程序编程接口），民营医院可以根据自身推广需求以及 IT 实力，与第三方运营服务平台合作，以充分挖掘医院自媒体和电商专柜的精准营销价值。

总之，民营医院通过官网以及自媒体的数据分析，不仅能够指导线上的精准推广，也能为线下推广提供参考方向。

23.5　大数据营销策略之三：基于指数营销及 Python 拓展

现在大数据营销的三驾马车阿里、百度、腾讯都基于自身强大的云计算能力和大数据处理技术纷纷推出自己的指数产品，这其中蕴含丰富的精准营销的机会。不仅如此，稍具 IT 能力的民营医院也可以借鉴 BAT 的经验和大数据理念，运用 Python 爬虫技术定向搜索自身需要的数据来为医院的精准营销提供指导，下面分别解析。

23.5.1　指数营销

"指数"这个概念现在很火，不仅 BAT 推出各种指数产品，稍有影响的互联网公司大都推出自己的指数产品，京东指数，搜狗指数，新浪微博的微指数，360 指数，360 大数据指数，知乎指数，优酷的指数排行榜、中国网络视频指数，爱奇艺指数等等不一而足。因此"指数"不再是 BAT 的专利，拥有百万级用户的互联网公司，都可以基于自身的大数据资源推出指数产品。笔者认为无论哪种指数，都反映了基于大数据处理的特定客户的行为信息，特定产品的消费信息，特定消费的人群画像，特定行业的供需信息等等，都是精准营销的对象，因此基于各种指数分析的"指数营销"未来可能会成为大数据营销的重要指针之一。限于篇幅，本文仅以百度的指数产品为例，来分析民营医院的指数营销。

百度作为全球最大的中文搜索引擎，每天响应数亿次搜索请求，网民搜索的关键词能在极大程度上反映出网民的兴趣点和选择指向，基于这样的海量关键词搜索，百度指数顺势产生。百度指数公开版中设置"指数探索"和"品牌表现"等栏目，其指数探索以关键词或者地区为入口，展示一段时间内整体搜索和移动搜索目标的发展趋势、需求图谱、舆情洞察和人群画像；而品牌表现在公开版仅展示三个行业内各品牌的月度、季度和年度的搜索排名。而百度指数专业版的内容要丰富得多，其专业版的定位就是"立体展现网民行为，助力企业营销决策"，能实时、客观、全面地洞察目标人群的消费意愿、行为与兴趣特征，在此基础上，构建出一套市场需求监测、搜索人群洞察、媒介选择、广告投放、效果评估以及品牌舆情监测的系统化工具，能与广告主营销需求直接对接。百度指数下的"百度方物"可以将客户方各类数据进行汇聚整合，满足碎片化数据整合需求，同时可将百度海量独有数据与客户数据结合，深挖数据价值，发现营销潜力点。因此民营医院可以根据品牌推广和产品推广的需求，从百度指数中获得相应提示和指引，进行精准投放。

基于搜索的海量数据，百度公司除了提供"百度指数"外，还提供如下三个子指数产品，可以对民营医院的大数据营销提供指导：首先是"百度司南"，它是百度首款大数据商业决策工具，通过将经典的市场调研方法论与大数据海量、真实、迅速、低成本的优势相结合，帮助企业以最高的效率获取关于消费者与市场洞察有价值的信息，让商业决策更高效、更简单；其次是"百度搜索风云榜"，其基于海量搜索数据的排行信息，盘点中国最新最热的人、事、物信息，是具代表性的网络风向标，目前覆盖十余个行业，一百多个榜单，其"地域风向标""人群风向标"对于民营医院的线上线下推广都具有参考意义；最后是"百度口碑"，它可以提取出客户对于特定品牌的好评率以及客户评论内容，也有一定的参考价值。

BAT的另外两家腾讯和阿里也都有自己的指数产品，腾讯的浏览指数、视频指数，阿里的阿里指数（淘宝指数已经下线）等都可以给民营医院的精准营销提供参考，而各类视频网站的指数可以为民营医院视频贴片推广提供准确指导。

23.5.2 Python 拓展

Python是一种计算机语言，也是搜索引擎必备的爬虫技术的核心；

NLP(Natural Language Processing, 自然语言处理), 是计算机分析和处理自然语言的技术, 可以简单理解为人机交互的方式, 也是搜索引擎处理大数据时必用技术。我们知道百度公司提供的搜索引擎服务是基于爬虫技术Python 进行全网爬行, 将数据爬取出来, 然后进行数据清洗, NLP 分词, 归类, 标签化, 结构化, 然后建模分析, 最后按照一定规则显示搜索结果。处理这些海量数据需要并行计算、分布式爬虫系统、独特的语义分析等复杂技术。如果将范围尽可能缩小, 缩小到只有一两家网站, 那就是小数据处理, 虽然是同样的处理流程, 但是所需要的软件技术要简单得多, 硬件要求也低得多, 无须并行、分布和特定的 NLP 等, 只用日常的计算机、Python及 NLP 即可, 一个两三人的项目组, 甚至单个高级程序员都可以搞定。事实上很多兼职程序员就是在做此类兼职工作, 比如爬取某著名财经网站高回报用户或者意见领袖的行为数据, 就能大体判断股票走势; 爬取某高人气汽车论坛上的用户发言数据就能大体推理出汽车品牌排行榜以及各车型的车主画像; 爬取各大电商的评论及销量数据, 就能对相关商品(颗粒度可到款式)沿时间序列的销量以及用户的消费场景进行分析。这种运用大数据思维来处理小数据案例的成效非常明显, 民营医院在进行大数据营销时也完全可以借鉴这种方法, 笔者姑且命名这种方法为"Python 拓展"法。

如果我们自己能够获取某个特定客群、特定产品或者品牌在某个网站上的可视化数据, 将数据全盘 Python 下来, 然后经过合适处理(NLP 等), 提炼出医院所需要的信息, 根据这些信息也能进行精准营销。比如, 我们将某医美社区网站上的可视化数据(即网页上显示的文字、图片等等所有可以看到的信息)全部爬取出来, 经过合适处理, 就可以提炼出这个社区里的用户讨论热点是什么, 最常谈论的医美产品或者品牌是什么, 评价是什么, 都可以进行分析排序, 那么我们就可以有针对性定向推广该产品或品牌。同样地, 我们可以将某个同行标杆医院网站上的可视化数据全盘爬取下来, 然后经过合适数据处理, 就能知道这家医院真正擅长的产品是什么, 弱项是什么,他们推广重心是什么,客户对于产品或者医师的评价是什么等等。因此"Python 拓展"法不仅可以用于大数据营销,也可以用于竞品分析,甚至扩大样本的话,也可以用于舆情监测。

基于这种大数据思维,民营医院可以对与网络营销有重要业务关联的网站运用"Python 拓展"法进行定期爬取与分析,以使得网络推广更为精准。与民营医院网络营销有重要关联的网站其实并不多,除了即时通信和搜索引擎外,用户使用率比较高的是:

- ▶新闻网站:今日头条、腾讯、搜狐等;
- ▶社交网站:豆瓣网、知乎、天涯社区等;
- ▶综合电商网站 B2C:天猫、京东、苏宁易购等;
- ▶医美垂直电商:新氧、更美、悦美等;
- ▶平台电商:58 同城,百姓网等;
- ▶网络文学网站:起点中文网、创世中文网、纵横中文网等;
- ▶网络视频网站:腾讯、优酷(含土豆)、爱奇艺等;
- ▶网络直播网站：YY(含虎牙)直播、斗鱼等。
- ▶同行网站:2-3 个主要竞品

上述网站加总不超过 30 个左右。民营医院可以从中选择若干个与自身网络营销有关联的网站进行定期 Python,网站的爬取和计算处理一旦成型后,对网站数据的结构化处理都是计算机的工作,可以无人监守 7X24 小时不间断运行计算,数据很快就会出来。计算机最后输出的结果是结构化的数据,需要根据不同目的建立分析模型,这与经营分析同理。分析模型一旦确定固化后,操作这些网站的工作只需要 1–3 人即可,非常具有可行性和经济性。

23.6　大数据营销策略之四:基于 RTB 的 DSP 广告平台

互联网广告大致来说分三个阶段,从购买媒体广告位,到购买人群(当下大多数电商正在做的),到现在直接购买客户的需求(DSP),

精准投放的路线越发明确,也是大数据技术益发深度运用的结果。DSP(Demand Side Platform,需求方平台)实时竞价推广模式(RTB, Real Time Bidding,实时竞价)不仅颠覆了传统媒体的购买方式,也颠覆了传统广告的推广思维,明确了以受众需求为中心的购买模式,从而将营销预算最大化地用在具有需求的目标客户身上,真正体现了以客户为中心的营销理念,解决了以往媒介推广时因客户需求不明而浪费广告预算的顽疾。

大数据时代,任何一个网民都被贴上了代表各种需求属性的标签,形成特定的客户画像,只有符合广告主要求的标签或者客户画像出现时,才精准地对其定向曝光广告,否则不会出手浪费预算。对每个曝光单独购买,这种目的性非常明确的广告投入,避免了以往广告投入的盲目性,最大化地提高了广告投入的 ROI。而且 RTB 模式使得广告购买变得透明、直接、有效,广告主可以更清晰地进行全面预算优化,因为知道那种渠道 ROI 不符合预期,可以优化渠道组合。不仅如此,广告主足不出户就能在一个 DSP 终端管理所有的互联网广告渠道,在互联网或者移动互联网上跨媒介、跨平台、跨终端地进行广告投放。广告主不必再绞尽脑汁与一个个网络渠道来斗智斗勇谈判广告条款,无须见面,直接在 AD Exchange 广告交易平台上通过实时竞价来完成交易(与股票交易同理),而将精力转移到优化预算配置,提升广告效果上来。

上述这种互联网广告实时竞价交易模式(也叫程序化购买方式)的基础构架由四部分组成,即 DSP, SSP(Supply Side Platform,供给方平台),Ad Exchange(广告交易平台)以及 DMP(Data Management Platform,数据管理平台)。DSP 平台服务于广告主,该平台汇集了各种广告交易平台,广告网络以及媒体的库存。DSP 让广告主可以通过一个统一的接口来管理一个或者多个 Ad Exchange 账号,甚至 DSP 可以帮助广告主来管理 Ad Exchange 的账号,提供全方位的服务。基于 RTB 模式的 DSP 运作原理下图(图 23-2)所示:

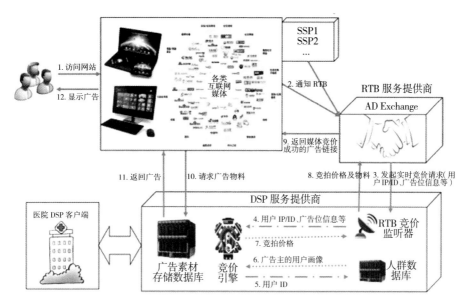

图 23-2：RTB 模式的 DSP 广告运作原理

上图表明,当一名用户打开某个网页时,网站或者供应方平台(SSP)就会把这名用户的 ID、IP 以及广告位等信息发给广告交易平台(Ad Exchange),广告交易平台将这些信息打包给 DSP,DSP 会根据自己的人群数据库判断出这个用户属性以及他有可能对哪一类广告感兴趣,然后判断是否为广告主出价购买这名用户以及怎样出价。最终,竞价成功的 DSP 的广告物料就会推送到那个用户正在浏览的广告位上。从用户打开网页到广告显示在用户的屏幕上,整个过程都在 0.1 秒内完成。一个广告交易平台上都有数万个网站,每个网站每天少则有几十上百,多则百万、千万级的浏览量,而 DSP 每天代表成千上万的广告主就在这个平台上挑选和竞价目标人群。每个决策需要的数据在若干个服务器之间流转数千公里的物理距离,但是决策时间只有 100 毫秒左右,丝毫不会影响用户的浏览体验[①],这就是平台的力量和基于云计算的大数据处理能力的结果。

一个成熟的 DSP 平台都拥有庞大而精确的人群数据库,有的平台能够

---

① 朱晓明,徐建敏.RTB 广告交易创新 [N].[EB-OL].[2012-08-08].http://tech.qq.com/a/20120808/000155.htm

对每一个用户使用多达 3000 多个标签去做属性描述,他们代表广告主会在 Ad Exchange 上去寻找目标人群并发布广告。民营医院完全可以利用这样的平台去做品牌或者产品的精准推广,其交易的透明性、目标人群的精准性、管理的便利性等等都是传统营销推广无法比拟的,它不仅提高了广告推广的效益和效率,还能节约巨大的管理成本,给医院带来的效益不言而喻。

上述这种先进的互联网广告系统起源于美国,是伴随互联网、大数据的飞速发展而产生的新兴事物,已在全球推广,2011 年已经覆盖到了欧美、亚太以及澳洲。2012 年是我国 DSP 元年,以淘宝推出 TANX 流量竞价平台为标志,现在已经拥有一批自主研发 DSP 平台的优秀广告公司,如 Avazu 艾维邑动,Codrim,璧合科技,Mediav,品友互动等。从曝光率来看,Avazu 每个月在超过 40 个国家能达到 300 亿的展示曝光率、Codrim 月展示曝光次数增长高达 150%。现在 BAT 三驾马车也都有介入,阿里、百度都能搭建自我交易系统,BAT 三家都能帮助 DSP、SSP 平台商提供技术架构和技术支持。

目前,根据 eMarketer 的预测,2017 年美国网络展示广告程序化购买(即竞价购买)支出总额达 325.6 亿美元,占网络展示广告的 4/5。到 2019 年,广告程序化购买将占美国网络展示广告支出的 84.0%。而我国网络展示广告目前仍然以非程序化为主(如购买广告位等),程序化率很低,但也意味着潜力很大。互联网展示广告最新的发展是,在美国数字化展示广告中,原生展示广告已成为中流砥柱,占比过半,预计 2017 年美国原生展示广告规模达 220.9 亿美元,增速 36.2%,在展示广告中渗透率为 52.9%,原生广告也是未来的一种潮流和趋势。原生广告是将广告作为内容的一部分植入到实际页面设计中的广告形式,为受众提供的是有价值有意义的内容,而不是单纯的广告信息,而是该信息能够为用户提供满足其生活形态,生活方式的信息。这些都给民营医院的互联网推广提供新的思路和方向。

综上所述,DSP 广告模式不仅具有先进性、优越性,而且已经为发达国家的网络广告实践所证实,而发达国家的 DSP 广告仍在快速发展中,中国 DSP 市场已经起步,并且也在高速发展中,从在新三板挂牌的我国第一家

DSP公司璧合科技（股票代码:833451）的年报来看，2015年营收和净利润分别为2.1亿、1251万，2016年分别为4.3亿元、4186万元,都实现了翻番的增长速度。虽然2016年中国DSP市场出现一些乱象,比如流量作弊、虚假交易等问题,但这不是DSP本身的问题,而是新生事物在初始阶段被一些机会主义者的投机行为所损害,这也说明行业需要规范和整合。但无论如何，DSP作为一种先进的、精准的互联网广告方式,其发展趋势不可阻挡,可以判断，DSP广告模式将成为搜索引擎营销（SEM）之后又一个重大的创新广告模式,这将为民营医院的精准营销提供又一款利器。

杏
林
问
道

第六篇　战略资源篇

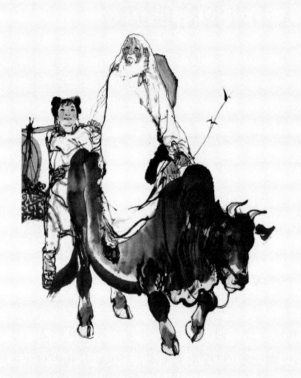

经国之略，莫非人、财尔何？

子曰：治大国，如烹小鲜

第24章　民营医院战略性

人力资源管理策略

　　战略性人力资源管理(Strategic Human Resource Management,简称SHRM,下同)产生于20世纪80年代,由美国学者提出,九十年代引入中国,目前我国学界已经研究颇深,企业界也有广泛实践,但医疗业内研究较少。SHRM顾名思义,它是从战略高度来审视和规划那些对一个组织的发展有着重大影响的人力资源事项,很显然,它与一般的人力资源管理所具有的基础性、程序性和规范性不同,它所关注的是战略层面的人力事项,为组织的战略目标实现而服务的。理论上来说,SHRM有其相对稳定的内容和范式[①],但从实战角度来说,每个组织基于自身所处的内外环境差异以

──────────
　　①　Wright & Mcmanhan:SHRM为企业能够实现目标所进行和所采取的一系列有计划、具有战略性意义的人力资源部署和管理行为。SHRM核心职能一般包括人力资源配置、人力资源开发、人力资源评价和人力资源激励等方面职能。

及发展的需求不同,对 SHRM 所界定的具体内涵会有所差别,而且具有阶段性特征,这与企业发展战略具有阶段性特征是一致的。不仅如此,SHRM 还与组织的实际控制人对于组织发展的认知有关,不同的认知也会有不同的侧重。因此,SHRM 具有权变性和非规范性特点。医疗行业作为特殊的服务性行业,中国医疗改革的滞后,以及中国民营医院的现阶段特征等,都会对民营医院的 SHRM 带来影响。因此,本文对于民营医院战略性人力资源管理的探讨不求面面俱到,而是紧紧抓住当前及未来一段时间就民营医院亟待解决的两个重大的 SHRM 问题来展开探讨:一是基于民营医院核心竞争力的战略性人才的管理问题(将在本章讨论),二是基于内部客户服务理念的人力资源创新管理范式问题(将在下一章《民营医院创新性人力资源管理策略》中来探讨),至于其他 SHRM 内容,限于篇幅,不再探讨。

24.1 中国医疗行业的特殊性及民营医疗的特点

24.1.1 医疗行业的特点

医疗行业属于服务性行业,但与一般的服务性行业却有很大的不同,首先,它涉及人类生命健康的底线,是生命的最后防线,绝大多数医疗服务项目都是人类必需的刚需产品,因而备受人们的关注和敏感,而一般服务业没有这个特点。其次,医疗服务产品是单件生产(服务)产品,不像其他服务业可以具有流水式的批量服务模式,比如酒店业提供标准化等级的客房,可供批量客户入住;餐饮业提供标准化的菜谱或者套餐供批量客户选择;教育业可以批量招生。而医疗业不同,每个医师所面对的客户都具有个性化的生理体征、病史病案或者体质敏感性等,因而都具有个性化的诊疗需求,因此都是单件服务,无法批量服务。最后是医师培养过程的漫长性和复杂性,医学院校专门的系统化教育只是从医的基础,长期的大量的病案实践才能获得宝贵的临床经验,这是医生成长的必要条件,这也就是人们常说的医学是门经验科学的道理所在,当然循证医学的发展正在对此作必要的补充。

医疗业上述这三个特点适用于全球、全人类，也客观上决定了医疗行业医生的绝对地位，这也是发达国家医师的社会地位、经济收入、劳动量"三高"的原因所在。

24.1.2 中国医疗行业的特殊性

从 20 世纪十一届三中全会后，中国实行了全方位的改革开放政策，所有能够改革开放的领域几乎全部敞开，经济及社会的发展取得了全球瞩目的成就，而医疗行业恰恰是最后一个启动改革按钮的行业。中国医疗行业改革的滞后，使得中国医疗机构的经营和管理，无论在理念上、理论上还是实践上都大大滞后于国民经济的其他领域，这是不争的事实，这是第一个特殊性。第二，中国医疗产业的不平衡性。这种不平衡性首先体现在供需结构的不平衡上，如果说中国医疗供需总量存在缺口还尚在可接受的范围内，那么结构失衡则是导致看病难的根源所在，三甲医院人满为患，基层医院门可罗雀的现象并非罕见，这是其一。其二是国家大力鼓励社会办医加快发展，社会资本跑步进场，截至 2016 年 11 月底，中国民营医院的数量已经是公立医院的 1.26 倍，但医疗服务量不足公立医院的两成，巨大的反差凸显的还是结构性失衡问题。第三，从医生的角度来说，发达国家医生的"三高"境况在我国变成了"一高两低"，海量的人口基数所形成的庞大的医疗服务需求，使得医师的劳动量之大不言而喻；而医生的社会地位只要看看频繁发生的医患纠纷和伤医事件就可大致明了；而医生的收入，屡禁不止的"红包"潜规则绝不是个案，而从阳光渠道取得合法收入，医师只能评职称，而评职称的必备条件是发表论文，为了发表论文，2017 年 4 月国际顶级医学刊物《肿瘤生物学》杂志对来自中国的 107 篇造假论文公开撤稿，并公布了 524 名中国医生姓名及供职机构。这是医者的悲哀，还是机制的缺陷，发人深思。

上述三个特征基本勾勒出中国医疗行业的特殊场景，这给中国民营医院的战略性人力资源管理带来诸多启发。

24.1.3 中国国民营医院的特点

中国民营医院的特点在本书前面章节中也多有提及,这里不再赘述,仅侧重分析一下有关战略性人力资源管理方面的特点。

医师是医院核心价值服务的提供者,也是医院的核心竞争力所在。从医师队伍来看,中国年富力强的高水平医师大多为公立医院垄断,民营医院医师队伍的主力是"一老一小",退休的老医生和新毕业的生手居多。

从医院的管理者来说,民营医院基本上都做到了职业经理人管理医院,但由于中国医疗改革的滞后,整个民营医疗行业的职业经理人不仅数量有限,而且与业外相比还不够成熟,表现在经营理念、理论、方法和工具上都有落差。

从医院投资主体来看,来自业内的私人投资占据主导地位,来自业外的产业资本(比如复星实业等)以及财务投资者(比如鼎晖资本等)正在快速增加,这股新来的资本力量带来了业外成熟行业的经营管理理念以及资本运作方法,将对整个民营医疗市场产生"鲶鱼效应",势必加快整个行业向更加规范、有序、开放的现代化方向迈进,也将给民营医院的战略性人力资源管理带来新的启发。

24.2 民营医院战略性人力资源管理模型的建构

基于上文分析,在当前阶段,民营医院的战略性人力资源管理主要围绕医院发展所需要的核心人才来进行设计,主要包括两类核心人才,其一是医师队伍的建设,其二是医院经理人队伍建设(含中高层管理者,下同)。这两类战略性人才团队的建设既要有人才对于组织的适应性要求,包括软性的价值观等方面的兼容性要求、硬性的知识体系和能力体系的匹配性要求,也要有组织对于战略性人才的激励计划的设计,结成利益共同体,参见图24-1的"战略性人力资源管理核心要素的内在逻辑"模型:

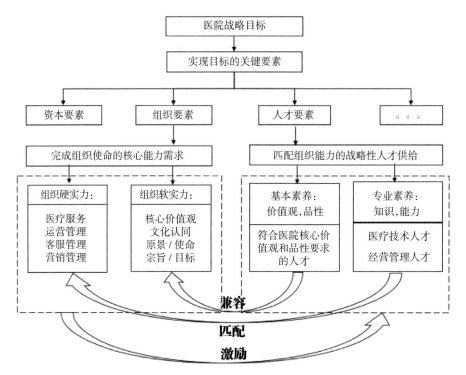

图 24-1：战略性人力资源管理核心要素的内在逻辑

上图的模型揭示了战略性人力资源管理核心要素之间的内在逻辑:组织和人才的兼容和适配,通过组织体系的分工与合作机制共同实现组织的目标;组织取得的成果通过激励机制的设计与战略性人才共享。那么对于战略性人才的素质结构要求有哪些呢,参见图 24-2 的"战略性人才素质结构"模型。

图 24-2 的"冰山模型"展示了人才素质结构的组成要素,人才在组织行为中的结果只是人才外在可见的一小部分,而真正决定人才在组织发展中的成就或者地位的是冰山下庞大的隐体。对于普通员工来说,一般人力资源管理的重点就是冰山上部可见的部分,而战略性人力资源管理则注重对战略性人才冰山水面以下不可见部分的评估和管理,因为正是这个庞大的隐体决定一个战略性人才能够走多远,也决定一家医院的可持续发展进程。基于上述模型,下文将围绕民营医院两类战略性人才——医师和经理人——

分别进行解析,然后再进行战略性人才激励计划的设计。

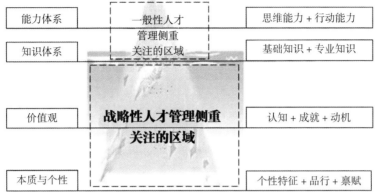

图 24-2：战略性人才素质结构

24.3　民营医院医师团队建设及其利益机制的设计

24.3.1　医师的素质结构要求

医师是一家医院生存和发展之本,是第一战略性人才,医师素质模型的冰山可见部分决定客户对于医院核心价值服务的满意度以及医院的经营业绩,而冰山下的隐形部分不仅决定冰山上部可见部分的能见度大小及医生个体的品牌,也决定医师是个"医匠""医师"还是"医帅"[①](中国工程院院士、中日友好医院院长王辰将医师划分为这三类)。作为战略性人才,医生的素质结构应该具有如下要求,参见表 24-1：

表 24-1：民营医院医师素质结构要求

要素组成		素质要求
能力体系	思维能力	分析能力，识别能力，诊断能力等
	行动能力	沟通能力，处方能力，手术能力等
知识体系	基础知识	掌握基础医学，临床医学等医学知识
	专业知识	精通所从事临床专业的知识，并能持续学习，总结及创新

① 王辰 . 医生注定是研究者 [J]. 中国卫生 , 2015(7):68–69.

续表

要素组成		素质要求
价值观	认知	自我认知，职业认知，行业认知，社会认知等
	成就	有一定的临床成就，或者对于职业荣誉的珍视和追求
	动机	新千年医师职业宣言，参见下文
本质与个性	个性特征	主动，开放，合作等
	品行	良知，正义，职业操守等
	禀赋	潜能以及自我发掘的意识等

医者行医，大医精诚，其基本的价值动机应该符合《新千年医师职业宣言》：参见表24-2：

表24-2：新千年医师职业宣言

基本原则	Fundamental principles
1. 将患者利益放在首位的原则	Principle of primacy of patients' welfare
2. 患者自主的原则	Principle of patients' autonomy
3. 社会公平原则	Principle of social justice
职业责任	Professional responsibilities
1. 提高业务能力的责任	Commitment to professional competence
2. 对患者诚实的责任	Commitment to honesty with patients
3. 为患者保密的责任	Commitment to patients' confidentiality
4. 和患者保持适当关系的责任	Commitment to maintaining appropriate relationships with patients
5. 提高医疗质量的责任	Commitment to improving quality of care
6. 促进享有医疗的责任	Commitment to improving access to care
7. 对有限的资源进行公平分配的责任	Commitment to a just distribution of finite resources
8. 对科学知识负有责任。	Commitment to scientific knowledge
9. 通过解决利益冲突而维护信任的责任	Commitment to maintaining trust by managing conflicts of interest
10. 对职责负有责任	Commitment to professional responsibilities

《新世纪的医师职业精神——医师宣言》是由美国内科学基金、ACP基金和欧洲内科医学联盟共同发起和倡议，首次发表于2002年《美国内科医

学年刊》和《柳叶刀》杂志。到目前为止,已有包括美国、英国、法国、德国、加拿大等国在内的 36 个国家和地区的 120 个国际医学组织认可和签署了该宣言。中国医师协会于 2005 年正式签署该宣言,加入推行《医师宣言》的活动。

24.3.2 医师的招聘、培养、职业发展策略

医师资源一直是掣肘民营医院发展的最大瓶颈,年富力强的中青年医师基本为公立医院垄断,虽然国家出台政策,鼓励医师多点执业[①],鼓励组建医师集团,探索自由行医[②],但这些史无前例的创新改革举措,从目前医师多点执业试点的效果来看,并不乐观,诸多因素制约着医师走出去多点执业,因此,上述这些政策的真正落地还要假以时日。另外体制内的医生能否敢于走出目前的体制优势,他们也大都心存困惑。所以民营医院必须立足自我,在充分运用政策的同时,主动作为,从医师的招聘、培养和职业发展路径等方面通盘规划医师队伍的建设,参见表 24-3:

表 24-3:民营医院医师队伍建设的关键要素

要素	措施
招聘	1、建立医师数据库,保持与相关区域、相关医院、相关医师的联络和关心; 2、争取医师的多点执业,本着"不为所有,但为所用"的精神,多方面开拓医师来源; 3、与各类医师集团联络和医师合作; 4、根据政策指引,探索与自由执业的医师个体签约;等
培养	1、送出去:进修医师,联合培养,攻读学位等; 2、引进来:引进名医上门示范教学; 作为实习医院或者教学医院甚至附属医院以引进优质医师资源; 申办国家住院医师规范化培训基地; 申办各级政府的继续医学教育项目; 与高等级医院或者医学院校建立帮扶或者对口支援关系; 3、设立医院内部的科研基金、奖励基金和专利基金,鼓励医师创新、创造; 等

---

① 卫计委. 关于推进和规范医师多点执业的若干意见. 国卫医发〔2014〕86 号. [EB/OL]. [2014-11-05]. http://www.nhfpc.gov.cn/yzygj/s7655/201501/8663861edc7d40db91810ebf0ab996df.shtml.

② 中共中央, 国务院. "健康中国 2030"规划纲要. [EB/OL]. [2016-10-25]. http://www.gov.cn/zhengce/2016-10/25/content_5124174.htm.

要素	措施
职业路径	1、设立医院内部的职称评审机制，不唯论文，注重实绩，多方位打通医师晋升通道； 2、鼓励一专多能，与医师专业相关的职业路径全部打通，充分释放医师的才华；等

24.3.3 医师的薪资、绩效与考核策略

既然医师是民营医院的第一战略性人才，也是医院的第一生产力，那就要提供与之匹配的各种利益机制的设计，来保障医师的付出与收入能够适配，从实实在在的利益考量上来体现医师的价值和对医师的尊重，而分配机制的灵活性正是民营医院相比较公立医院的最大优势。利益机制的设计有当期和远期之分，远期的利益设计参见下文的长期激励计划；当期的利益机制包括薪酬、绩效和考核。

由于医师的工作都是高技术含量的单件服务模式，因此按件计酬的计件工资制对于他们是最合适的方式，也是医师薪酬设计的指导思想。为防止初期业务量少而导致医生的收入难以保障，需要设立保底工资来予以平衡，保底工资是对医生最基本的尊重，也是医院人文精神的体现；然后设立绩效工资，按单件服务的收入给予一定的提成系数，这就是计件工资制，计件工资是对医生劳动量的主要衡量方式，也是医师技术服务变现的主要手段，同时也是医院和医师合作共赢、利益共享的体现；同时需要对医师的服务质量要进行考核，以贯彻医院"以客户为中心"的经营思想。因此医师的薪酬构架思路可以设计如下（表24-4）：

表24-4：民营医院医师薪酬设计思路

薪酬要件	设计方法
保底工资	基于岗位分析和评估，不同的医疗专业其技术复杂性、诊疗难度不同应予以评估区别，同时参考医师本身的从业经历和能力，以及该专业岗位薪资的市场行情，来综合设定。
绩效工资	计件工资，按医师在一定时间内的诊疗服务总额，给予一定的提成比例。该提成比例的设定参照保底工资的设计思想。

续表

薪酬要件	设计方法
工作考核	将医师收入的一定比例分割出来进行考核，关键考核指标（KPI）以客户满意度为主，或者细分为治愈率、好转率，客户投诉以及服务满意度等。

上述薪酬构架只是反映医师利益的一种设计思路,薪酬设计是一项复杂的、牵涉面广的项目,既要考虑薪酬的科学性、激励性、公平性,更要考虑薪酬的导向性、目标性。上述薪酬构思是针对单个医师来考虑的,如果要将医师团队合作、医师的教学、科研等因素考虑进来,那么表格24-4中的"绩效工资"就不能直接发放给医师,而应该做适当的处理后才能发放,台湾长庚医院的医师费制度（PF）是将这个绩效工资放在科室,以科室为计薪单位,先计算出单一科室的整体医师费后,再按照每个医师的收入积分（医师个人的直接服务量）、年资积分（资历、职级等）、科内积分（科研、教学、行政等）情况,按各自所占的比例计算后重新分配给每一位医师,实行再分配机制。当然薪酬实践中还有多种成功的方式,这要结合医院的核算基础以及医院的薪酬文化等因素统一考虑,才能设计好最适合本院的薪酬体系。

24.4 民营医院经理人团队建设及其利益机制的设计

24.4.1 经理人的素质结构要求

我国民营医院大多是依据公司法成立的营利性医院,它是医疗机构与企业的复合体,因此民营医院的经理人客观要求具有医疗和管理的复合型知识架构。由于中国医疗改革的滞后,整个民营医疗行业还不成熟,表现在经理人上,医、管皆懂的职业经理人不多,而公立医院是非营利性的公益性事业单位,可以从中引进中高级医疗管理人才,但没有企业化思维和实战经验的经营管理人才可以引进。因此目前民营医疗行业经营管理人才紧缺,而中高级经理人才更为紧俏。笔者20年前在中国市场经济改革如火如荼进展之时曾经撰文分析建立职业经理人市场的必要性和紧迫性[1],公开呼吁中国

---

① 张明.建立职业企业家市场的内在逻辑[J].管理现代化.1996(5):27-29.

需要建立职业经理人市场。20 年来,中国的职业经理人市场已经建成,但相对于改革滞后的中国医疗行业来说,现在恰恰是需要建立医院管理类职业经理人市场的时候。中国公立医院的医改内容之一就是建立现代医院法人治理结构,其"管办分开"的政策设计也蕴含职业经理人管理医院的思想。职业经理人管理医院已经为西方发达国家成功的医院管理实践所证实,欧美发达国家无论是营利性医院还是公益性医院大都是职业经理人管理医院,我国公立医院是非营利性事业单位,传统上都是用医疗专家来管理医院,但医疗专家未必是经营管理专家,作为营利性的公司制民营医院来说,职业经理人管理医院是市场经济的必然要求。

经理人是驱动民营医院发展的关键性推动力量,是医院第二战略性人才,管理层作为医院的掌舵者,决定医院的发展方向以及医院发展的战略和策略,因此民营医院对管理层人员的素质结构要求应该以职业经理人的标准来衡量,具体如下(表 24-5):

表 24-5:民营医院管理层人才素质结构要求

要素组成		素质要求
能力体系	思维能力	逻辑能力,洞察能力,创新思维能力,结构化、模块化的思维方式等
	行动能力	决策能力,指挥能力,执行能力,沟通能力,协调能力,控制能力等
知识体系	基础知识	医疗常识,医疗行业知识及相关信息,经营管理知识及相关信息等
	专业知识	与所分管领域相匹配的专业知识,并能持续学习,总结及创新
价值观	认知	自我认知,职业认知,企业认知,行业认知,社会认知等
	成就	有一定的职业成就,或者对于职业价值有强烈的追求或欲望
	动机	忠诚度,价值实现,责任心等
本质与个性	个性特征	积极,主动,开放,合作,包容等
	品行	正直,正义,公平,职业操守,法治意识等
	禀赋	潜能以及自我发掘的意识等

24.4.2 管理层人员的招聘与培养策略

目前民营医院经营管理人员缺乏,而职业经理人更为紧缺,因此,无论是内部培养还是外部招聘,建立职业经理人队伍势在必行。

首先分析外部招聘。业内外资医院的职业经理人是首选,但我国外资医院很少,而且业内挖墙脚,零和博弈,没法解决整个行业的人才短缺问题;其次是招聘医院管理硕士(MHA),这类刚毕业的学生具有复合型知识结构,可以进行培养,但很难直接进入管理层。因此引进业外成熟行业的职业经理人也是可行之道。哪些行业可能引进到合适人选呢?从产业属性来说,医疗产业属于服务业,而且是体验性服务业,比如酒店类、餐饮类、生活保健类等等,理论上来说,它们都是体验性服务业,与医疗服务业最为接近,但是,它们都是劳动密集型企业,与医疗行业的知识密集、人才密集不同,不过,相对来说,高星级的酒店类企业可能会有合适的人选;其次,服务类行业中的银行业、保险业、证券业等金融机构,它们也是知识和技术密集型服务业,虽然不是体验性服务业,但差距不大,可能物色到合适人选;其三,涉及医疗的商贸类服务业,比如医药、医疗器械类的商贸公司或者大型连锁药店,它们涉及医疗,有一定的医疗专业认知,因而也是可选的行业。

上述招聘策略是从行业经验的角度来考虑的,招聘到相近或者相似行业的职业经理人可能会更快上手,但职业经理人的经营管理能力与个人的学识、经历和禀赋等有极大关系,其实哪个行业都可能物色到合适的人才,只是招聘成本太高,试错成本太大而已,而且外来的职业经理人能否融入民营医院的特定文化,文化与价值观认同、经营管理思想的磨合也是一个不小的障碍。因此,民营医院从内部培养和提拔管理层人才是最佳途径。

民营医院从内部培养和提拔中高级管理人才,不仅没有文化和价值观认同方面的问题,而且也是对所有员工都具有巨大的激励性和鼓舞性,因此,目前在医疗行业职业经理人市场远未建成的情况下,从医院内部培养提拔优秀员工进入管理层,是当前民营医院缓解经管人才紧缺问题的最佳选项。医院内部培养管理层人才,首先需要建立储备干部制度,招聘或者选拔一批具有潜质的经管后备队伍,进行梯队建设,这些后备人才的素质要求可以参考上文的管理层人才素质结构的关键要素进行遴选。其次要有科学的职业生涯规划,对后备人才要量身定制其培养计划,根据其不同的潜质、兴趣、专业和职业锚,科学合理地规划其职业生涯。其三要有科学的培养路径,民营医院经管类人才培养,必须要进行轮岗实训,其中运营管理、客服管理、营销管理这些一线岗位尽量都要历练,而且从基层开始入职,根据其表现和贡献可以逐级甚至越级提拔。第四要通过考核促进储备人才快速成长,相马不如赛马,通过内部竞争机制,让优秀的苗子尽快脱颖而出。

24.4.3 管理层人员的薪资、绩效与考核策略

管理层人员与普通员工不一样的,他们需要对医院的经营结果负责,因此其收入必须与经营结果挂钩,这就是现代企业制度权、责、利三者相互匹配、互为捆绑的最佳利益设计机制。大部分企业都是以年度为周期进行成果核算,而年薪制就是这种机制的典型做法,是几乎所有营利性行业职业经理人的标配,而长期激励计划作为管理层人员的"金手铐"也为越来越多的企业所采用,这将在下节解析,本节围绕年薪制来分析民营医院管理层人员的薪资、绩效和考核策略。

民营医院管理层人员的年薪制有多种设计方法,但无论何种方案,有两块年薪是必不可少的,即基本年薪和绩效年薪。基本年薪本质来说是提前支取的生活费,按月度给付,同时按此标准交纳个税及各种社会保险,年终考核得到的绩效年薪扣除基本年薪后发放,或者分时发放。当然也有的企业把基本年薪当作保底年薪,就像医师的保底工资一样,作为管理层人员的基本收入保障。绩效年薪是管理层薪酬的主体,是通过相关指标的设定与考核,来确定绩效年薪数额。绩效年薪的考核指标一般不宜过多,每个管理者一般3-5 个为宜,很多上市公司职业经理人就 2-3 个指标,分别是营业收入、净利润和净资产收益率。而笔者认为医疗行业属于轻资产的服务行业,是以员工的服务来获取收益,而不是基于资产规模来获利,因此民营医院考核净资产收益率意义不大,但净资产收益率很容易核算,而且可以跨行比较,因此

在上市公司中很受欢迎。对于民营医疗来说,业务收入、净利润、医疗服务质量、客户满意度是管理层考核指标库中的应考指标。同时,不同的医院处于不同的发展阶段,考核的侧重点也不一样。另外考核指标的设定还与民营医院的实际控制人的价值取向有关,比如笔者曾经咨询的一个项目,某民营企业创始人特别重视高管团队学习,将学习指标纳入考核,也是可行之举。

24.5 民营医院的长期激励计划

长期激励计划是企业与战略性人才在较长的时间内共享利益、共担风险的利益设计机制,对于企业来说,这种机制在一定时期内可以形成比较稳定的战略性人才团队,俗称"金手铐",将战略性人才与企业进行捆绑;对战略性人才来说,这种机制有明确的预期和方向,通过努力可以获得高额回报,因而具有强烈的激励性。对于民营医院来说,医师和管理层是医院的战略性人才(当然每家医院可以根据自身情况在此基础上扩大战略性人才的范围),对于这些战略性人才实行长期激励计划,是民营医院在当前行业不成熟、医师和经管人才紧缺的情况下非常有效的激励手段,爱尔眼科医院就是典型代表,该院 2009 年在深圳创业板首发上市,是民营医疗行业在国内资本市场上第一家 IPO 成功上市的医院,其 2011 年就推出了为期七年的战略性人才的期权激励计划,之后还推出"合伙人计划"以及"省会合伙人计划"等多种方式来凝聚和激励广大战略性人才,取得了显著的成效。

长期激励计划有多种方式,常用的有期权计划、期股计划和干股计划。这三种长期激励计划各有不同的应用范围,期权计划适用于上市公司,当然非上市企业也可以模拟运用;期股计划和干股计划适合非上市企业,民营医院完全可以运用,下面分别解析。

首先是期权。期权计划一句话简述就是"用现在的股票价格去购买未来的股票",公司做强做大,股票自然会升值,那么用当前的价格去购买未来的股票,自然会获利丰厚。当然行权期中,如果股票价格低于行权价,行权人可以放弃行权。其运作流程为:首先确定期权额度及行权期限、激励对象名单及其个人额度,然后确定行权价格,一般以某日收盘价为准,或者倒推若干个交易日的平均收盘价为行权价格。然后按照既定的考核办法,达标就可以行权购买,未达标当年注销,具体操作流程见图 24-3。以爱尔眼科为例,2011年期权额度 900 万,占总股本 3.37%,授予 194 人(5 名高管,其余为核心技术人员、核心管理人员以及董事会认可的其他人员),分为 6 年期行权,首期行权额度为 20%,其余五期均为 16%。行权价为 41.58 元;考核指标两个,即净利润增长率(以 2010 年净利润为基数, 2011 –2016 年相对于 2010 年的净利润增长率分别不低于 20%、40%、65%、90% 、110%、140%;)和净资产收益率(2011–2013 年和 2014-2016 年的净资产收益率分别不低于9.6% 和 10%。),当年考核达标即可行权,未达标,公司注销当年相对应的期权。

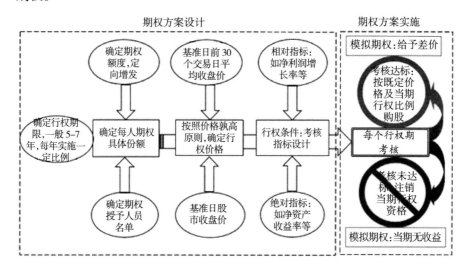

图 24-3:期权操作流程示意图

其次是期股。期股一般是大股东向激励对象授予的有偿股份,激励对象本身需要投资参股获得部分实股,然后大股东配套授予数倍于实股的期股,两者加总的分红权属于激励对象,激励对象在规定的年限内逐年用分红购买大股东授予的期股,分红不够的,需要激励对象自己补齐,具体操作流程见图 24-4。每年购回的期股可以当年转为实股,也可以期限结束后一道转为实股,在期股没有转为实股前,期股的所有权、表决权依然属于大股东,期股的收益权属于激励对象。通过这种利益机制的设计,激励对象需要努力工作使得公司有盈利才可能分红,因而具有强烈的激励性。

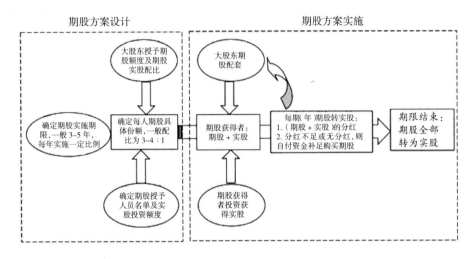

图24-4：期股操作流程示意图

最后是干股。干股其实是一种分红权,大股东给予激励对象一定比例的干股,其实也就是给予一定比例的净利润分红权,不存在股权买卖或者转让关系,干股持有者只有分红权,而没有所有权和表决权。当然大股东也可以将干股以优惠价格出售给激励对象,也可以无偿赠送,这需要看干股持有者对公司的重要性,以及大股东的意愿。

很显然,上述三种长期激励计划都是公司为了激励战略性人才所设计的利益分配机制,通过经济利益的刺激,使得激励对象能够努力工作,才能获得双方共赢的结果。但这种利益机制有一定的缺陷,在激励对象具有一定的经济基础后,它的边际刺激效应是递减的,甚至变得迟钝,因此,民营医院在设计长期激励计划时不仅要有物质利益的考量,也要有精神激励的配套,比如职业荣誉、职业尊重、职业信任等;同样的,赋予更大的职业机会、职业责任等方式也是激励战略性人才的有效手段。

第25章　民营医院创新性
人力资源管理策略①

　　中国民营医院绝大部分是依据公司法组建的营利性公司制医院,它既有医疗机构共有的知识密集、人才密集的特点,也有企业所具有的基于利益性导向的组织设计和人力资源功能配置。由于中国医疗改革的滞后,使得民营医疗行业的企业化经营思维及经营方式方法相比于业外成熟行业要落后许多,反映在人力资源(HR,下同)管理上, HR 部门更多的是作为管理性机构而非服务性机构存在于医院组织体系中,这种供给侧思维指导下的 HR 管理模式几乎无法提供精细化、专业化甚至顾问式服务,这就是很多民营医院的 HR 部门很难招聘到医生的原因所在。因此在注重效益、效率以及可持续

---

　　① 　根据本文主要内容改写的论文已被《人力资源管理》杂志社审核通过,笔者已经收到用稿通知。

发展的当代市场经济环境中,民营医院需要对传统的 HR 管理模式进行反思和重塑。从这个角度来看,本文是属于战略性人力资源管理范畴,是上一章 SHRM 的继续。本章首先分析民营医院 HR 管理现状,以及现代社会发展对民营医院传统 HR 管理带来的挑战,然后分析现代企业先进的 HR 管理模式及其对民营医院的启发,最后重构基于客户端思维的民营医院创新性的 HR 管理范式。

25.1 民营医院人力资源管理现状简析

中国民营医院的基本面情况前文都有分析,此处不再赘述,直接分析民营医院的 HR 管理现状。大多数民营医院的 HR 管理都是从事最基本的 HR 六大模块或者八大模块,而且不少医院并没有真正发挥其应有价值:从招聘来说,医院最核心的两类战略性人才——医师及中高级经理人——大都是医院的管理层来亲自招聘,人事部门大都没有能力来招聘这类人才,至多辅助办理一些程序性的事务;培训方面大都没有系统的培训规划和科学的、具有针对性的课程设计;员工发展路径及职业生涯大都没有系统的规划设计,而且不少民营医院根本就没有这方面内容;薪酬体系大部分都是随行就市的谈判工资制,缺乏基于岗位分析和岗位评估的科学的薪酬设计作为基础和指导;绩效与考核只是针对关键岗位具有 KPI 设计和考核,而且有些民营医院的绩效考核是由财务部门来主导,人事部门只是辅助;医院文化建设流于形式,标语口号以及院庆、联欢会是其主要内容;组织设计和组织管理只是辅助功能,人员调配更多是各部门主管或管理层来决定,人事部门只是办理手续;人事部门日常主要工作就是普通员工的招聘、离职及具体的人事事务办理(比如劳动关系、社保等)。稍大一点规模的民营医院具有 HR 规划功能,但规划的科学性以及与医院发展战略的衔接性和适配性难以预期,而不少民营医院并没有系统的、成文的发展战略或规划,有些只是概念性设计或者轮廓性描述而已,因而也很难对 HR 发展提供科学指导。上述这些就是大多数中国民营医院 HR

管理的现状,民营医疗行业的整体性落后导致 HR 管理的落后也在情理之中。

25.2　民营医院传统人力资源管理面临的挑战

首先是客户需求的变化。2015 年开始,中国服务业 GDP 比重已经过半,服务经济时代已经来临,而人们消费心理和消费行为已经发生了巨大的变迁,需求个性化、选择多元化、消费升级化已经成为现代社会的新常态。生活品质的提升,人们对健康的需求越来越高,人们就医的动机也丰富多彩,看病治病只是最基本的价值需求,增值医疗的蓬勃发展,展现出人们具有不同的价值诉求。消费者不同的理性需求和情感需求,对于民营医院的核心医疗服务及附加值服务的要求也越来越高,因而提供核心价值服务的医生及提供附加值服务的各岗位客服人员的服务水平也必须要与时俱进的提高。客户需求的新变化无疑对民营医院传统的 HR 管理提出了新挑战:HR 部门如何能够招聘到既有专业技能又有服务意识的医师? 如何构建"以客户为中心"的培训体系? 如何有效识别和评估员工素质冰山模型隐体部分的价值动机、自我认知及服务潜能以匹配客户服务的升级需求? 不仅如此,更大的挑战来自于民营医院以往的供给侧思维,以我为主的供给侧思维如何向以客户为中心的客户端过渡? 同样的, HR 部门如何转换思维,树立以员工为服务对象的"内部客户"思维,也就是 HR 部门要从管理性思维转化为"以人为本"的服务性思维,这是第一个重大的挑战。

其次,医疗科技的进步使得医学各个学科的分工越来越细,专业分工的细化,需要有擅长不同领域的医师来提供相应的服务,比如以往单一的骨科现在可以细化为创伤骨科、关节外科、脊柱外科、运动系统畸形、骨感染、骨结核、骨肿瘤等等,而不同的骨科医师可能有不同的擅长领域;不仅医师如此,同样的,从事经营岗位的产品(也即是病种)经理也要对相关产品有相当的认知,才能进行产品属性、客户属性、产品诉求等一系列产品的分析与设计。所有这些岗位都具有相当的专业性,这对传统的 HR 管理中的招聘和培训形成挑战,提供专业性的 HR 服务不是从 HR 各专业模块的供给侧思维来考虑的,而是基于"内部客户"的客户端需求来考虑的,因此对 HR 人员来说仅仅掌握自己的 HR 专业知识还不够,还需要深刻认知和理解医院的业务和产品,方能有效进行人才识别和人才评估、在何处招聘、需要什么样的培训或培养策略,如何规划其职业生涯路径等,不懂业务的 HR 将很难为医院内部客户提供有效的、精准的服务。比如现在很多民营医院招聘医生都是总经理或者院长亲自出马,因为 HR 部门没有这个能力。当然还有医师的社会地位和专家特征,一般 HR 经理没有一定的业务理解能力和专业知识,也很难与医师沟通。这就是知识密集、人才密集型企业所共有的特征,这就要求 HR 部门不仅要掌握 HR 专业知识,也要对业务有相当的认知和理解,否则将很难开展有效的工作,这是第二个重大挑战。

最后,中国医疗改革进程对民营医院 HR 带来的挑战。首先是分级医疗体制及医联体建设。2015 年 9 月国家颁布的《关于推进分级诊疗制度建设的指导意见》[①] 规定,到 2020 年逐步形成"基层首诊、双向转诊、急慢分治、上下联动"的分级诊疗模式;2017 年 4 月发布《关于推进医疗联合体建设和发展的指导意见》[②],规定 2017 年 10 月底前所有三级公立医院都要启动医联体建设,到 2020 年全面推进医联体建设,所有公立医疗机构全部参与医联体。医联体内将首诊导流到基层医院,然后进行双向转诊。中国民营医院绝大部分都是基层中小医院,应该是"基层首诊,双向转诊"改革的受益者,但很明显的前提是要加入公立医院主导的医联体,文件虽然鼓励民营医院参与医联体,但已经预防性地提出"防止大医院跑马圈地、挤压社会办医空间"等问题。而要参与医联体,民营医院目前的医师资源以及粗放的 HR 管理

---

① 国务院办公厅.关于推进分级诊疗制度建设的指导意见.国办发〔2015〕70号.[EB/OL].[2015–09–11].http://www.gov.cn/zhengce/content/2015–09/11/content_10158.htm.

② 国务院办公厅.关于推进医疗联合体建设和发展的指导意见.国办发〔2017〕32 号.[EB/OL].[2017–04–26].http://www.gov.cn/zhengce/content/2017–04/26/content_5189071.htm.

模式能否与医联体对接,难以预料。另外,国家 2016 年 10 月发布的《"健康中国 2030"规划纲要》^① 中明确指出"积极探索医师自由执业、医师个体与医疗机构签约服务或组建医生集团",其中"自由执业"和"医生集团"第一次写进"国字号"文件,这比《关于推进和规范医师多点执业的若干意见》^② 政策中的"医师多点执业"更具有冲击性。医师自由执业、多点执业和医生集团等政策,无疑给民营医院带来巨大机会,但对民营医院目前的 HR 管理思维、体系及能力将是一个不小的挑战:对于这些基于业务合作的医师,如何进行薪酬设计、绩效管理,如何进行考核以及劳动关系管理,不同性质、不同专业的医师可能还会有个性化的要求和人力资源服务,这些都将对民营医院传统的 HR 模式形成挑战。

综上所述,无论是客户需求的变化、医疗科技的发展,还是中国的医疗改革政策,都给民营医院提供巨大机会的同时,也带来毋庸置疑的挑战,民营医院传统的 HR 管理模式已经到了必须要进行变革和重塑的时候了。

25.3　创新性 HR 体系及其对民营医院的启发

现代科技的进步,特别是 IT 及互联网技术的发展,已经深刻地改变了人类的生产生活方式,伴随着这种科技进步,也产生了不少具有世界级影响的伟大企业,像美国的 APPLE、MICROSOFT、GOOGLE,中国的华为、腾讯、阿里等都是杰出的标杆。这种代表先进生产力的优秀企业,除去行业特征和企业规模外,它们本质上与民营医院一样,都是专业高度细分的知识和人才密集型企业,他们的 HR 管理模式或许能对民营医疗业有所启发,下面展开研究。这类企业的 HR 管理模式如图 25-1 所示:

---

① 中共中央,国务院."健康中国 2030"规划纲要. [EB/OL]. [2016-10-25]. http://www.gov.cn/zhengce/2016-10/25/content_5124174.htm.

② 卫计委. 关于推进和规范医师多点执业的若干意见. 国卫医发〔2014〕86 号. [EB/OL]. [2014-11-05]. http://www.nhfpc.gov.cn/yzygj/s7655/201501/8663861edc7d40db91810ebf0ab996df.shtml.

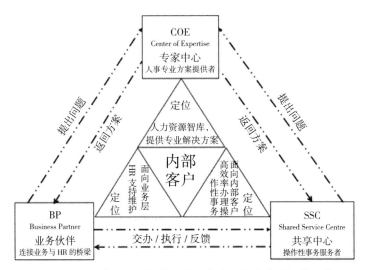

图25-1：面向内部客户的基于专业化分工的人力资源管理范式

图25-1的"面向内部客户的基于专业化分工的HR管理范式"本质上是对传统HR管理思维的颠覆和再造,以适应现代企业高度发达的专业化分工,HR部门以服务"内部客户"的角度来应对知识密集、人才密集以及员工众多的大规模高新技术企业的HR问题。这种模式的核心在于以人为本:首先是转变思维,从管理性思维转变为服务性思维,来应对知识密集、人才密集场景下所产生的各种人事问题;其次是HR基于服务内部客户的客户端思维来进行专业化分工,而不是传统的以HR专业知识维度的供给侧思维来分工:专家中心相当于HR的大脑和智库,以批量提供专业化的人事解决方案;共享中心相当于手脚,来批量办理各种人事例行性、程序性、常规性的操作事务;而业务伙伴则是为一线业务部门提供贴身HR服务的专家,用以解决传统HR部门只懂HR不懂业务的积弊,这类业务伙伴既是人事专家,也是业务里手,他们可以为一线业务部门提供切合其业务需求的人事咨询和支持服务,下面以案例形式来进一步解读。

案例1:微软亚太研发(ATC)集团的业务伙伴(HRBP)。该集团HR部门专门设置了为ATC员工服务的HRBP,其作用就是联系ATC研发业务部门与整个HR体系的桥梁。HRBP对ATC各个部门的业务都非常了解,包括各部门的短期目标、中长期战略、优先的业务、在人事方面的挑战等。每一位 HRBP 都很擅长辅导下属,常常深入细致地了解和解答他们工作中的相关难题,以至员工们都不认为他是 HR 部门派来的 HRBP,而是一位善于倾听和提供帮助的朋友。

案例 2:腾讯公司的共享中心(SSC)。腾讯公司是我国最早引进上述 HR 管理模式的公司之一,也是运用得最为成功的企业。其 HR-SSC 的功能现在已经升级为 HR-SDC(HR Shared Delivery Center,HR 共享交付中心),并且已经细化到按照产品化思路和平台化思路来进行建设,其产品化思路包括人才供应链、人才成长链、员工服务链三个产品;其平台化思路包括标准交付平台、信息化支撑平台。由此可见腾讯公司对 SSC 理解之深刻。

案例 3:华为公司 HR 系统的"三驾马车"。该公司 HR 三驾马车分别是 HR 管理委员会(HRMC)、HR 管理部和干部处:HRMC 相当于 COE,其职责是从宏观角度来进行规划设计,向董事会就 HR 领域的战略性问题提供建议,同时还负责监管公司级 HR 决策,为业务发展提供支持;其 HR 管理部相当于 SSC,其职责有九个方面,是 HR 六大模块的细化;而干部处是 HR 管理部的下属执行机构,相当于 HRBP,负责将 HR 管理部制定的制度进行细化,把各项政策、制度与所服务部门的业务特点紧密结合起来,形成具有可操作性的政策和制度。

上文从理论和案例的角度分析了新型 HR 管理范式,当然这种高大上的 HR 管理模式并不是任何企业都适用的,也有其最佳适用范围:首先是知识密集、人才密集型企业,专业分工越细、人才越密集越能展示其基于客户端思维的体系性作战的优越性;其次是员工人数众多,至少上万人(比如华为 17 万,微软 12 万,阿里 3 万,腾讯 2.5 万),具有批量人事处理需求的企业;其三是业务分散,广域分布,甚至是全球布局的跨国企业,因为这样的企业要掌握各个地区不同的劳动人事法律和政策,同时要能提供适配各个地区不同场景的 HR 专业解决方案;最后是基于信息化网络的远程处理系统,针对这么庞大规模的员工队伍、分布在如此之广袤的区域,没有基于 IT 和互联网基础之上的 HR 信息管理系统,是无法想象的,其实对于这些企业来说,含有 HR 模块的 ERP 或者 SAP 系统是标配。很显然,中国民营医院中,单体性民营医院除了符合第一条特征,即知识密集、人才密集特点之外,其他几乎都不符合:即使是大型单体性民营医院的员工也很少超过两千人,业务半径大都集中在一个城市或地区,而基层医院一般都在 500 人以内,服务半径5 公里左右;目前几乎没有单体性民营医院需要上 ERP 或者 SAP 系统,大马拉小车,没有必要,但有的有单独的 HR 管理模块。而集团性民营医院因为连锁发展,业务拓展范围较广,甚至覆盖全国,连锁集团的员工总人数也可能上万人,而集团性民营医院也有条件上远程业务处理系统。

因此,对于上述这种先进的 HR 管理范式,由于中国医改的滞后性而导致整个民营医疗行业的不成熟性,以及 HR 管理的落后性,不可能也不应该生搬硬套这种先进的 HR 运作模式,但可以借鉴其中的运作思想,结合医院自身情况进行针对性的参考和修订,汲取其中有用的部分为我所用。该范式给予民营医院最大的启发有两点,一是基于知识密集和人才密集型企业的共性,传统 HR 供给侧的管理思维必须要转变,重新打造以内部客户服务为导向的客户端思维;二是 HR 管理的专业化分工,不是以供给侧的 HR 专业知识的维度来划分,而是基于内部客户需求的客户端需求维度来进行分工。而这两点恰恰是现代人力资源管理中真正的"以人为本"的体现。

25.4　单体性医院 HR 管理体系创新范式的设计

上文分析了现代大规模高科技企业的 HR 管理模式,从形式上(COE、SSC、BP 三驾马车)和本质上(客户端思维)都颠覆了传统人力资源管理范式,但是,就其基础内涵来说,其实是万变不离其宗,与传统人力资源管理所要处理的内容并无二致,只不过新范式基于客户端思维和专业化服务能力将其重新解构与融合,完成了从量变到质变的转换,比如,就招聘、培训、薪资、绩效、考核来说,这些都是传统 HR 的经典功能,新范式将其分为两部分,即方案设计与方案执行,这样的好处是一方面保证了方案的科学性、专业性,一方面保证了执行的便利性、效率性,分工与合作,各得其所,而传统HR 是把方案设计与方案执行糅合在一起,没有进行分工而已。因此,民营医院创新性的人力资源管理范式需要将传统与现代进行有机结合,才能打造基于当前民营医院现状又能适度超前的 HR 管理新范式。盲目生搬硬套或者妄自菲薄都不是科学和务实的态度。由于单体性民营医院和集团性民营医院的组织目标不同,因而其 HR 管理的侧重点也不同,因此新范式应该分开设计,本节分析单体性民营医院 HR 创新范式。

目前民营医院 HR 管理上当务之急的问题,首先是招聘医疗人才的能力不足,而医疗人才恰恰是民营医院最关键的战略性人才,因此可以参考上述先进企业的 HRBP 模式来开展;其次是每家医院传统 HR 模块方案的科学性参差不齐,可以借鉴上述 COE 的思想,方案设计和方案执行分开考虑,因为方案设计只是一个项目而已,设计完毕后,就是大量的常规性、例行性、操作性事件,当然可能在执行中需要对方案进行微调和完善,这些都不影响大局;最后是供给侧的功能型思维模式,需要逐步过渡到以内部客户为中心的客户端服务型思维模式上。因此单体性民营医院的 HR 管理范式可以如下设计,参见图 25-2。

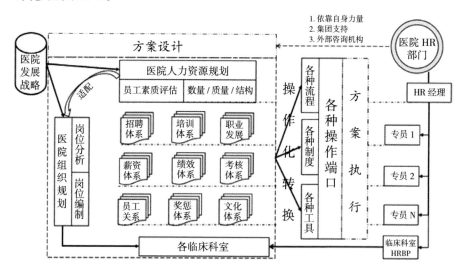

图 25-2:单体性民营医院 HR 系统创新型范式

图 25-2 的"单体性医院 HR 系统创新性范式"应该比较清晰地展示了单个民营医院 HR 管理的内在逻辑,整个框架可以从两个维度来观察,首先是医院发展战略所派生出来的整体组织规划以及与其适配的人力资源规划,然后再从各自的维度进一步展开;其次是基于客户端思维,将方案设计与方案执行分开构建。HR 九大核心模块(招聘、培训、职业发展、薪资、绩效、考核、奖惩、员工关系和医院文化)的方案可以依靠自身力量或者借助外部力量来科学设计,设计的结果一定要转换成可以操作的具体规章、流程和工具,这样执行起来就是例行性的按章办事,就会便利很多,大大降低医院 HR 部门的操作难度,只需要设置几个专员就可以分工操作。这里需要注意的是设置了临床科室的 HRBP,解决以往人事部门不懂业务,无法有效支持一线业务部门开展工作,同时也解决了医师的招聘能力建设问题。

25.5　集团性医院 HR 管理体系创新范式的设计

集团性民营医院一般都是由总部和下属各家医院组成,因此,除了复合型控股外,单纯的投资控股集团其总部其实已经不是医疗机构,而是一个典型的投资管理公司,而投资管理公司的运作模式非常成熟,其主营业务一般有三块,一块是增量投资,也就是投资兴办新的医院;第二块是存量管理,也就是对下属各家医院的支持与管控,第三块是集团整体的战略发展。上文已经分析,集团性民营医院分布广、员工多,作为集团整体来说也是知识密集和人才密集的企业,如果再有远程业务处理系统,那么就可以借鉴上文所述的先进企业的 HR 管理范式,集团性民营医院的 HR 体系可以设计如图 25-3 所示。

图 25-3 的"集团性医院 HR 系统创新性范式"体现的是服务内部客户(下属医院 HR 部门对于总部 HR 部门来说就是内部客户)的客户端思维,集团总部的 HR 部门主要功能是为下属医院提供支持和服务,所以集团的 COE 系统,即专家中心可以随时为下属医院提供 HR 解决方案;其 SSC 系统即共享中心与下属医院的 HR 系统同属一个 HR 信息系统,或者在过渡阶

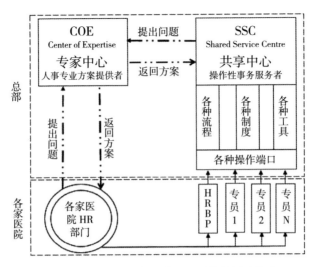

图 25-3：集团性民营医院 HR 系统创新型范式

段是可以兼容的系统,下属医院的 HR 系统在某种程度上只是总部 HR 系统的一个客户端,下属医院可以从中接受总部的各项 HR 指令、上传总部要求的各种 HR 信息和报表、执行集团统一规定的各种 HR 政策、规章和流程等。图 25-3 中有两点需要注意:首先是集团公司没有设置先进企业 HR 系统中三驾马车之一的 HRBP 系统,也就是 HR 业务合作伙伴。为什么呢? 因为 HRBP 的产生是现代科技高度专业化分工的结果,传统 HR 部门对于一线业务部门的技术和业务不了解而无法提供有效的、精准的支持和服务,这时候 HRBP 应运而生,作为既懂业务又懂 HR 专业的复合型人才,HRBP 是 HR 部门与业务部门的桥梁和纽带。后来随着 HRBP 模式的发展,有些企业的 HRBP 又多了一份副业,即监管功能。集团性民营医院的知识和人才密集主要是体现在下属各家医院,所以各家医院务必要设置 HRBP,但集团总部设置 HRBP 就缺少足够的理由:集团总部员工少,谈不上知识密集和人才密集,如果说向下属医院委派 HRBP,其主要使命已经与下属医院重叠,而且总部委派的 HRBP 未必有医院一线的 HRBP 更理解业务;从副业监督的角度来看,总部完全可以通过法人治理结构的董事、监事的委派,或者人事总监的委派制,实施有效监管,因此,集团性民营医院的总部没有必要设置

HRBP，不能生搬硬套。其次是基于 IT 和互联网技术的远程业务处理系统，上述先进企业大都应用 ERP 或者 SAP 系统，但成功运用这类系统需要非常苛刻的条件，其背后有着成熟的管理思想、管理文化和管理制度的支撑，在操作层面，必须要有各种明确的作业限定才可能运行起来。正因为严苛的使用条件，中国成功应用 ERP 或者 SAP 系统的比例并不高，至少有七成以上的企业引进系统后无法有效运营，反而形成拖累。中国民营医院的经营管理思想和理念还不成熟，当前情况下，引进这类系统的条件还不成熟，不建议导入这类系统，但可以引进一些本土化的比较成熟的远程业务处理系统，这些系统都能满足要求。

综上所述，医疗行业是以客户为中心的典型的知识密集和人才密集型行业，现代社会的高度发展，使得客户对于健康服务的需求越来越多元化，升级化；现代医学的进步也使得医疗专业的分工越来越精细，仅懂 HR 不懂业务的 HR 部门注定无法为一线业务部门提供有效的、精准的服务。因此医疗行业供需两个方面都在发生巨大的变化，时代的发展，要求当前我国包含民营医院在内的所有医院的 HR 管理，都应该转换思维，颠覆以往供给侧的管理型思维，重塑以员工为内部客户的客户端服务型思维，其实这种"以人为本"的服务型 HR 模式早已为西方发达国家的医疗行业所广泛应用。公立医院"管办分离"的改革取向，也给公立医院的 HR 管理转型到上文所述的"单体性医院 HR 体系创新性范式"提供了机会，而公立医院医联体建设过程中的 HR 管理，也可以借鉴上文所述的"集团性医院 HR 体系创新性范式"的设计思想。作为一种科学管理方法，没有公立民营之分，只要是医疗行业的服务提供者，都应该与时俱进地运用先进的方式方法造福于外部客户，同理，各类医院的 HR 部门也应该与时俱进地运用科学先进的理论和范式服务好内部客户。

第 26 章　民营医院的融资策略

　　大多数民营医院是根据公司法成立的公司制医院,是一种营利性的企业组织,因此既然是企业,就应该顺应市场经济的规则来开展经营活动,充分运用一切低成本资金来满足企业发展中的资金需求、保持科学合理的资产负债结构是企业日常经营中最基本的财务管理职能,但这个经营常识在民营医院中,特别是某些早期民营医院中倒未必有市场。本章从民营医院负债经营的必要性说起,来探讨民营医院多方位的融资策略,但本章讨论的融资仅限于通过非上市的方式来获得资金,至于通过上市来获得可持续的融资平台将在下一章《民营医院的资本运作策略》中去探讨。

26.1　民营医院负债经营的必要性

　　早期有的民营医院不愿利用低成本资金,认为"不差钱,为什么要贷款",甚至认为没有贷款、没有负债是企业实力的象征等等,殊不知自有资金也是有巨大的机会成本的,因为自有资金投入到医院经营中所带来的收益率一旦大于商业银行的贷款利率,这种差额就是民营医院的损失,虽然这种损失不是直接发生的,不会表现在医院的资产负债表和经营损益表中,但它确实是一种机会的损失,是一种本来可以获得更大收益的损失。现代企业没有不负债经营的,只要合理控制负债规模,保持科学的资产负债率,就能极大化地提高资本的利用效率。其实,如果仅仅从经济学的角度来说,大到一个国家,小到一个家庭,都是如此。早在 20 年前国有企业股份制改革的时候,笔者就曾公开撰文指出,全部股权化或者全部债权化都不是国企股份制改革的方向[1],因为这其中存在一个最佳的资产负债比率的问题。民营医院也是如此,现代企业根据所在的行业不同,一般都有一个比较合理有效的负债结构。即使不分行业,一般认为维持 40%–60% 的资产负债率是一个合适的负债规模。我们可以从已经上市的民营医院的报表中来管窥一斑,参见表 26–1:

表 26–1:民营医疗类上市公司 2016 年底资产负债率[2]

名称	股票代码	上市板	主营业务	2016 年底资产负债率
爱尔眼科	300015,SZ	深圳创业板	眼科	27.76%
通策医疗	600763,SH	上海主板	口腔	30.12%
国际医学	000516,SZ	深圳主板	综合	37.02%
美年健康	002044,SZ	深圳中小板	体检	40.16%
华夏医疗	08143,HK	香港创业板	医院投资	55.08%
康宁医院	02120,HK	香港主板	精神科	32.53%
和美医疗	01509,HK	香港主板	妇产科	17.83%
新世纪医疗	01518,HK	香港主板	儿科	78.88%
泰和诚医疗	CCM	美国纽约证交所	肿瘤	61.85%
爱康国宾	KANG	美国纳斯达克市场	体检	54.53%

----

[1] 张明 . "股权""债权"结合论 [J]. 中国经济问题 .1996(5):15–17.
[2] 数据来源:上述上市公司 2016 年年报,其中爱康国宾是前三财季季报(201603–201612).

从上表可见,如果简单以算术平均数来说,这十家医院类上市公司的平均负债率为43.58%,这个数据意味着上市公司有四成的资金是负债经营的,应该是比较合适的负债结构。上述表格如果单纯从数字来看,新世纪医疗的负债率有点偏高,而和美医疗的负债率最低,甚至不足20%,涉嫌资金利用效率不高,不是利好。一般来说,医疗行业是属于现收现付的服务性行业,现金流相对充沛,负债率一般会相对较低,维持30%—50%的负债率应该是个合适的范围,但这也取决于管理层有效使用资金的能力及风险偏好,进取心和风险管控能力强的医院,70%的负债结构也是可以接受的,但超过70%,会有一定的风险;而低于20%,一般认为自有资金没有得到充分有效利用,资金利用效率低。

所以,综上所述,负债经营是现代民营医院财务管理的基本手段和基本的经营谋略,也为民营医院跨越式发展所必需。

26.2 民营医院政策性融资机会

最近几年国家出台了不少促进民营医院加快发展的政策,并且在财政、信贷等方面给予支持。因此,用好、用足国家的政策是民营医院必须做好的功课。有关民营医院筹资的主要政策如表26-2所示:

表26-2:民营医院政策性融资机会

政策文号	政策内容
国办发〔2010〕58号	《关于进一步鼓励和引导社会资本举办医疗机构意见》: 非公立医疗机构在科研课题招标及成果鉴定、临床重点学科建设、医学院校临床教学基地及住院医师规范化培训基地资格认定等方面享有与公立医疗机构同等待遇。
国发〔2013〕40号	《国务院关于促进健康服务业发展的若干意见》: 鼓励企业、慈善机构、基金会、商业保险机构等以出资新建、参与改制、托管、公办民营等多种形式投资医疗服务业。

续表

政策文号	政策内容
国办发〔2015〕45号	《关于促进社会办医加快发展若干政策措施的通知》： ▶将提供基本医疗卫生服务的社会办非营利性医疗机构纳入政府补助范围，在临床重点专科建设、人才培养等方面，执行与公立医疗机构同等补助政策。 ▶鼓励地方探索建立对社会办非营利性医疗机构举办者的激励机制。 ▶鼓励地方通过设立健康产业投资基金等方式，为社会办医疗机构提供建设资金和贴息补助。 ▶鼓励社会办医疗机构以股权融资、项目融资等方式筹集开办费和发展资金。 ▶支持符合条件的社会办营利性医疗机构上市融资或发行债券，对接多层次资本市场，利用多种融资工具进行融资。 ▶鼓励金融机构根据医疗机构特点创新金融产品和服务方式，扩大业务规模。拓宽信贷抵押担保物范围，探索允许社会办医疗机构利用有偿取得的用于非医疗用途的土地使用权和产权明晰的房产等固定资产办理抵押贷款。 ▶鼓励社会办医疗机构在银行间债券市场注册发行非金融企业债务融资工具筹集资金，鼓励各类创业投资机构和融资担保机构对医疗领域创新型业态、小微企业开展业务。
国办发〔2017〕44号	《关于支持社会力量提供多层次多样化医疗服务的意见》： ▶支持社会办医疗机构引入战略投资者或合作方，加强资本与品牌、管理的协同，探索委托知名品牌医疗实体、医院管理公司、医生集团开展经营管理等模式。 ▶发展医疗服务领域专业投资机构、并购基金等，加强各类资源整合，支持社会办医疗机构强强联合、优势互补，培育上水平、规模化的医疗集团。 ▶吸引境外投资者通过合资合作方式来华举办高水平医疗机构，积极引进专业医学人才、先进医疗技术、成熟管理经验和优秀经营模式。 ▶鼓励各类资本以股票、债券、信托投资、保险资管产品等形式支持社会办医疗机构融资。 ▶积极发挥企业债券对健康产业的支持作用。 ▶加快探索社会办医疗机构以其收益权、知识产权等无形资产作为质押开展融资活动的政策，条件成熟时推广。 ▶在充分保障患者权益、不影响医疗机构持续健康运行的前提下，探索扩大营利性医疗机构有偿取得的财产抵押范围。

上述政策中提及的"补助政策""激励机制""健康产业投资基金""股权融资""项目融资""上市融资""发行企业债""拓宽信贷抵押担保物范围""专

业投资机构、并购基金""股票、债券、信托投资、保险资管产品""创投机构和担保机构对医疗创新业态、小微企业开展业务""以收益权、知识产权等无形资产作为质押"等等政策,都是民营医院获得资金筹措的机会,民营医院应该要善于运用这些政策来进行资金融通。

26.3 民营医院的内部融资策略

内部融资是不少民营企业常用的融资方法,很多时候,内部融资是给员工的一种福利,其利率一般远高于银行同期存款利率甚至贷款利率。内部融资根据资金需求规模,可以是全员融资,也可以是小范围的定向融资;从融资的性质来说,可以是债务融资,也可以是股权融资。

首先是债务融资。内部融资的规模一般不大,大都在千万级以下的数百万融资,其利率一般参考民间借贷的利率。根据最高人民法院的相关规定,民间借贷的利率可以适当高于银行的利率,但最高不得超过银行同类贷款利率的四倍,超出此限度的,超出部分的利息不予保护①。当然,笔者认为,内部融资毕竟是医院内部基于员工信任基础上的一种带有一定福利性质的融资,根据医院的财务状况,一般年化利率在10%—20%之间比较合适,最高不超过30%,过高利率对于中小型实力不是很雄厚的医院来说,也是一种负担,不仅对医院的财务不利,也会产生税务会计的调整问题,因为利息作为财务费用可以税前列支,但过高的利息有避税的嫌疑,税务机关可能会进行所得税审查和调整。

其次是股权融资。这种融资不是借贷关系,而是资本金扩充,是一种增资扩股行为。很显然这种融资一般不是针对所有员工的,而是针对特定员工,具有股权激励的性质。对于已经上市的民营医院来说,可以通过期权的设计,来进行相关员工的激励(具体参见前文的《民营医院战略性人力资源

---

① 《最高人民法院关于人民法院审理借贷案件的若干意见》,1991年7月2日最高人民法院审判委员会第502次会议讨论通过,最高人民法院以法(民)发〔1991〕21号通知于1991年8月13日下发。

管理策略》），而对于一般未上市的民营医院来说，如果单单是融通资金的筹资行为，不建议采用股权融资方式，借贷融资更为适合；如果是出于"金手铐"激励和约束作用，将核心员工与医院进行战略性捆绑，那么股权融资的方式非常合适，不仅凝聚了人才，医院也获得一定的增量资金。事实上民营经济中，股权激励非常普遍，不少民营企业都是通过股权设计来达成企业与核心员工的利益共同体。在这种股权激励思想指导下的股权融资，一般有两种方式：一种是以每股净资产为基础，给予适当的折扣，来定向增资扩股；另一种是将公司所有的净资产折合成股份，核心员工以每股一元的价格参与到股本金中去，该种方式一般伴随着股份制改造，也就是有限责任公司变更为股份有限公司。

总之，内部融资有利于增强员工的凝聚力，一般小规模的融资尽量优先考虑内部融资，让员工也能分享医院发展的成果，增加员工的获得感。但前提是，对于内部债务融资，一定要具有到期偿付能力，否则带来的负面影响将远远大于外部融资。

26.4 民营医院的债务融资策略

民营医院如果需要大规模债务融资，那么内部融资是无法解决的，必须要借助外部的资金融通渠道。而外部资金渠道中，主要有三种类型，首先是企业发债，其次是金融机构信贷，最后是机构融资，下面分别探讨。

首先是发行企业债。对于有条件的大型民营医院来说，发行企业债的资金成本甚至比银行贷款的利率更低，而且也为国家政策所鼓励（参见上文）。一般来说，企业债的债券利率会高于银行同期存款利率，但资信度高的大型医院债券的利率一般要低于银行同期贷款利率，而资信度较低的中小企业债券的利率则可能要高于同期贷款利率。此外，有条件的医院也可以发行可转换债券，该种债券可根据一定的条件转换成医院的股票，灵活性较大，所以利率较低。

其次是金融机构信贷。这类金融机构包括商业银行、信托公司、财务公司、贷款公司、保险公司的资管产品等，银行贷款是最常见、也是最基本的融资方式。考虑到医疗服务业属于轻资产行业，现在国家政策也鼓励银行拓展抵押物的范围，接受医院的非医疗资产的土地使用权或者房产来进行抵押贷款，未来还可以用收益权、知识产权等无形资产作为质押开展融资。医疗服务业属于现收现付的行业，其每日的资金流水也可以反映医院的实力，可以据此申请金融机构的信用贷款。当然企业间的相互担保也是获得银行贷款的路径之一。一些大型集团性民营医院可以与相关银行合作，以获得银行的授信额度。

最后是机构融资。这类机构包括医疗类产业投资基金、创投公司、私募股权投资、上市公司以及企业的战略合作伙伴等，与这类基金或者企业建立良好的合作关系，也是获得资金的可取路径。各类产业投资基金或者创投资本可以从融资开始建立信任和合作关系，条件成熟时，可以债转股，或者直接进行股权融资。企业战略合作伙伴可以提供融资支持，比如直接借贷或者提供担保，一些上游战略合作伙伴（比如医疗设备、药品、器材等供应商可以延迟支付货款）也可以帮助医院有效周转资金等。上市公司一般具有良好的融资条件或者担保资质，各大商业银行一般对上市公司的融资或者担保融资持欢迎态度，民营医院可以多开发此类战略合作伙伴。

26.5　民营医院的股权融资策略

股权融资是指让渡部分控制权来获得 0 成本资金。在国家鼓励社会办医加快发展的大背景下，多路社会资本跑步进场，参与中国医疗行业的发展进程。因此股权融资不仅成为民营医院获得战略性资金的重要方式，也是民营医院实现跨越式发展的机会所在。笔者简单调研一下就可以发现，很多战略投资者或者 PE 资本都已经进入医疗行业潜伏下来，帮助民营医院建立规范化运作机制，一旦条件成熟就会推动上市进程，可以说没有哪一家上市医院的背后没有战略投资者或者财务投资者的身影，从表 26-3 可见一斑：

表 26-3：部分民营医院的战略投资者

医院名称	上市进程	创始人	主营	投资者
爱尔眼科	2009 年在深圳创业板 IPO	陈邦	眼科	达晨创投等
伊美尔	在路上	汪永安	医美	天图创投 / 联想投资 / 鼎晖投资等
和美医疗	2015 年在香港主板 IPO	林玉明	妇产科	鼎晖投资 / 建银国际等
安琪儿	在路上	卓朝阳	妇产科	鼎晖投资 / 清科创投 / 红杉资本等
华夏医疗	2006 年在香港创业板借壳上市	翁国亮	投资	新希望 / 新亚批
华韩医疗	在新三板挂牌	林国良（已退）	医美	博哲 / 前海丰畴等
明基医院	在路上	李焜耀	综合	鼎晖投资等
康宁医院	2015 年在香港主板 IPO	管伟立	精神科	鼎晖投资等
新世纪	2017 年在香港主板 IPO	周俊	儿科	鼎晖投资等
微医集团	在路上	廖杰远	互联网医疗	A 轮：晨兴 / 风和等 B 轮：晨兴 / 启明 / 复星 / 腾讯等 C 轮：高瓴 / 高盛 / 复星 / 腾讯 / 国开等

上表可以看出，创投资本中，鼎晖资本最为积极，鼎晖投资布局了不少医疗项目，包括新世纪儿童医院、康宁医院、慈铭体检在内的至少 8 家民营医疗机构。鼎晖资本高级合伙人、医疗健康行业主管王晖曾说："鼎晖是以开放的心态考察和帮助医院创业者。英雄不问出处，他们对医疗事业充满感情，我深信他们以后二三十年会成为中国的 HCA，Health South。我们团队也会因为早年与他们并肩作战而感到骄傲[①]。"一般说来，PE 基金都是有一定投资周期的，而且对投资回报率有一定要求，医院这种投资品具有长周期特点，其实与 PE 基金的性质不太一致。但现在具有像王晖这样战略眼光的 PE 投资商越来越多，他们不再急功近利，而是耐得住寂寞，帮助民营医院提高管理水平，规范化流程体系，建立或完善内控体系，陪着医院共同成长。笔者认为，这其实是一种情怀，一种格局，有了这样的战略合作伙伴，他们不仅能

---

① 叶静，"莆田系的'洗白'之路"，《创业家》，2014 年 4 月封面文章。

够提供经营管理方面的专业性帮助,而且,他们没有谋取控制权的欲望,这是 PE 资本的特点,民营医院大可放心地拥抱他们。目前在中国医疗健康领域活跃的投资机构(VC/PE)参见表 26-4:

表 26-4:2016 年中国医疗健康领域活跃投资机构 10 强 ①

机构名称 (按拼音顺序排列)	机构简称
复星资本	复星资本
华盖资本有限责任公司	华盖资本
江苏弘晖股权投资管理有限公司	弘晖资本
君联资本管理股份有限公司	君联资本
启明维创创业投资管理 (上海) 有限公司	启明创投
深圳市高特佳投资集团有限公司	高特佳投资
深圳同创伟业资产管理股份有限公司	同创伟业
苏州工业园区元生创业投资管理有限公司	元生创投
浙江普华天勤股权投资管理有限公司	普华资本
中钰资本管理 (北京) 有限公司	中钰资本

上表只是简单列举一下民营医院的股权融资案例,其实不仅如此,截至 2016 年底在中国新三板上挂牌的民营医院总共 33 家,其背后有多少战略投资者或者 PE 资本在推动这些医院实施跨越式发展,难以统计,但挂牌的 33 家医院,笔者逐个调查,了解到其中从事医疗美容的 10 家,综合医疗的 9 家,体检 6 家,口腔 3 家,其他专科 3 家(中医、皮肤、试管婴儿各一家),检验检测 2 家,可以列示出来,供业界参考。

表 26-5:中国新三板上挂牌的民营医院 (截至 2016 年 12 月 31 日) ②

公司代码	公司简称	转让类型	主营	实际控制人	地区	主办券商
838674	苏博医学	协议	DNA 检测	施琦等	江苏省	国金证券
830938	可恩口腔	做市	口腔	万少华	山东省	江海证券

---

① 清科集团,清科 2016 中国股权投资年度排名公布.[EB/OL].[2016–12–08]. http://pe.pedaily.cn/201612/20161208406442.shtml.

② 数据来源:全国中小企业股份转让系统.[EB/OL].[2016–12–31] www.neeq.com.cn.

续表

公司代码	公司简称	转让类型	主营	实际控制人	地区	主办券商
832387	大众口腔	协议	口腔	姚雪等	湖北省	天风证券
833269	华美牙科	协议	口腔	荣长根	四川省	广发证券
834652	洛奇检验	协议	临床检验	何健	北京市	中信建投
836930	祥云医疗	协议	皮肤专科	杨美先等	北京市	国泰君安
837800	高新医院	协议	试管婴儿	刘习明	湖南省	财富证券
835543	瑞美医疗	协议	体检	王斌	上海市	中山证券
836105	艾博健康	协议	体检	冯汝章	浙江省	德邦证券
832113	中康国际	协议	体检	于瑞升等	山东省	金元证券
832321	福华股份	协议	体检	霍福华	广东省	东莞证券
832994	慈惠健康	协议	体检	肖齐	新疆	国泰君安
834731	童康健康	协议	体检	刘郁清等	上海市	长城证券
839070	伊美尔	协议	医美	汪永安	北京市	华泰联合
839429	京都时尚	协议	医美	马兰	北京市	恒泰证券
839816	永成医美	协议	医美	田永成	北京市	华龙证券
836313	俏佳人	协议	医美	杨琳等	上海市	国融证券
837636	春天医美	协议	医美	王晓泸	广东省	申万宏源
838265	瑞澜医美	协议	医美	曹润等	湖南省	方正证券
430335	华韩整形	做市	医美	李昕隆（2015年始）	北京市	华林证券
832533	利美康	做市	医美	骆刚等	贵州省	海通证券
834480	丽都整形	协议	医美	游宗武	江苏省	国金证券
835387	荣恩医疗	协议	医美	张荣花	上海市	中信建投
834612	百意中医	协议	中医	沈敏	江苏省	西部证券
839344	京立医院	协议	综合	葛庆	河南省	中原证券
834799	光谷医院	协议	综合	刘家清	湖北省	天风证券
836068	新宁医疗	协议	综合	蓉子	江苏省	东吴证券
833263	大承医疗	做市	综合	王心华等	浙江省	光大证券
833939	御康医疗	协议	综合	马述春	上海市	国泰君安
839218	金普医疗	协议	综合	冯尚军	辽宁省	东莞证券
831672	莲池医院	做市	综合	陈志强	山东省	中信证券
831366	国龙医疗	做市	综合	郭龙	宁夏	财通证券
838704	红岭医疗	协议	综合	张永年等	重庆市	海通证券

当然看好民营医院的不只是这些 PE 资本,中国上市公司也是重要的

参与方,他们的资本实力完全可以满足民营医院的股权融资需求,但不少上市公司都有兼并收购的欲望,不想失去控制权的民营医院要注意选择。上市公司参与中国医疗行业的发展,最早是 2003 年,金陵药业(000919,SZ)收购宿迁人民医院就开启了上市公司收购医院的先河,随着经济社会的发展和国家政策的扶持,特别是 2010 年国家出台《关于进一步鼓励和引导社会资本举办医疗机构的意见》①以来,上市公司在中国医疗市场的收购动作频频,截至 2016 年底,据不完全统计,这种并购达到近百起,如诚志股份、双鹭药业、复星医药、三精制药、独一味(现改名恒康医疗)、天士力、马应龙、华润三九、白云山、苏宁环球等上市公司均斥资并购医院。尽管收购医院的目的不同,有的出于产业链延伸,有的属于多元化发展,但相同的无疑都是看好中国医疗产业未来的发展。而这其中,无疑数复星最为积极:2009 年 6 月,复星医药设立汇星医院投资管理公司,独立涉足医院产业;2009 年,复星通过持有美中互利股票间接投资国内的高端产科医院和睦家;2011 年,复星医药收购合肥的济民肿瘤医院和岳阳广济医院;2012 年,复星医药以增资扩股的形式获得了宿迁市钟吾医院 55% 的股权;2013 年,复星医药 6.93 亿元收购佛山市禅城医院、同时收购广州另外一家南洋肿瘤医院;2014 年,复星医药又宣布参与美中互利的私有化,将和睦家医院集团收入囊中。由此可见复星集团对于中国医疗市场的坚定信心。

综上所述,民营医院只要勇于敞开胸怀,接纳战略投资者,不仅能够解决股权融资问题,更重要的是扩大视野,引进先进的经营管理理念,建立规范化的运营系统,这些也许比资金更为重要,这些对于民营医院的跨越式发展无疑具有重大的战略性意义。

---

① 2010 年 11 月 26 日,国务院办公厅转发发展改革委、卫生部等五部门"关于进一步鼓励和引导社会资本举办医疗机构意见的通知",国办发〔2010〕58 号。

第27章　民营医院的资本市场运作策略

从医疗产业的产品属性来说,直接面对客户提供切身体验性服务,且直接接触人的生命健康最底线,这两个特征决定了医疗行业比任何行业对于人的心里敏感性和冲击度都要大,也最能引起人们的关注度。因此,信任和口碑对于医疗企业至关重要,而上市公司恰恰能够满足这个特征:首先,上市公司的严格审核及信息公开,接受政府、投资者、媒体和社会公众的监督,虚假信息所带来的严重后果等等,都能极大程度地建立人们的信任感。其次,上市公司本身就是一个金字招牌,其每个交易日的股价涨跌、交易量、K线图、MACD,乖离度等等让多少投资者魂牵梦萦,让多少机构、甚至政府相关部门都夜不能寐,其带来的口碑和广告效应,无任何媒介可以比拟,特别是上市地与客源地高度重合的上市公司,那是最为理想的选择。中国民营医院绝大多数是依据公司法成立的公司制医院,对于这些营利性医院来说,客户大都在大陆,在大陆资本市场上市成为公众公司,对于医院的可持续发展无疑具有里程碑意义。因此,成为公众公司、借力资本市场是民营医院跨越式发展所必须要考虑的战略路径。截至 2017 年 1 月 18 日,民营医疗机构在全球主要资本市场上上市的只有 10 家,其中在大陆 4 家。下文将首先分析民营医院 IPO 的政策面及基本面情况,以研判民营医院国内上市的机会,然后重点探讨民营医院曲线上市(非首发直接上市)策略,最后简单分析已经上市的 10 家民营医院情况,并简要介绍一下全球主要资本市场的上市条件。

27.1 民营医院 IPO 的政策面及基本面简析

中国大陆资本市场以 1990 年 12 月深圳证券交易所和上海证券交易所的开业正式开启了中国资本市场的大门(在此之前的地方性柜台交易的股权市场只能说是萌芽),后来陆续于 2004 年 5 月在深圳主板内设立中小板,2009 年 9 月创业板开闸,2013 年 12 月新三板面向全国接收挂牌申请,至此,中国多层次资本市场基本搭建起来。中国资本市场发展至今 27 年来,成绩斐然,截至 2017 年 5 月 22 日,上海、深圳两地的资本市场取得如下业绩,参见表 27-1:

表 27-1:上海、深圳两地证券交易所主要指标[①]

指标名称	上海主板	深圳主板	深圳中小板	深圳创业板	汇总
上市公司(家)	1281	477	857	639	3254
总股本(亿元)	33562.7	7183.1	6913.4	2920.2	50579.4
平均股本(亿元)	26.2	15.1	8.1	4.6	15.5
总市值(亿元)	294146.4	71786.5	96784.9	49603.3	512321.1
平均股价(元)	8.8	10.0	14.0	17.0	10.1
平均市盈率(倍)	16.25	24.12	40.21	50.22	/

另外,截至 2017 年 5 月 22 日,新三板也录得 11217 家公司挂牌,总股

---

① 数据来源:上海证券交易所和深圳证券交易所,20170522.

本达 6434.5 亿元^①。27 年来中国资本市场发展至今,上海、深圳两家证交所均进入全球前十大交所行列,可以说取得了长足的进步,但毕竟发展的历史太短,相比于发达国家上百年的历史,中国资本市场仍然不够成熟,表现在投资者的非价值投资理念、上市公司的"圈钱"理念以及管理层的监管经验不足,"补丁"式新规并不罕见,体制和政策一直在不断调适,还在探索中。

从顶层设计来说,从审核制走向注册制是全球资本市场的一般路径和成功经验,也是我国民营医院可能获得批量上市的政策机遇。我国 2015 年底国务院有关注册制实施的授权就已经获得当年全国人大常委会通过,授权期为 2 年,自 2016 年 3 月 1 日至 2018 年 2 月底。可眼下只剩下九个月,基于中国股市近一年来的波澜不惊,以及今年以来股份公司上市节奏加快对股市的冲击,估计注册制这种巨大的政策转轨在授权期内实施是小概率事件。其次,从管理层审批过会的上市公司来看,产业导向非常明显,扶植那些对国家发展战略或者国计民生有重大影响的战略性、创新性行业和企业是一个潜在的衡量标杆,我国民营医院虽然属于国计民生行业,但体量太小,总体服务量不足公立医院的两成,属于辅助性的角色,因此在这样的行业中,树立标杆可以,爱尔眼科上市就是一个代表,但要批量上市,逻辑上欠缺说服力,因为上市融资这类紧俏的政策资源不会轻易无限制放开,何况从保护中小投资者利益的角度也不可能一下子放开。最后,我国股市参与者不够理性成熟,管理层的监管经验也不够丰富,导致一些上市政策存在不确定性,朝令夕改也非少见,从 2014 年新股存量发行的事实上叫停,到 2016 年的熔断机制等,几乎都是来去匆匆。而这些政策的改变无疑对资本市场具有重大影响,比如慈铭体检在已经过会的情况下,倒在上市的前夜,虽然与其本身资金链紧张有关,但这应该不是根本原因,而与政策的调整不无关系。从民营医院的基本面情况来看,国家鼓励社会办医加快发展,社会资本纷纷

---

① 数据来源:全国中小企业股份转让系统,20170522.

跑步进场,民营医疗前景一派大好,这些大方向都没问题。但是,民营医疗在老百姓的印象里和口碑中还有很大的提升空间,这是民营医院在大陆上市进程中无法回避的门槛,民营医疗整体形象必须要改善到足以跨越这种门槛,才有批量上市的可能,这也是为什么自从爱尔眼科上市后,至今8年没有一家民营医疗机构能够在大陆IPO上市的主要原因之一;其次,医疗行业涉及生命健康的底线,医疗事故的发生难以杜绝且无法预料,连管理严谨的大型公立医院在今年年初都陆续发生两起重大的医疗事故(参见前文的《民营医院的医疗管理策略》),更何况民营医院。试想如果年初发生的5名艾滋病病原性感染和9名乙肝病毒感染事件发生在民营医院,会对本来就口碑不高的民营医疗行业形成怎样的打击,会对民营医院的上市进程形成怎样的影响,其结果可想而知。

因此,综上所述,笔者判断,在可以预期的时间内(至少5年),从事基础医疗的民营医院有可能在大陆IPO(比如已在香港主板上市的康宁医院在大陆增发A股等)或者借壳上市,但从事增值医疗的民营医院在大陆资本市场上市是小概率事件,可能性极低,这些医院可以去海外上市,比如和美妇产、新世纪儿童就去香港上市。

27.2　民营医院曲线上市的四大策略

对于民营医院来说,要实现跨越式发展,资本市场将是一个非常给力的助推器、倍增器,民营医院完全可以用好、用足这个助力平台。上市有两种基本方式,即直接首发上市(IPO)和曲线上市。首发上市的成本最低(爱尔眼科2009年IPO发行费用才5600万元),但审批难,排队时间长,不确定因素很多。而通过资本运作实现曲线上市,就要简单多,比如借壳上市。借壳上市比较快,但成本较高,目前资本市场壳资源紧俏,要价高,美年健康的借壳代价是4.86亿,早前一两个亿,甚至几千万(通策医疗用4700万获得ST中燕的壳资源)就能买壳的时代已经不复存在。下文将以案例的形式分析民营医院在资本市场上曲线上市的运作策略。

27.2.1 移花接木型

移花接木型上市策略是指通过与标的上市公司资产置换达成借壳上市。美年健康体检公司（002044，SZ）就是移花接木型的典型代表。由于国家上市政策变更和资金链紧张，慈铭体检排队苦等了三年的IPO于2014年在已经过会的情况下在上市前夜倒下。美年健康吸取慈铭体检的惨痛教训，2014年果断放弃IPO，不再正面强攻，而是在收购慈铭体检后，通过借壳的办法于2015年曲线上市。公开资料显示，美年健康由天亿投资和搜罗网络创立于2004年，前身为上海天亿医疗，因为有着创投背景的股东，美年健康自成立以来就一直受到资本的眷顾。数据显示，自2011年天亿投资、美馨投资向公司增资7000万元开始，美年大健康先后获得了24家机构的12次增资，最后一次10.3亿元的增资发生在借壳上市前的半年。标的公司深圳中小板的上市公司江苏三友（002044）成立于1990年6月，由南通友谊实业有限公司与日本三轮株式会社共同投资设立，注册资本16250万元。2005年公司股票上市，是江苏省第一家上市的中外合资企业，主营业务是设计、生产、销售各式服装、服饰及原辅材料等。2015年3月，江苏三友发布重大资产重组公告：以全部资产及负债（包括或有负债）评估作价48587.02万元（账面价值为37956.41万元，增值10630.61万元，增值率为28.01%），与天亿投资等24家企业及俞熔等79名自然人持有的美年健康100%股份（评估作价451270.06万元，账面价值为132969.63万元，增值318300.43万元，增值率为239.38%）中的等值部分进行置换，差额部分由江苏三友依据美年大健康全体股东各自持有的美年大健康股份比例向交易对方非公开发行股份购买，发行价格为6.92元/股（即定价基准日前120个交易日公司股票交易均价的90%）。同时为提高本次重组绩效，增强重组完成后公司盈利能力和可持续发展能力，江苏三友采用询价发行方式向不超过10名符合条件的特定对象非公开发行股份募集配套资金，总金额不超过40000万元，发行股份募集配套资金的发行价格不低于定价基准日前20个交易日公司股票交易均价的90%，即8.22元/股。交易完成后，江苏三友更名为美年健康,实际控制人变更为俞熔。至此,美年健康通过移花接木的方式圆满借壳上市。

27.2.2 腾笼换鸟型

腾笼换鸟型资本运作策略就是先将"鸟笼"买下来再换"鸟"。很显然,它与移花接木型策略不一样,后者是明目张胆直接将"鸟"塞进别人的笼子,把别人的"鸟"换走,实现"雀占鸠巢",而前者比较隐蔽,先逐步参股直至控股,将"鸟笼"占领后,再把新"鸟"装进去,把老"鸟"养起来或者逐步处理掉。很显然,明目张胆"雀占鸠巢"的运作成本要大得多,优点是快得多。腾笼换鸟型的资本运作方式的代表作有华夏医疗(08143,HK)和通策医疗(600763,SH),两起案例几乎同时发生在两个市场(香港和上海),却有着英雄所见略同的异曲同工之妙。

先说华夏医疗。华夏医疗的前身泓迪公司(08143.HK)于2001年在开曼群岛注册成立,2002年在香港创业板上市,主业为本港客户提供水质改善、空气改善、能源节省等一站式环保服务。2003年公司配售股份给一家于韩国上市的环保解决方案公司Key Engineering,后更名为泓迪有限公司(Grand Corporation)。2003年公司因SARS导致的亏损显著增加。2004年9月翁国亮斥资834.228万港元、溢价5.88%认购公司扩大后股本16.67%的股份,一举夺得第二大股东之位与董事之职,然后分别于2015年下半年和2006年上半年进一步增资至第一大股东地位而实现控股,"鸟笼"到手,接下来开始"买鸟"。2006年公司宣布收购上海博爱医院管理公司51%的股权,从此开始了在大陆的医院收购之旅,公司随后改名为"华夏医疗",2007年公司处理掉所有韩国和香港的环保业务,专注于大陆医院的投资和管理。翁氏通过腾笼换鸟,将医院的经营与管理植入华夏医疗这个平台,然后在大陆不断收购和卖出医院,优化资产配置,目前重庆爱德华医院,嘉兴曙光医院和珠海九龙医院等都是其优质的综合性医院资产。

再说通策医疗。通策医疗的前身是21世纪初大名鼎鼎的德隆系所属的北京中燕纺织股份有限公司(600763,SH),该公司于1996年在上交所上市,不久后连连亏损, 2000 年公司停产。随着德隆系的陨落,法律纠纷不断, ST 中燕的重组举步维艰。2004 年以地产经营为主业的杭州宝群实业集团公司决定以 4700 万元的转让价格受让 ST 中燕的大股东新疆屯河集团所持有的北京中燕 4760 万股社会法人股(占总股本 29.69%), 2005 年该股份经上海第一中院司法划转过户至宝群实业名下,第一大股东终于坐实。

"鸟笼"买来了,接下来就是"买鸟"。2006 年宝群实业以 1.0211 亿元中标价取得了杭州市口腔医院 100% 所有权,该口腔医院是浙江老牌的、最大的公立口腔专科医院,成立于 1987 年,位于西湖边的绝佳地段,评估的净资产为 5817.86 万元。鸟买好了,怎么装入鸟笼,这个装鸟进笼的方法充满智慧: 2006 年底中燕股份股权分置改革,宝群实业以现金人民币 21268579 元等额收购中燕股份的应收款项,同时将其全资拥有的杭州口腔医院有限公司 100% 的股权及现金 2550 万元无偿赠予中燕,其他五家非流通股股东分别将其各自持有的非流通股数量的 9% 无偿转让给宝群实业,作为宝群实业代为执行对价安排的补偿。受让股份后,宝群实业集团持有的上市公司股份数量由 4760 万股增至 5167.7 万股,占总股本的 32.23%,同时上市公司更名为"通策医疗"。此后通策医疗采用"总院 + 分院"模式开始扩张,连锁发展, 10 年后达到 13 家。宝群实业集团通过腾笼换鸟方式,将通策医疗打造成医疗资产不断扩张的平台。

27.2.3　偷天换日型

偷天换日型资本运作策略是指通过投资控制标的公司的母公司来实现对标的公司的控制,而不是直接投资控制标的公司。这种策略的典型代表就是和睦家医疗集团案例,复星医药通过投资控股和睦家医疗集团的母公司美中互利公司(纳斯达克上市公司)来实现对和睦家的控制,从而扩大在中国医疗产业的版图。2009 年复星医药即在美国股市二级市场发力,购买 152 万股股票"追求"和睦家, 2010 年 7 月,双方协议设立美中互利医疗公司开始正式合作。到 2013 年年底,复星医药持有美中互利 315.7163 万股 A 类股票,约占美中互利在外股份总数的 17.4%,从单纯的持股数量来说,成为美中互利公司第一大股东,但却不是实际控制人,因为美国的创业公司为了保障创始人和主要管理者的利益,有利于创业型公司的发展,对创业公司有着特殊的股权设计机制,即 A 类股票和 B 类股票的设计, A 类普通股与 B 类普通股享有相同的经济权利,但表决权不同,每 1 股 B 类普通股接近于 6 股 A 类普通股的投票权,美中互利 B 类股票总量虽然只有在外总股数的 6.42%,但是投票权的比例却高达 29.2%。而所有的 B 类股,全部控制在和睦家创始人李碧菁和她的三人团队手中。为了彻底控制美中互利公司,2014 年 2 月复星医药再次增资,其全资子公司复星实业以不超过 19374 万美元和所持有的美中互利共计 3157163 股 A 类股票参与美中互利私有化进程,私有化交易中对美中互利公众股份的受让价格为每股现金 19.50 美元。私有化后,美中互利的股份全部被前一年在开曼群岛设立的 Healthy Harmony L.P. 公司持有,不再存在复杂的 A、B 股股权结构,而在 Harmony 公司股权中,李碧菁的股份被稀释为 3.21%,复星医药以持股 48.65% 成为第一大股东,而知名专业投资公司 TPG 的下属企业持股 48.14% 成为第二大股东,两大股东合计持股 96.79%,完成绝对控制。私有化完成后,美中互利从纳斯达克退市。此外,复星医药还以 4500 万美元受让 30%Chindex Medical Limited(美中互利医疗有限公司)股权。至此,复星医药彻底控制了美中互利公司,从而将和睦家医疗集团收入囊中,这就是典型的偷天换日式资本运作方式。

27.2.4 迂回包抄型

迂回包抄型资本运作策略是指上市公司的控股股东将自身的核心标的资产通过金蝉脱壳的方式变成上市公司的子公司,上下结合,迂回包抄,最终促使上市公司变成标的资产的资本运作平台。这种复杂的资本运作手法并不多见,但在中国民营医疗资本市场上还确实发生了一次,这就是在资本市场上长袖善舞的申华控股实际控制人刘建申先生主持操盘的"国际医学"项目。

2002 年陕西药商刘建申控制的三甲综合医院西安高新医院有限公司

受让多家法人股而成为陕解放 A（000516.SZ，现改名"国际医学"）的第一大股东，民营医院开始第一次出现在中国资本市场。2007 年上市公司改名为"开元控股"。2009 年 3 月，西安高新医院有限公司以存续分立的方式进行分立，西安高新医院有限公司为存续公司（同年 11 月该公司更名为"陕西世纪新元商业管理有限公司"），继续持有上市公司股份；新设立西安高新医院（民办非企业法人，在西安市民政局注册登记，实收资本为 5.43 亿元人民币）。2011 年 6 月，上市公司更名为"开元投资"。2011 年 10 月，西安高新医院（也就是原先那个民办非企业法人）在陕西省工商局登记注册为西安高新医院有限公司（没错，又回到了原先的公司名称），申华控股集团有限公司实缴出资 6319.92 万元，股权比例为 92.94%，西安银凯医疗管理有限公司实缴出资 480.08 万元，股权比例为 7.06%。这两家公司的实际控制人均为刘建申。一个月后的 11 月，上市公司与上述两家股东签署了《股权转让合同》，以 29700 万元受让上述全部股权。该次交易完成后，西安高新医院有限公司成为上市公司的全资子公司。也就是说，经过 2 年的时间，大股东的核心资产完成了从"老子"到"儿子"的金蝉脱壳似的神奇转换。然而故事到此并没有结束，精彩的好戏才刚刚开始，2015 年 1 月，上市公司更名为"国际医学"，但其主业大头依然在商业百货，医疗业务占比甚少。2016 年年底，国际医学宣布重大资产重组，将优质的主营商业资产（主营收入占比 82.7%、净利润占比 63.5%[1]）——开元商业有限公司 100% 股权悉数出售给北京王府井（600859，SH），以便集中资源支持医疗服务业务快速发展，实现公司整体业务转型。由此可以看出，刘建申以其眼花缭乱的资本运作手法，以金蝉脱壳的方式，实现其对于上市公司上下两端的迂回包抄，最后将上市公司进行整体转型，悉数出售非医疗业务，将上市公司打造成医疗资产的运作平台。可以预见，以刘建申先生出神入化的资本运作能力，未来将有更多的好戏登台。

---

① 参见该公司 2016 年年报。

上面讨论了民营医院资本运作的四种策略,其中壳资源往往是很重要的环节,不少想上市的公司都在寻找壳资源,导致某些上市公司不注重主业的发展而拥"壳"自重,待价而沽。鉴于这种不正常现象,给炒"壳"降温,2016年9月8日,中国证监会发布了比较严厉的监管令《关于修改〈上市公司重大资产重组管理办法〉的决定》(第127号)。本次修改,旨在扎紧制度与标准的"篱笆",给"炒壳"降温,促进市场估值体系的理性修复,继续支持通过并购重组提升上市公司质量,引导更多资金投向实体经济。主要修改内容包括:一是完善重组上市认定标准。参照成熟市场经验,细化关于上市公司"控制权变更"的认定标准,完善关于购买资产规模的判断指标,明确"累计首次原则"的期限为60个月。需说明的是,60个月期限不适用于创业板上市公司重组,也不适用于购买的资产属于金融、创业投资等特定行业的情况,这两类情况仍须按原口径累计。二是完善配套监管措施,抑制投机"炒壳"。取消重组上市的配套融资,提高对重组方的实力要求,延长相关股东的股份锁定期,遏制短期投机和概念炒作。三是按照全面监管的原则,强化上市公司和中介机构责任,加大问责力度。另外,随着审批过会的提速,发行节奏的加快(2017年第一季度135家企业在A股IPO),原本准备借壳上市的公司可能会重回IPO渠道,毕竟IPO上市的成本要低得多。所以基于上述两种因素,笔者认为,未来上市公司壳资源的价格将会明显下降。

27.3　已经上市的民营医院简析

在中国资本市场上,涉医的上市公司众多,但大多数是医药类和医疗器械类上市公司,或者是多元化经营中有部分医疗业务,医疗服务收入在其主营业务收入中只占很小比重。而真正的主营业务为医院经营与管理,主营业务收入50%以上来自于医疗服务收入的上市公司屈指可数,截至2017年1月18日,在大陆主板和创业板上市的只有4家,在香港上市的4家,在美国上市的2家,总共10家,它们的总体情况如下表所示:

表 27-2：10 家海内外上市的中国民营医疗机构概况简析

（单位：大陆的为亿元人民币，香港的为亿元港币，美国的为亿元美元，收盘价为相应币种的元）

名称	股票代码	上市板	主营业务	上市方式	主营资产上市时间	实际控制人	2016年底净资产	2016年主营收入	2016年净利润	收盘价20170522
爱尔眼科	300015,SZ	深圳创业板	眼科	IPO	2009	陈邦	29.37	40	5.67	22.57
通策医疗	600763,SH	上海主板	口腔	借壳	2006	吕建明	8.99	8.79	1.33	24.77
国际医学	000516,SZ	深圳主板	综合	借壳	2016	刘建申	34.99	39.31	2.01	5.65
美年健康	002044,SZ	深圳中小板	体检	借壳	2015	俞熔	35.84	30.82	3.79	15.24
华夏医疗	08143,HK	香港创业板	医院投资	借壳	2006	翁国亮	3.94	15.75	-0.45	0.173
康宁医院	02120,HK	香港主板	精神科	IPO	2015	管伟立	10.41	4.15	0.66	37.3
和美医疗	01509,HK	香港主板	妇产科	IPO	2015	林玉明	13.83	8.6	0.97	3.73
新世纪	01518,HK	香港主板	儿科	IPO	2017	周俊	1.35	4.91	1.37	7.24
泰和诚医疗	CCM	美国纽约证交所主板	肿瘤	IPO	2009	杨建宇	1.774	0.655	-0.38	4.13
爱康国宾	KANG	美国纳斯达克市场	体检	IPO	2014	张黎刚	3.64	3.76 ▼	0.22 ▼	14.82

说明：

（1）上表中 2016 年相关数据均来源于这些公司年报，其中爱康国宾的数据是前三个财季的财报（2016 年 4 月－12 月），该公司 2016 财年年报在本文撰写时还未出台。

（2）国际医学在 2016 年进行重大资本重组，将所有商业资产悉数出售给北京王府井，截至本文撰写时该项谈判依然在继续，所以该公司 2016 年报的数据包括商业资产的数据，其中医疗业收入 5.89 亿元，占主业业务比重 14.99%，医疗业务营业利润 1.6 亿元。

（3）康宁医院 2017 年已经递交内地 A 股发行计划，因更换律师事务所而暂停。

另外，在香港主板市场上还有一家大陆医疗集团，叫凤凰医疗（01515. HK），原先是民营医院，由北京徐捷通过参与公立医院的改组改制而成立的医疗集团，2013年上市，2015年被央企华润医疗以资产换股权方式合并且控股，华润医疗借壳上市，凤凰医疗从此变为国资控股的医院集团。目前旗下有8家三级医院，12家二级医院，32家一级医院和50家社区医院，共计102家医疗机构，实际开放床位数近13,000张，是中国医疗服务量最大的医疗集团。

27.4 民营医院上市地选择及上市条件

本文开篇已述，能在客源地上市是民营医院最佳的上市场所，如果不能IPO上市，也尽可能借壳上市，如果确实还没法上市，那就考虑去海外上市。海外上市首选是香港主板（香港创业板的上市公司质地不高，股价和市盈率都难以提高，不建议上香港创业板），其次是美国纽约证交所主板，或者美国纳斯达克市场。全球其他资本市场，如泛欧证交所、伦敦证交所、法兰克福（德意志）证交所，新加坡交易所、东京证券交易所，韩国证交所等，不建议中国民营医院去那里上市，因为要么是上市门槛高、要么是市盈率低、流动性差、监管严、国际化程度不高等原因。

27.4.1 中国大陆资本市场主要的上市条件

大陆资本市场主要包括主板（上海主板，深圳主板及中小板）和创业板（深圳创业板），分布在上海证交所和深圳证交所。根据上海、深圳两地交易所的默认分工，上海市场以中大盘公司为主，深圳市场以中小盘公司为主。深圳主板不发新股，一般来说，发行股票数量超过8000万的大盘股选择上海证交所上市，5000万以下在深圳中小板或者创业板上市，5000-8000万股可以灵活选择。创业板与中小板的区别在于创业板一般有行业要求，且主营突出，成长性好，创新型、科技型企业更受创业板青睐，创业板估值也较高，当然风险也较大。三个市场各有特点，民营医院可以根据自身情况灵活选择。下表（表27-3）是中国证监会最新版的上市政策（2015年12月30日发布的证监会令【第122号】）：

表 27-3：中国大陆主板和创业板上市的主要条件

项目	中国内地主板上市要求	中国内地创业板上市要求
主体资格	依法设立且合法存续的股份有限公司； 自股份有限公司成立后，持续经营时间在3年以上；有限责任公司按原账面净资产值折股整体变更为股份有限公司的，持续经营时间可以从有限责任公司成立之日起计算。 最近3年内主营业务和董事、高级管理人员没有发生重大变化，实际控制人没有发生变更。	依法设立且持续经营三年以上的股份有限公司；有限责任公司按原账面净资产值折股整体变更为股份有限公司的，持续经营时间可以从有限责任公司成立之日起计算； 发行人最近两年内主营业务和董事、高级管理人员均没有发生重大变化，实际控制人没有发生变更。
规范运行	依法建立健全股东大会、董事会、监事会、独立董事、董事会秘书制度，相关机构和人员能够依法履行职责； 内部控制制度健全且被有效执行，能够合理保证财务报告的可靠性、生产经营的合法性、营运的效率与效果； 公司章程中已明确对外担保的审批权限和审议程序，不存在为控股股东、实际控制人及其控制的其他企业进行违规担保的情形； 有严格的资金管理制度，不得有资金被控股股东、实际控制人及其控制的其他企业以借款、代偿债务、代垫款项或者其他方式占用的情形。	发行人具有完善的公司治理结构，依法建立健全股东大会、董事会、监事会以及独立董事、董事会秘书、审计委员会制度，相关机构和人员能够依法履行职责。 发行人应当主要经营一种业务，其生产经营活动符合法律、行政法规和公司章程的规定，符合国家产业政策及环境保护政策。
财务与会计	最近3个会计年度净利润均为正数且净利润累计超过3000万元； 最近3个会计年度经营活动产生的现金流量净额累计超过5,000万；或营业收入累计超过3亿元； 发行前股本不小于3000万元； 最近一期末无形资产（扣除土地使用权、水面养殖权和采矿权等后）占净资产的比例不高于20%； 最近一期末不存在未弥补亏损；	最近两年连续盈利，最近两年净利润累计不少于1000万元；或者最近一年盈利，最近一年营业收入不少于5000万元。 最近一期末净资产不少于2000万元，且不存在未弥补亏损； 发行后股本总额不少于三千万元。

27.4.2 中国香港主板市场的上市条件

香港证交所也是全球性资本市场,香港主板市场上市的主要条件如表27-4所示:

表 27-4：中国香港主板上市的主要条件

项目	要求
业绩测试	须具备如下条件之一： （1）盈利测试：3年税后盈利 ≥ 5000万港元，首2年税后盈利3000万港元，近1年税后盈利2000万港元； （2）市值／收入测试：市值 ≥ 40亿港元；及最近1年收入 ≥ 5亿港元； （3）市值／收入测试／现金流量测试：市值 ≥ 20亿港元；及最近1年收入 ≥ 5亿港元；及前3年累计现金流入 ≥ 1亿港元
营业纪录要求:	（1）3年（如符合市值／收入测试，可短于3年）； （2）在基本相同的管理层下管理运作； （3）最近1年须在基本相同的拥有权及控制权下运作。
认可司法地区	香港、百慕达、开曼群岛及中华人民共和国，如属第二上市，其他司法地区亦可考虑。

27.4.3 美国纽约证交所主板的上市条件

美国纽约证交所是全球性的证券交易场所，其包括主板和创业板，还有其控股的泛欧证券交易所（含主板和创业板），我国企业去美国纽约证交所上市一般都是上主板，如果上创业板的话，一般会选择美国纳斯达克市场。美国纽约证交所对外国的拟上市公司要求比本国严格，主要的上市条件参见表27-5：

表 27-5：美国纽约证交所主板上市的主要条件

项目	要求
发行规模	（1）股东数量：全球范围内有5000个持100股以上的股东； （2）公众持股数量：全球有250万股； （3）公开交易的股票的市场值总和全球范围内达1亿美元。
财务标准	须具备如下条件之一： （1）税前收入标准：在最近3年的总和为1亿美元，其中最近两年中的每一年达到2500万美元； （2）现金流量标准：对于全球市场总额不低于5亿美元、最近一年收入不少于1亿美元的公司，最近3年累计1亿美元，其中最近两年中的每一年达到2500万美元； （3）纯评估值标准：最近一个财政年度的收入至少为7500万美元，全球市场总额达7.5亿美元； （4）关联公司标准：拥有至少5亿美元的市场资本；发行公司至少有12个月的营运历史。

27.4.4 美国纳斯达克市场的上市条件

美国纳斯达克市场（National Association of Securities Dealers Automated Quotations ,简称"Nasdaq",全美证券商协会自动报价系统），是一个完全采用电子交易、为新兴产业提供舞台、自我监管、面向全球的股票市场,在该市场挂牌上市的公司以高科技公司和创业型公司为主,其上市的主要条件参见表27-6:

表 27-6：美国纳斯达克市场上市的主要条件

项目	要求
前置条件	（1）经营生化、生技、医药、科技（硬件、软件、半导体、网络及通信设备）、加盟、制造及零售连锁服务等公司,经济活跃期满一年以上,且具有高成长性、高发展潜力者。股东数量:全球范围内有 5000 个持 100 股以上的股东; （2）有形资产净值在 500 万美元以上,或最近一年税前净利在 75 万美元以上,或最近三年其中两年税前收入在 75 万美元以上,或公司资本市值在 5000 万美元以上; （3）SEC 及 NASDR 审查通过后,需有 300 人以上的公众持股（NON-IPO 得在国外设立控股公司,原始股东并须超过 300 人）才能挂牌。公众持股人之持有股数在整股（100 股）以上。
上市标准	须达到如下标准之一: 标准一：（1）股东权益达 1500 万美元,（2）最近一个财政年度或者最近 3 年中的两年中拥有 100 万美元的税前收入,（3）110 万的公众持股量,（4）公众持股的价值达 800 万美元,（5）每股买价至少为 5 美元,（6）至少有 400 个持 100 股以上的股东,（7）3 个做市商,（8）须满足公司治理要求。 标准二：（1）股东权益达 3000 万美元,（2）110 万股公众持股,（3）公众持股的市场价值达 1800 万美元,（4）每股买价至少为 5 美元,（5）至少有 400 个持 100 股以上的股东,（6）3 个做市商,（7）两年的营运历史,（8）须满足公司治理要求。 标准三：（1）市场总值为 7500 万美元,或者,资产总额达及收益总额达分别达 7500 万美元,（2）110 万的公众持股量,（3）公众持股的市场价值至少达到 2000 万美元,（4）每股买价至少为 5 美元,（5）至少有 400 个持 100 股以上的股东,（6）4 个做市商,（7）须满足公司治理要求。

杏
林
问
道

后　记

　　本人比较喜欢中国古代史，特别是先秦时期思想大家的杰作，每次新闻上播出考古新发现的时候，我首先关注的是有没有发现河图洛书甲骨文……那时候的人类没有工业文明和现代文明由于无数次细分而造成的碎片化、结构性思维——从而淹没在细节中而无法回溯看清事物的本源，导致"只见树木，不见森林"，以至于彼得·圣杰想通过《第五项修炼》来再造人类的系统性思维。我以为，人类越早期对于自然、社会、民生等最朴素、最真切的想法，越接近人类的本质需求，因而越接近人类的真理。在这一点上，无论是中国先秦时期的思想家还是西方同时代的苏格拉底、柏拉图，都是如此，都是产生真理和伟人的时代；而蹊跷的是人类思想的第二次高峰又不约而同地几乎同时出现在东方和西方，即中国宋明时期的理学以及西方文艺复兴时代的诸多思想巨擘的哲学观，又是产生真理和伟人的时代，是人类又一次对自我认知、理想追求、真理探索的高峰期。那么有没有第三次？最终会走向何方？这背后是否有某种未知的力量在左右人类的进化史，或者人类的思维进程？

创作本书的时候，有时候陷入一个具体的病房服务小策略或者较真于一个无关大局的小数字的时候，会突然闪现一个思想火花：这种高度细分、高度结构化的思维，是不是越来越偏离思想原本的宗旨，是不是加速思想的碎片化，而无法回溯本源使得距离真理越来越远……每当这时候，我就以康德的那句话来聊以自慰：

有两种东西，我思考得越是深沉持久，它们在我心中唤起的惊奇和敬畏就会日新月异，不断增长，这就是我头顶的星空，以及我心中的道德法则①。

最后，信手草填一首小词来做本书的尾声：

满江红（新韵）

夜窦人清，深思处，键飞指上

抬望眼，月移星转，感怀过往

扁鹊神农张仲景，大医精诚为尊尚

闽医路，十载探求之，不曾怅

生之本，难无恙

医之本，仁心向

杏林花开季，绿飞红放

莫使布衣长掩泪，人间真善须常想

心若在，纵会去归来，无相忘

——献给我的民医十年

丁酉年四月廿四

---

① 康德. 实践理性批判 [M]. 邓晓芒 译，北京：人民出版社 2004. 该句名言出自该书的最后一章，也是康德的墓志铭。

附录:本书阶段性成果

拙作从动笔到完工用时 6 个月,在创作过程中,陆续有阶段性成果被相关专业刊物录用,截至本书初稿完成时,已经通过编辑部审核或者收到用稿通知的论文如下,尚有几篇还在审核中:

论文	刊物
中国民营医院的文化内涵及传播策略初探	《中华医院管理杂志》（编辑部通过）
中国民营医院的医疗管理策略初探	《现代医院管理》（收到录用通知）
中国民营医院的医教研融合发展策略初探	《当代医学》（收到录用通知）
中国民营医院的网络营销策略初探	《中国市场》（收到录用通知）
中国民营医院的经营管理策略初探	《经营与管理》（收到录用通知）
试论民营医院的营销再造——重建基于客户价值的营销新思维	《当代经济》（收到录用通知）
美国与德国医师培养模式的比较分析及其对中国医改的启发	《中国卫生人才》（编辑部通过）
基于内部客户服务的医院人力资源管理创新范式研究	《人力资源管理》（收到录用通知）
中国民营医院的品牌建设策略初探	《中国市场》（收到录用通知）

感谢上述刊物编辑老师的指导、鼓励和鞭策!

由于中国医疗改革的滞后,中国民营医疗行业尚不成熟,笔者早年发表的论文所探讨的问题现在有些在业外已经解决,但却是民营医疗行业当前正面临的课题,比如笔者在20年前发表的"建立职业企业家市场的内在逻辑""股权、债权结合论"等,在今天看来,业外成熟行业的职业经理人市场早已建立,资本市场早已解决股权、债权结构问题,但对于中国民营医疗行业来说却正是时候,当前中国民营医疗产业亟须建立医院职业经理人市场,民营医院的资本运作问题等等,这些理论基础也是本书的重要依据,附列如下:

论文	刊物
建立职业企业家市场的内在逻辑	管理现代化 .1996（5）：27–29
"股权""债权"结合论	中国经济问题 .1996（5）：15–17
试论营销再造	生产力研究 .1997（5）：94–96
从爱建公司看复合型控股公司的战略定位	上海企业 1998（9）：12–15
转轨经济中制约企业成长的四维模型初探	上海管理科学 .2005（4）：28–30
试论品牌国际化的内涵及其标准	市场营销导刊 2005（6）：52–54
入世后中国企业社会责任问题初探	经济纵横 .2005.（12上）：3–6
企业战略转型中组织学习的效用分析	生产力研究 .2006（7）：237–240